Medizintechnik, Informationstechnik, Ökonomie
in Krankenhaus und Praxis 6

Medizintechnik, Informationstechnik, Ökonomie
in Krankenhaus und Praxis 6

Beatmungsgeräte

von
Hans-Helmut Kurth

W DE G

Walter de Gruyter
Berlin · New York 1987

GSD Gesellschaft für Systemforschung und Dienstleistungen
im Gesundheitswesen mbH
Facheinheit Technisches Krankenhausservice- und Beratungsinstitut (tkb)
Stauffenbergstraße 13-14
1000 Berlin 30

Die GSD ist eine gemeinnützige Eigengesellschaft des Landes Berlin.
Aufsichtsratsvorsitzender: Staatssekretär a.D. Gerhard Naulin
Geschäftsführer: Dipl.-Kfm. Hansjürgen Meyer

Redaktion: U. Silz
Grafiken und Layout: S. Grunenberg, L.-O. Walter

Für die fachliche Beratung, Unterstützung und Mitarbeit bedanken wir uns bei: Dr. med. U. Machinek (Chefarzt der Anästhesie und ärztlicher Leiter, Humboldt-Krankenhaus, Berlin), B. Motzkus (Beauftragter für das Klinikum Charlottenburg, Abt. M III, Strukturangelegenheiten der Medizin, Berlin), R. Kewitz (Leiter des Referats Einkauf, Rudolf-Virchow-Krankenhaus, Berlin), U. Oelighoff (Dipl.-Ing., Berlin), Dr. med. R. Pommerenke (Anästhesistin, Dominikus-Krankenhaus, Berlin), Dr. med. R. Schmiedel (Senatsverwaltung für Gesundheit und Soziales, Berlin), M. Wolf (Dipl.-Ing., Berlin).

Unser Dank richtet sich ferner an die Hersteller und ihre Vertriebsfirmen, deren freundliche Unterstützung die vorliegende Veröffentlichung ermöglichte.

Die Bände 1-4 sind unter dem Reihentitel
„Medizintechnik in Krankenhaus und Praxis" erschienen.

CIP-Kurztitelaufnahme der Deutschen Bibliothek

Kurth, Hans-Helmut:
Beatmungsgeräte / von Hans-Helmut Kurth. – Berlin ;
New York : de Gruyter, 1987.

(Medizintechnik, Informationstechnik, Ökonomie
in Krankenhaus und Praxis ; 6)
ISBN 3-11-0110903-0

NE: GT

Satz: Fotosatz Gleißberg & Wittstock, Berlin
Druck: Karl Gerike GmbH, Berlin
Bindung: D. Mikolai, Berlin
Umschlaggestaltung: R. Hübler/L.-O. Walter, Berlin

Vorwort

Der vorliegende Band 6 der neu konzipierten Schriftenreihe „Medizintechnik, Informationstechnik, Ökonomie in Krankenhaus und Praxis" ist bereits die zweite Veröffentlichung seit der Erweiterung des Reihentitels der bisherigen Schriftenreihe „Medizintechnik in Krankenhaus und Praxis". Er bietet eine vergleichende Übersicht der auf dem deutschen Markt erhältlichen Beatmungsgeräte. Hierbei sind alle Bereiche der Beatmung von der Atemtherapie bis zur Langzeitbeatmung berücksichtigt worden. Die Narkosebeatmung bleibt einem späteren Band vorbehalten.

Nach Veröffentlichung eines Testberichtes über Infusionsapparate (Bd. 1) ist der vorliegende Band zugleich der zweite Geräte- und Systemvergleich innerhalb des Funktionsbereichs Vitalfunktionen, Stoff- und Energieaustausch. Es werden auch hier Anforderungsprofile hinsichtlich der Ausstattung und medizintechnischen Parameter, Hinweise zum bestimmungsgemäßen Gebrauch in Verbindung mit sicherheitstechnischen Vorschriften unter Berücksichtigung der Medizingeräteverordnung – MedGV (vgl. Anhang II) – und ein ausführliches Inspektionskonzept dargestellt, das in den Rahmen eines umfassenden Instandhaltungskonzeptes eingebunden worden ist. Mit diesem abrundenden Beitrag liegen innerhalb der Schriftenreihe unter Berücksichtigung der Vorarbeiten in der auslaufenden Reihe „Medizintechnik im Krankenhaus" nunmehr ausreichende Hinweise zur hauseigenen Instandhaltung unterschiedlichster medizintechnischer Geräte und Systeme vor, auf deren Grundlage eine krankenhausspezifische Instandhaltung gerätespezifisch entwickelt werden kann.

Zahlreiche Abbildungen und Tabellen machen das vorliegende Werk neben einer Hilfe für Investitionsentscheidungen überdies zu einem Nachschlagewerk der Beatmungstechnik für Schulungszwecke in Krankenhaus und Praxis, da sowohl die medizinischen als auch technischen Grundlagen kompakt dargestellt werden. Ein ergänzendes Abkürzungs- und Schlagwortverzeichnis ermöglicht außerdem den Zugriff auf einzelne Fragestellungen.

Das interdisziplinär erstellte Arbeitskonzept ist gemeinsam von Ärzten, Pflegepersonal, Ingenieuren und Krankenhausfachleuten erarbeitet worden. Um einen größeren Leserkreis in Krankenhaus und Praxis anzusprechen und um die Forschungs- und Entwicklungsarbeit anderer Arbeitsbereiche der GSD mbH einer breiteren Öffentlichkeit zugänglich zu machen, bedurfte es einer Erweiterung des Themenspektrums der Reihe.

Investitionsentscheidungen können aber weder standardisiert noch ersetzt werden, da in jedem Fall die Besonderheiten der jeweiligen Bedarfs- und Einsatzsituation berücksichtigt werden müssen. Vielmehr soll auf der Grundlage der Schriftenreihe ein Dialog zwischen allen am Entscheidungsprozeß Beteiligten ermöglicht werden. Um laufende Änderungen des Marktangebots insbesondere der Medizintechnik zu dokumentieren und Erfahrungen des praktischen Einsatzes der vorgestellten medizintechnischen, -ökonomischen bzw. Informationssysteme zu berücksichtigen, bedarf es einer ständigen Fortschreibung und Aktualisierung insbesondere auch der Gerätedaten und -preise, deren Angaben ohne Gewähr erfolgen.

So läßt sich garantieren, daß die Schriftenreihe durch zielgerechte Informationskonzentration eine effiziente Entscheidungshilfe für Investitionen im Bereich der Medizintechnik, des Krankenhausrechnungswesens, der Informationssysteme für das Krankenhaus sowie der Medizinökonomie und -soziologie bietet.

Daher sind wir dankbar, wenn wir in unserer Arbeit durch Ergänzungen und Anregungen unterstützt und von den Geräteherstellern rechtzeitig und umfassend insbesondere über neue Angebote auf dem Sektor der Medizintechnik informiert werden.

Berlin, September 1986

GSD Gesellschaft für Systemforschung und Dienstleistungen im Gesundheitswesen mbH

Inhaltsübersicht

1
Einsatz und Aufbau

Menschliche Atmung ist die wechselweise Be- und Entlüftung der Lungen, um dem Blutkreislauf den Sauerstoff des Einatemgases zu- und Kohlendioxid über das Ausatemgas abzuführen.

Ist die sogenannte Spontanatmung, d. h. die natürliche, selbsttätige Atmung des Menschen infolge eines Unfalls, einer Krankheit oder einer Operation unzureichend oder nicht mehr vorhanden, können Beatmungsgeräte diese lebensnotwendige Funktion unterstützen bzw. als künstliche Beatmung vollständig ersetzen. Abbildung 1.1 veranschaulicht die einzelnen Gruppen medizinischer Atemgeräte.

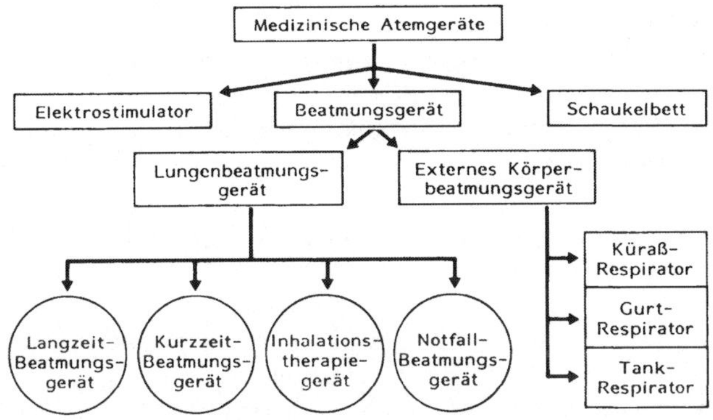

Abb. 1.1 Medizinische Atemgeräte

Der vorliegende Band stellt aus dem Angebot medizinischer Atemgeräte die vier für Krankenhaus und Praxis, die Heimtherapie sowie den Notfalleinsatz relevanten Gruppen vor:

- Atemtherapiegeräte
- Notfall-Beatmungsgeräte
- Kurzzeit-Beatmungsgeräte
- Langzeit-Beatmungsgeräte

Außerdem werden die Langzeit-Beatmungsgeräte für die Pädiatrie und die Reanimationsgeräte gesondert aufgeführt.

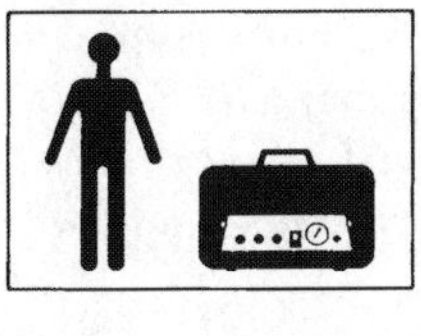

Atemtherapiegeräte
Atemtherapiegeräte sind einfache Beatmungsgeräte, die vornehmlich dazu bestimmt sind, ein Aerosol [1] abzugeben und die Atmung des Patienten durch Druckaufbau zu unterstützen. Der Einsatz kann innerhalb und außerhalb der Klinik erfolgen, da Atemtherapiegeräte auch in der Praxis des niedergelassenen Arztes und für die Heimtherapie einsetzbar sind (vgl. Kap. 1.2).

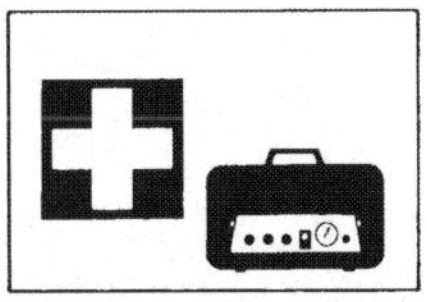

Notfall-Beatmungsgeräte
Notfall-Beatmungsgeräte dienen überbrückenden Maßnahmen im Rahmen der Wiederbelebung. Der Einsatz erfolgt am Unfallort sowie in den Ambulanzen der Klinik. Auch für kurzfristige Transporteinsätze innerhalb und außerhalb des Krankenhauses sind die vorgestellten Geräte ausgelegt.

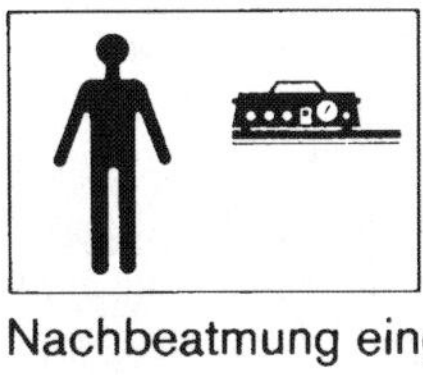

Kurzzeit-Beatmungsgeräte
Kurzzeit-Beatmungsgeräte sind technisch einfache Geräte mit assistierter Beatmungsmöglichkeit, die insbesondere für die postoperative Nachbeatmung eingesetzt werden.

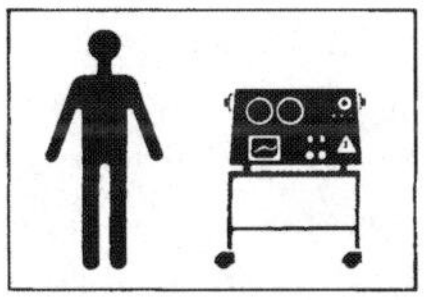

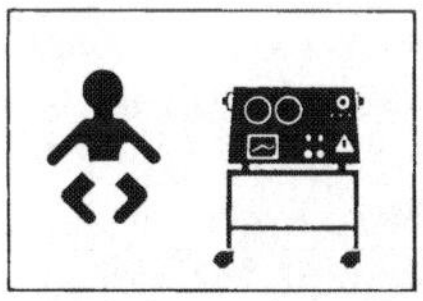

Langzeit-Beatmungsgeräte
Langzeit-Beatmungsgeräte werden in der Intensivtherapie, d. h. meist auf Intensivstationen, in Sonderfällen aber auch für Transporte eingesetzt. Einige der angebotenen Geräte ermöglichen neben der Beatmung von Erwachsenen auch den Einsatz in der Pädiatrie, während andere Geräte speziell für diesen Bereich ausgelegt sind.

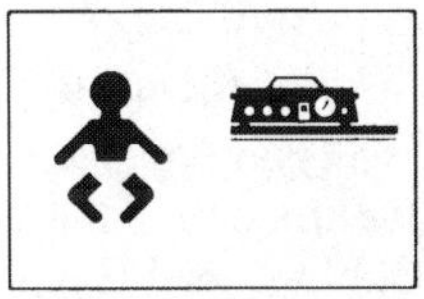

Reanimationsgeräte
Reanimationsgeräte werden meist in Verbindung mit kompletten Reanimationsplätzen angeboten und dienen zur Wiederbelebung von Früh- und Neugeborenen unmittelbar nach der Geburt.

Narkose-Beatmungsgeräte
Narkose-Beatmungsgeräte [2] dienen der kurzfristigen intraoperativen Narkosebeatmung. Die angebotenen Geräte werden in einer späteren Veröffentlichung vorgestellt.

1.1 Aufbau

Alle Beatmungsverfahren basieren auf dem Prinzip, daß die für den Atemgaswechsel in den Lungen erforderliche körpereigene Antriebsenergie vom Beatmungsgerät unterstützt bzw. ersetzt wird. Zu diesem Zweck sind drei prinzipiell unterschiedliche Verfahren realisiert worden:

- Beatmung durch Simulation der Thoraxbewegung
- Überdruckbeatmung
- Diffusionsbeatmung

Das historisch älteste Verfahren künstlicher Beatmung ist die Simulation der Bewegung des Brustkorbes, wie es noch heute bei Erste-Hilfe-Maßnahmen praktiziert wird. Auch die Druckkammerbeatmung, etwa mit der „eisernen Lunge", arbeitet nach diesem Prinzip. Alle der physiologischen Atmung nachempfundenen Maschinen (auch externe Körperbeatmungsgeräte genannt), haben sich aber als nicht praktikabel und für den Patienten hinderlich erwiesen.

Die heute fast ausschließlich angewandte Methode ist die Überdruckbeatmung. Durch den Überdruck des Atemgases werden dabei Lunge und Brustkorb gedehnt. Die Beatmungsgeräte befördern das Atemgas über die Atemwege des Patienten mit einem geringfügigen Überdruck, d. h. einem über dem atmosphärischen liegenden Druck, in die Lunge. Obwohl dies vom Prinzip her unphysiologisch ist, d. h. nicht dem natürlichen Funktionsablauf eines gesunden Menschen entspricht, haben sich die Verfahren der Überdruckbeatmung aufgrund des relativ einfachen Aufbaus der Geräte, der einfachen Handhabung, der geringen Behinderung des Patienten und der möglichen Anwendung in der Anästhesie, auch bei Operationen im und am Brustkorb, durchgesetzt.

Die Technik moderner Überdruck-Beatmungsgeräte gilt als ausgereift. Kennzeichnend für neuere Beatmungsgeräte herkömmlicher Bauart ist die direkte Kopplung zwischen Maschine und Patient, so daß sich alle erdenklichen Steuerungs- und Sicherheitsschaltungen relativ einfach realisieren lassen. Auch die Probleme der Anfeuchtung und Erwärmung der Atemluft können als gelöst betrachtet werden.

Das Diffusionsbeamtungsverfahren schließlich kennt lediglich geringe Druckschwankungen und wird in modernen Beatmungsgeräten in den unterschiedlichen Formen der Hochfrequenzbeatmung realisiert (vgl. Kap. 4.3). Die in Aufbau und Funktion von der herkömmlichen Beatmung völlig abweichenden Hochfrequenz-Beatmungsgeräte befinden sich allerdings noch im Erprobungsstadium. Insbesondere die Phänomene des Gasaustauschs, die Anfeuchtung des Atemgases und die Möglichkeiten einer Überwachung der Beatmung sind für diese Verfahren noch nicht hinreichend geklärt (zu den Vor- und Nachteilen vgl. etwa die Tabelle „Möglichkeiten der Beatmung" in Kap. 4.3).

1.2 Einsatz

Verschiedene Krankheitszustände können eine Beatmung über kürzere oder längere Zeit notwendig machen. Dies sind hauptsächlich Störungen der Atemmechanik, der Belüftung der Lungen und der ausreichenden Sättigung des Bluts mit Sauerstoff.

In der Regel zeichnen sich klinische Symptome einer akuten Ateminsuffizienz deutlich ab; mit Hilfe von Blutgasanalysen wird der Zustand der Patienten laufend überwacht.

Man unterscheidet extrapulmonale und pulmonale Funktionsstörungen. Bei den extrapulmonalen Funktionsstörungen fehlt entweder der Antriebsreflex der Spontanatmung, oder er wird durch Schmerzen unterdrückt. Diese Störungen können unter anderem durch eine Atemlähmung hervorgerufen werden. Eine zentrale Atemlähmung tritt beispielsweise durch folgende Indikationen auf:

- Anwendungen von Narkotika
- Schlafmittelvergiftung
- Sauerstoffmangel im Gehirngewebe
- akut erhöhter Hirndruck
- Störung des Atemzentrums im Hirn als Folge von Mangeldurchblutung (z. B. nach Herzinfarkt)
- Schmerzen nach Operationen im Brust- oder Bauchraum

Eine periphere Atemlähmung kann bei speziellen neurologischen Erkrankungen auftreten, wie z. B.:

- gesteigerte Ermüdbarkeit von Muskelgruppen
- traumatische Querschnittslähmung
- medikamentöse Ruhigstellung des Patienten zur Verhinderung von Krämpfen [3]

Pulmonale Funktionsstörungen umfassen Störungen der passiven Diffusion des Gasaustauschs an der Membran zwischen den Lungenbläschen und den Blutkapillaren, z. B. durch Verdickung der Membran sowie den Verschluß bzw. die Nichtbelüftung von Bronchial-Lungenabschnitten, etwa durch Bronchitis oder Asthma.

1.2.1 Außerklinischer Einsatz

Notfallbeatmung

Die Notfallbeatmung erfolgt insbesondere bei Rettungseinsätzen aller Art, so z. B. auf Rettungsfahrzeugen wie dem Notarztwagen, Rettungshubschrauber oder Seenotrettungskreuzer, bei Notaufnahme und Transport in der Klinik sowie in gefährdeten Industriezonen und im Zivilschutz.

Deshalb werden Geräte gefordert, die besonders klein, leicht, handlich und gut zu tragen sind. Es bieten sich für diesen Einsatzzweck daher vornehmlich Beatmungsgeräte in Kofferausführung an. Zweckmäßigerweise setzt man zur Versorgung nur kleine Gasflaschen ein, die in der Regel mit Sauerstoff gefüllt sind. Bei Bedarf kann Luft zugemischt werden. Das Druckgas in der Flasche versorgt den Patienten mit Atemgas und treibt eine eventuell vorhandene integrierte Sekretabsaugung an. Dabei ist auf einen geringen Eigenverbrauch des Geräts zu achten.

Die Steuerung solcher Notfall-Beatmungsgeräte sollte eine volumenkonstante Beatmung ermöglichen. Insbesondere in Verbindung mit einer parallel durchgeführten Herz-Lungen-Wiederbelebung sind druckgesteuerte Beatmungsgeräte ungeeignet, da eine externe Herzkompression die Inspirationsphase zu früh enden ließe.

Atemtherapie
Die Atem- oder auch Inhalationstherapie kann dem Patienten bei zeitweiliger und chronischer Ateminsuffizienz, beispielsweise bei Bronchitis, Erleichterung verschaffen. Ziele der Atemtherapie sind:

- Verhinderung der Festsetzung von Sekreten bei akuten Infektionen
- Öffnen verschlossener Bronchialabschnitte durch Entzündungen in den tieferen Lungenpartien
- Atemtraining

Durch Zugabe von Sauerstoff kann bei akuter Infektion und daraus resultierender Verschleimung ein weiteres Ansteigen des Sauerstoffdefizits vermieden werden.

Die Behandlung erfolgt im allgemeinen zunächst in der Klinik oder Praxis und kann nach entsprechender Einweisung des Patienten auch durch ihn allein zu Hause fortgeführt werden. Heimgeräte müssen entsprechend einfach, handlich, leicht tragbar und auch für den Laien sicher sein.

In der Regel sind diese einfachen Geräte druckgesteuert, d. h., die Umschaltung von In- zu Exspiration erfolgt bei Erreichen eines vorgewählten oberen Drucks. Die Inspiration wird durch den Patienten ausgelöst.

Beim Einsatz dieser Geräte außerhalb der Klinik sind ein Netzbetrieb und ein eingebauter Luftkompressor sinnvoll. Außerdem können diese Geräte mit Zusätzen für Medikamentenverneblung und Atemluftbefeuchtung versehen sein (vgl. Kap. 4.4.4).

Transportbeatmung
Die Anforderungen an ein Transport-Beatmungsgerät außerhalb des Krankenhauses können sehr verschieden sein. Je nach Schwere der Erkrankung des Patienten sind entweder die beschriebenen Notfall-Beatmungsgeräte einsetzbar, oder es sind Geräte notwendig, die den Langzeit-Beatmungsgeräten entsprechen. Da diese für ihre differenzierten Steuerungsmöglichkeiten eine Stromversorgung benötigen, sind zusätzliche Akku-Packs mit Spannungswandlern erforderlich. Mit entsprechenden Druckgasflaschen und den Akkus ermöglichen einige Langzeit-Beatmungsgeräte auch während eines Transportes im Rettungsfahrzeug alle Beatmungsformen, die für eine Intensivtherapie notwendig sind.

Folgende Tabelle faßt die unterschiedlichen Versorgungsmöglichkeiten von Beatmungsgeräten zusammen.

Versorgung

	mobiler Einsatz	**stationärer Einsatz**
Sauerstoff	Flasche	ZGV
Druckluft	(Flasche)	ZGV
elektrische Energie	Akku	Netz

1.2.2 Klinischer Einsatz

Atemtherapie
Die Indikationen für eine Atemtherapie in der Klinik sind dieselben wie beim außerklinischen Einsatz.

Bei Anschluß an die zentrale Gasversorgung für Druckluft und Sauerstoff erübrigt sich meist ein eigener Antrieb, etwa ein eingebauter Kompressor. Mit Hilfe eines geeigneten Mischers ist eine Atemtherapie mit einem Sauerstoffanteil zwischen 21 und 100 % möglich.

Eine solche Therapiebeatmung kann auf der Normal- und Intensivstation durchgeführt werden. Unter Umständen sind spezielle Therapieräume vorhanden. Für den klinischen Einsatz bietet sich eine fahrbare Ausführung der Geräte an.

Transportbeatmung
Innerhalb der Klinik muß der beatmete Patient zwischen den verschiedenen Betriebsstellen transportiert werden. Beispielsweise ist ein Transport zwischen den folgenden Räumen oft unerläßlich:

- Ausleitungsraum – Aufwachraum
- Ausleitungsraum – Intensivstation
- Ambulanz – Intensivstation
- Intensivstation – Röntgenabteilung (CT)

Dabei kommt hauptsächlich die manuelle Beatmung mit Handbeatmungsbeutel zum Einsatz. Notfall-Beatmungsgeräte mit Volumen-Zeit-Steuerung können teilweise ebenfalls für diese Art der Kurzzeitbeatmung eingesetzt werden. Sie haben allerdings meist den Nachteil, daß sie keine assistierte Beatmung, sondern nur eine Unterstützung der Spontanatmung ermöglichen.

Nachbeatmung

Unter einer Nachbeatmung versteht man die Kurzzeitbeatmung nach Operationen, bei der der Patient durch eine noch anhaltende Narkose nicht selbständig oder nicht genügend tief zu atmen vermag.[3]

Die Nachbeatmung wird im Normalfall im Ausleitungs- oder Aufwachraum, bei Sonderindikationen auch auf der Intensivstation durchgeführt.

Im Gegensatz zur Entwöhnungsphase nach einer Langzeitbeatmung, bei der die Atemmuskulatur trainiert werden muß, ist sie nach einer Operation intakt. Entsprechend einer eventuell noch wirkenden Relaxierung [4] sind die unter Umständen vorhandenen spontanen Atemzüge aber unzureichend.

In der Regel werden zur routinemäßigen Narkose-Ausleitung einfache Narkosegeräte verwendet, die auf Handbeatmung umgestellt werden können oder die eine ausschließliche Handbeatmung ermöglichen. Ein automatisches Beatmungsgerät für diese Einsatzbereiche sollte eine Atemhilfe ermöglichen. Diese Form der Atemunterstützung bieten allerdings nur die für die Langzeitbeatmung geeigneten, meist teureren Geräte an.

Langzeitbeatmung

Bei einer künstlichen Beatmung von mehr als 24 Stunden spricht man von einer Langzeitbeatmung. Dabei ist es gleichgültig, ob mit einem Beatmungsgerät assistiert oder kontrolliert beatmet werden muß. Langzeitbeatmungen werden ausschließlich auf der Intensivstation durchgeführt. Da hier die verschiedensten Krankheitsbilder vorliegen können, werden an die hier eingesetzten Beatmungsgeräte hohe Anforderungen gestellt.

Die Beatmungsparameter sollten unabhängig voneinander einstellbar sein. Neben den unterschiedlichen kontrollierten und assistierten Beatmungsformen (vgl. Kap. 4.2.2) auf verschiedenen Druckniveaus werden auch Mischformen, wie die IMV oder SIMV sowie die Spontanatmung des Patienten mit und ohne Atemhilfe gefordert. Verschiedene Strömungsmuster (vgl. Kap. 3.1), eine Seufzerbeatmung sowie ein einstellbares endinspiratorisches Plateau gehören zur erweiterten Ausstattungsvorstellung. Ein differenziertes Alarm-, Meß- und Anzeigesystem soll das Gerät schließlich ergänzen.

Für Intensivstationen sind hauptsächlich fahrbare Geräte geeignet. Anschlüsse für Sauerstoff und Druckluft sind hier in der Regel vorhanden. Andernfalls müssen Geräte mit internen Kompressoren für Druckluft eingesetzt oder es muß auf Druckgasflaschen zurückgegriffen werden.

Reanimation

Reanimationsgeräte werden für erste Maßnahmen zur Wiederbelebung von an Atemdepression leidenden Früh- und Neugeborenen, zum Absaugen, Entfalten der Lunge und Beatmen eingesetzt. Daher bieten die Hersteller als Ergänzung zum Beatmungsgerät meist umfangreiches Zubehör zur Einrichtung eines kompletten Reanimationsplatzes an. Insbesondere wird gefordert, daß sich die In- und Exspirationszeiten unabhängig in weiten Grenzen verstellen lassen können, wobei Atemfrequenzen bis 90/min notwendig werden.

Des weiteren werden eine Spontanatmung und kontrollierte Beatmung sowie die IMV auch unter höherem Druckniveau (CPAP bzw. PEEP) gefordert. Eine Trigge-

Gerätesystem für die stationäre Beatmungstherapie

Beatmung	Langzeitbeatmung kritisch	Langzeitbeatmung Standard	Kurzzeitbeatmung[1] IPPV/SIMV	Kurzzeitbeatmung[1] IPPV/S-IPPV	Demand-Flow-CPAP	High-Flow-CPAP	Atemtherapie
Vorgabe erhöhte FiO_2	●	●	●	●	●	●	○
Vorgabe erhöhte FRC	●	●	●	●	●	●	–
Substitution von Atembarkeit	●	●	●	●	○	–	–
Beatmungs-Monitoring	●	●	○	○	○	[2]	–
Lungenfunktions-Monitoring	●	–	–	–	–	–	–
Patientenanschluß	Intubation, Tracheotomie			Intubation oder Maske			Maske

● ja
– nein
○ möglich

1 und postoperativ
2 eingeschränkt

rung (assistierte Beatmung) ist in der Regel nicht möglich, da der Triggerdruck bzw. das Triggervolumen zu groß und die Ansprechzeiten des Beatmungsgeräts zu lang sind. Darüber hinaus ist die manuelle In- und Exspirationsauslösung notwendig.

Bei Geräten für die Pädiatrie ist insbesondere auch auf einen leisen Betrieb zu achten ist.

1.2.3 Einsatz auf Intensivstationen

Die auf einer Intensivstation notwendigen Maßnahmen der Beatmungstherapie umfassen folgende Aufgaben:

- Anfeuchtung der Atemwege, Lösung von Sekreten in den Bronchien
- Vorgabe eines erhöhten Sauerstoffanteils in der eingeatmeten Luft (FiO_2)
- Erhöhung des Ruhelungenvolumens (FRC; vgl. Exkurs Lungenvolumina)
- Substitution von Atemarbeit
- Beeinflussung der Gasverteilung

Soll eine Intensivstation mit neuen Beatmungsgeräten ausgestattet werden, ist es jedoch nicht immer sinnvoll, eine Maximalausstattung der Geräte anzustreben. Dies bestätigten auch Untersuchungen, die ergaben, daß für vergleichsweise wenig Patienten alle Möglichkeiten eines hochdifferenzierten Beamtmungsgeräts ausgeschöpft werden müssen. Vielmehr erscheint die Ausstattung mit Beatmungsgeräten abgestufter Leistungsmerkmale gemäß nebenstehender Übersicht ratsam.

Bei den neu entwickelten und bereits in der Praxis erprobten universell einsetzbaren Geräten haben die Hersteller versucht, alle derzeit existierenden Beatmungs- bzw. Atmungsmuster und ein umfassendes Monitoring in einem Gerät zu kombinieren. Trotz Miniaturisierung der mechanischen Bauteile und Einsatz elektronischer Baugruppen sind Platzbedarf und Kosten dieser Geräte dennoch relativ groß.

Soll eine spezielle Beatmungstherapie eingesetzt werden, sind darüber hinaus noch zusätzliche Geräte erforderlich. Beispielsweise bedarf es zur Anfeuchtung des Atemgases eines spontan atmenden Patienten oder zur Durchführung einer Hochfrequenz-Jet-Beatmung oft eines solchen Zusatzgeräts.

Diese differenzierte Ausstattung ist entweder mit verschiedenen Einzelgeräten oder einem Modulsystem realisierbar, das sich entsprechend den Erfordernissen der Station ausbauen läßt. Für die Fälle der Langzeitbeatmung kommen nach wie vor in erster Linie die vorgestellten Kompaktgeräte in Frage. Sie bieten meist auch alle in den letzten Jahren entwickelten Beatmungsmuster an und gelten hinsichtlich ihrer Möglichkeiten der ventilatorischen Therapie als nahezu gleichwertig.

Ein neues Konzept der teilweisen Unterstützung von Spontanatmung stellt die assistierte Spontanatmung (ASV) dar. Dieses Atemmuster beruht auf dem Prinzip, dem Patienten einen inspiratorischen Flow bis zu einem bestimmten vorwählbaren maximalen Atemwegsdruck zu verabreichen. Vorteile ergeben sich bei der Entwöhnung eines Patienten vom Gerät nach einer Langzeitbeatmung, da er so fast ohne Anstrengung zu einer immer größeren Übernahme der Atemarbeit gebracht werden kann, was gegenüber der intermittierenden mandatorischen Beatmung (IMV) von Vorteil ist.

In letzter Zeit sind Verbesserungen des Beatmungsmonitorings für den klinischen Gebrauch entwickelt worden. Wesentliche Hilfsmittel hierfür sind der Einsatz von Mikroelektronik und Videomonitoren zur Darstellung der Kurvenverläufe. Diese Art der Überwachung macht die Beatmungstherapie für Pflegepersonal und Arzt transparenter. Sie ermöglicht die Beurteilung des inspiratorischen Gasstroms hinsichtlich möglicher Bronchialverschlüsse und gibt damit diagnostische Hinweise zur richtigen Adaption des Geräts an den Patienten. Außerdem lassen sich Rückschlüsse auf die Compliance und Resistance des Patienten (vgl. Kap. 3.3) ziehen.

Durch den verstärkten Einsatz der Mikroelektronik in der Steuerung der Geräte werden wesentlich feiner modulierbare Beatmungsmuster möglich. Gleichzeitig läßt diese Technik eine in- und externe Datenspeicherung zu, was besonders beim kritisch kranken Patienten von Vorteil ist, indem direkte Vergleiche mit zeitlich bestimmbaren Vorwerten möglich sind.

1 Im Zusammenhang mit der Beatmungstherapie versteht man unter einem Aerosol einen Sprühnebel als Träger von Arzneimitteln zur Inhalation.

2 Entsprechend der Zusammensetzung des Atemgases unterscheidet man die normale künstliche Beatmung und die Narkosebeatmung. Bei der Narkosebeatmung wird dem Atemgas, das hierbei in der Regel aus Sauerstoff und Lachgas gemischt ist, ein hochwirksames Narkosemittel (z. B. Halothan oder Enfluran) zugegeben. Viele moderne Beatmungsgeräte lassen sich durch spezielle Mischer und zusätzliche Anästhesiemittelverdampfer zu Narkosegeräten umrüsten.

3 z. B. bei Opiatnarkosen und Narkosen mit Halothan, wenn der Patient nur wenige, tiefe Atemzüge macht

4 z. B. durch Curare, dem Pfeilgift aus der Rinde von amerikanischen Strychnosearten, und andere Kampfgifte

Ausstattungsprofil

Preis

Die Marktübersichten geben in der Regel den von den Herstellern angegebenen Richtpreis des Beatmungsgeräts mit dem zugehörigen Standardzubehör, jedoch ohne Zusatzausstattung, exklusive Mehrwertsteuer in DM ohne Gewähr an. Einige Firmen haben stattdessen den Gesamtpreis für das komplett ausgestattete Beatmungsgerät angegeben, so daß die Preisangaben nur unter Berücksichtigung dieses Aspekts vergleichbar sind. Bei importierten Geräten hängt der Preis darüber hinaus unter anderem vom Tageskurs ab. In der Regel können bei Verhandlungen mit den Firmen überdies Sonderkonditionen vereinbart werden.

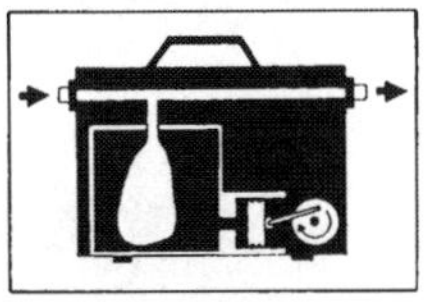

Antriebsprinzip

Die Aufgabe des Antriebs besteht in der Volumenverschiebung des Atemgases in die Lunge des Patienten. Dazu wird entweder Luft komprimiert, oder es wird Druckgas aus Gasflaschen bzw. einer zentralen Gasversorgung entsprechend gesteuert und geregelt.

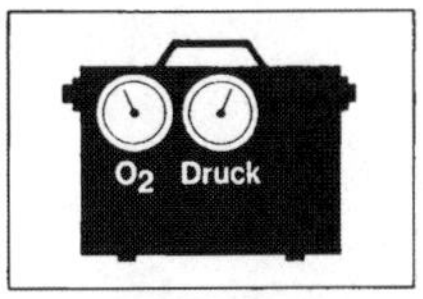

Beatmungsmonitoring

Das wichtigste Ziel des Beatmungsmonitoring ist die Warnung vor patientengefährdenden Veränderungen der Beatmungsparameter. Diese Abweichungen können sich beispielsweise dadurch ergeben, daß sich der Zustand der Lunge des Patienten ändert.

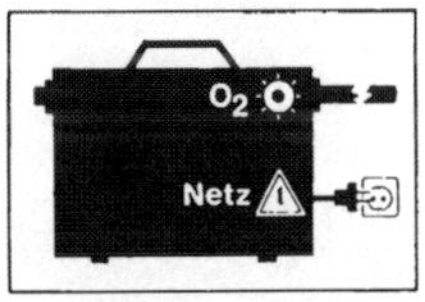

Technische Alarme

Technische Alarme sollen bei Ausfall von Gesamt- oder Teilfunktionen des Beatmungsgeräts und der notwendigen Versorgungen, wie Druckluft, Sauerstoff oder Stromversorgung, ansprechen. Zusätzlich ist eine Anzeige bei Diskonnektion oder Obstruktion (Stenose) sinnvoll.

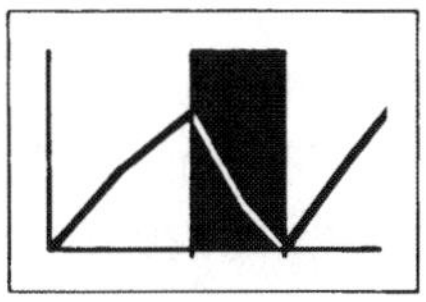

Umschaltsteuerung

Die Steuerung der einzelnen Phasen innerhalb eines Beatmungszyklus kann z. B. durch Erreichen eines vorgewählten Drucks, Unterschreiten eines vorgegebenen Flows oder den Einatemversuch des Patienten (Trigger) ausgelöst werden.

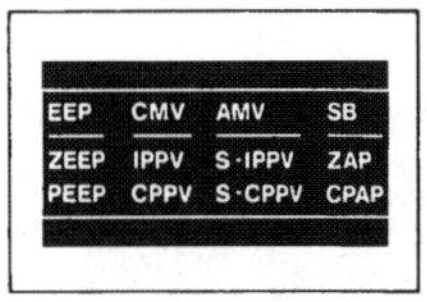

Beatmungsformen

Je nach Aufteilung der Atemarbeit und Steuerung zwischen Beatmungsgerät und Patient sowie nach Druckniveau unterscheidet man die verschiedenen Beatmungsformen.

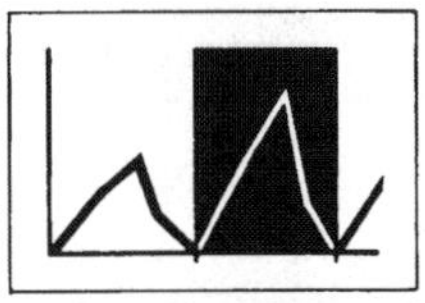

Seufzer

Seufzer sind Atemzüge, bei denen ein größeres Volumen appliziert wird als bei den normalen Atemzügen (Blähen der Lunge). Die Frequenz, mit der dem Patienten ein Seufzer angeboten wird, kann fest oder einstellbar sein.

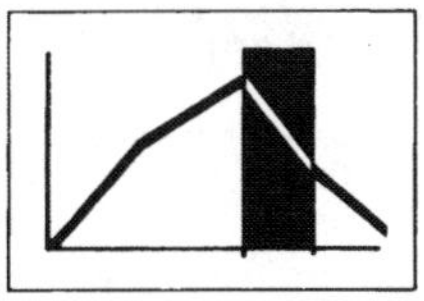

Plateau

Die Plateauphase ist eine endinspiratorische Pause, bei der kein weiteres Atemgas in die Patientenlunge strömt, die Ausatmung aber noch nicht ermöglicht wird. Dadurch wird das Atemgas gleichmäßig in der Lunge verteilt, was mit einem Druckabfall verbunden ist.

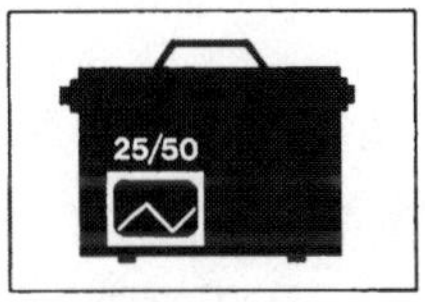

Sichtgerät

Druck- und Flowkurven der Beatmungszyklen können über integrierte oder optionell erhältliche Sichtgeräte dargestellt werden. Die Darstellung dieser Kurven ist hauptsächlich als Schulungshilfe sinnvoll. Wird das Beatmungs- mit einem Patientenüberwachungsgerät gekoppelt, lassen sich überdies auch andere Beatmungs- und Patientenparameter übertragen und darstellen.

Marktübersicht

Atemtherapiegeräte	**Medicap** Fluidic mi 3	**Hospal** H 505	**Medicap** Fluidic mi 2	**Hospal** H 515
Preis				
Gerät	**1690,-**	**1820,-**	**1840,-**	**1990,-**
Patienten-Schlauch-System	9,60 [1]	9,90 [2]	9,60 [1]	9,90 [2]
Mischer	-	-	-	-
Vernebler	●	●	●	●
Befeuchter	-	-	-	-
Gerätewagen/Fahrgestell	320,-	360,-	-	-
Wandschienenhalterung	o	245,-	-	-
Antriebsprinzip	o. A.	o. A.	o. A.	o. A.
Umschaltsteuerung Insp./Exsp.	Druck	Druck	Druck	Druck
Umschaltsteuerung Exsp./Insp.	Trigger	Trigger	Trigger	Trigger
Beatmungsformen				
manuell	-	-	-	-
spontan	-	-	-	-
IPPV	-	-	-	-
CPPV	-	-	-	-
S-IPPV	●	●	●	●
S-CPPV	-	-	-	-
IMV	-	-	-	-
SIMV	-	-	-	-
HFJV	-	-	-	-
andere	-	-	-	-
Seufzer	-	-	-	-
Plateau	-	-	-	-
Beatmungsmonitoring				
Beatmungsdruck	●	●	●	●
Sauerstoffgehalt Insp.	-	-	-	-
Kohlendioxidgehalt Exsp.	-	-	-	-
Atemzugvolumen	-	-	-	-
Atemminutenvolumen	-	-	-	-
Beatmungsflow	-	-	-	-
Atemzeitverhältnis	-	-	-	-
Technische Alarme				
Leck-/Diskonnektalarm	-	-	-	-
Stenose-Alarm	-	-	-	-
Selbsttest	-	-	-	-
Versorgung	-	-	-	-
Sichtgerät	-	-	-	-
Beschreibung Seite	54	51	53 f.	51 f.
Gerätedaten Seite	90/92	90/92	90/92	91/93

Alle Angaben ohne Gewähr; Preise in DM ohne MwSt. inkl. Standardzubehör; Fußnoten S. 24

Dräger Inhalog 1	**Weinmann** Chemomat WE	**Heyer** Sekundant S2K	**bird** Minibird 6403 G	**Dräger** Inhalog 2
1998,-	**2190,-**	**2240,-** [4]	**2740,-**	**2894,-**
●	95,-	15,- [1]	395,- [3]	●
-	-	-	-	-
●	60,-	●	●	●
-	-	-	-	-
591,-	-	-	-	-
251,-	-	-	o	-
Demand-Flow	o. A.	o. A.	o. A.	Demand-Flow
Druck	Druck	Druck	Druck	Druck
Trigger	Trigger	Trigger	Trigger	Trigger
-	-	-	-	-
-	-	-	-	-
-	-	-	-	-
-	-	-	-	-
●	●	●	●	●
-	-	-	-	-
-	-	-	-	-
-	-	-	-	-
-	-	-	-	-
-	-	-	-	-
-	-	-	-	-
-	-	-	-	-
●	●	●	●	●
-	-	-	-	-
-	-	-	-	-
-	-	-	-	-
-	-	-	-	-
-	-	-	-	-
-	-	-	-	-
-	-	-	-	-
-	-	-	-	-
-	-	-	-	-
-	-	-	-	-
-	-	-	-	-
40	57 f.	47	34 f.	40 f.
91/93	91/93	91/93	91/93	94/96

GSD Marktübersicht

Atemtherapiegeräte	B + P CPAP FDF2	Hoyer Solvet	bird Minibird II 4050 G	Bennett PV–3P
Preis				
Gerät	**2950,-**	**3000,-**	**3345,50**	**3620,-**
Patienten-Schlauch-System	4,50 [1]	100,-	395,20 [3]	8,90 [1]
Mischer	●	-	-	-
Vernebler	-	o	●	●
Befeuchter	●	o	-	2310,-
Gerätewagen/Fahrgestell	-	-	-	411,-
Wandschienenhalterung	●	-	o	o
Antriebsprinzip	Konstant-Flow	Flow-Zerhacker	o. A.	Demand-Flow
Umschaltsteuerung Insp./Exsp.	entfällt	Zeit	Druck/Zeit	Flow
Umschaltsteuerung Exsp./Insp.	entfällt	Zeit	Trigger	Trigger
Beatmungsformen				
manuell	-	-	-	-
spontan	●	-	-	-
IPPV	-	-	-	-
CPPV	-	-	-	-
S-IPPV	-	-	●	●
S-CPPV	-	-	-	●
IMV	-	-	-	-
SIMV	-	-	-	-
HFJV	-	-	-	-
andere	-	HF	-	-
Seufzer	-	-	-	-
Plateau	-	-	● [5]	-
Beatmungsmonitoring				
Beatmungsdruck	●	-	●	●
Sauerstoffgehalt Insp.	-	-	-	-
Kohlendioxidgehalt Exsp.	-	-	-	-
Atemzugvolumen	-	-	-	-
Atemminutenvolumen	-	-	-	-
Beatmungsflow	-	-	-	-
Atemzeitverhältnis	-	-	-	-
Technische Alarme				
Leck-/Diskonnektalarm	-	-	-	-
Stenose-Alarm	-	-	-	-
Selbsttest	-	-	-	-
Versorgung	-	-	-	-
Sichtgerät	-	-	-	-
Beschreibung Seite	26	52	34	30 f.
Gerätedaten Seite	94/96	94/96	95/97	95/97

Alle Angaben ohne Gewähr; Preise in DM ohne MwSt. inkl. Standardzubehör; Fußnoten S. 24

Bennett AP-5B	Bird IPV-1	Bird IPV-2	Dräger ASB 800	Acutronic AMS 1000 *
4237,30	**5289,-**	**6348,-**	**6589,-**	**o. A.**
320,– / 8,90 [1]	●	●	1161,-	o. A.
-	-	-	3900,-	o
●	●	●	150,-	o
437,-	-	-	1750,-	o
- [6]	o	o	735,-	o. A.
-	o	o	●	o. A.
Demand-Flow	Flow-Zerhacker	Flow-Zerhacker	Demand-Flow	Flow-Zerhacker
Flow	Zeit	Zeit	Druck	Zeit
Trigger	Zeit	Zeit	Druck/Trigger	Zeit
-	-	-	-	●
-	●	●	●	●
-	-	-	-	-
-	-	-	-	-
●	-	-	-	-
●	-	-	-	-
-	-	-	-	-
-	-	-	-	-
-	●	●	-	●
-	-	-	ASV	Narkosebeatmung
-	-	-	-	o
-	-	-	-	-
●	●	●	●	●
-	-	-	o	-
-	-	-	o	-
-	-	-	o	-
-	-	-	o	-
-	-	-	o	-
-	-	-	o	-
-	-	-	Apnoe	-
-	-	-	Apnoe	●
-	-	-	-	-
-	-	-	●	-
-	o	o	-	o
28 f.	32	32 f.	36 f.	25
95/97	95/97	95/97	98/100	123/125

* Universalbeatmungsgerät durch Modul-System; aus technischen Gründen an dieser Stelle plaziert.

Marktübersicht

Notfall-Beatmungsgeräte	**Weinmann** Medumat	**Weinmann** Medumat Ambulanz Mark 4	**Weinmann** Medumat Control	**Weinmann** Medumat Ambulanz Mark 3/Mark 1
Preis				
Gerät	**1350,-**	**1800,-**	**2140,-**	**2250,-/2400,-**
Patienten-Schlauch-System	180,-	180,-	240,-	180,-
Mischer	-	-	-	-
Vernebler	-	-	-	-
Befeuchter	-	-	-	-
Gerätewagen/Fahrgestell	-	-	-	-
Wandschienenhalterung	-	-	-	-
Antriebsprinzip	Konstant-Flow	Konstant-Flow	Konstant-Flow	Konstant-Flow
Umschaltsteuerung Insp./Exsp.	Zeit	Zeit	Zeit	Zeit
Umschaltsteuerung Exsp./Insp.	Zeit	Zeit	Zeit	Zeit
Beatmungsformen				
manuell	-	-	-	-
spontan	-	-	-	-
IPPV	●	●	●	●
CPPV	o	o	o	o
S-IPPV	-	-	-	-
S-CPPV	-	-	-	-
IMV	-	-	-	-
SIMV	-	-	-	-
HFJV	-	-	-	-
andere	-	-	-	-
Seufzer	-	-	-	-
Plateau	-	-	-	-
Beatmungsmonitoring				
Beatmungsdruck	-	-	●	●
Sauerstoffgehalt Insp.	-	-	-	-
Kohlendioxidgehalt Exsp.	-	-	-	-
Atemzugvolumen	o	o	o	o
Atemminutenvolumen	o	o	o	o
Beatmungsflow	-	-	-	-
Atemzeitverhältnis	-	-	-	-
Technische Alarme				
Leck-/Diskonnektalarm	-	-	-	-
Stenose-Alarm	-	-	-	-
Selbsttest	-	-	-	-
Versorgung	-	-	-	-
Sichtgerät	-	-	-	-
Beschreibung Seite	58	59	60	58 f.
Gerätedaten Seite	98/100	99/101	99/101	99/101

Alle Angaben ohne Gewähr; Preise in DM ohne MwSt. inkl. Standardzubehör; Fußnoten S. 24

Weinmann Medumat Control 4	Weinmann Medumat Control 3	Weinmann Medumat Control 1	Dräger Oxylog	bird Mark 7 7100 G/ Mark 7A 7150 G
2440,-	**2730,-**	**2880,-**	**2986,-**	**4815,-/5450,-**
240,-	240,-	240,-	189,50	395,- [11]
-	-	-	-	3175,-
-	-	-	-	●
-	-	-	-	3250,-
-	-	-	-	1143,25 [7]
-	-	-	132,- für NAW	o
Konstant-Flow	Konstant-Flow	Konstant-Flow	Flow-Zerhacker	o. A.
Zeit	Zeit	Zeit	Zeit	Druck
Zeit	Zeit	Zeit	Zeit, o: Trigger	Zeit, Trigger
-	-	-	-	-
-	-	-	o [8]	-
●	●	●	●	●
o	o	o	o [9]	●
-	-	-	o [50]	●
-	-	-	o [51]	●
-	-	-	-	-
-	-	-	-	-
-	-	-	-	-
-	-	-	-	-
-	-	-	-	-
-	-	-	-	● [12]
●	●	●	●	●
-	-	-	-	-
-	-	-	-	-
-	o	o	o [10]	-
-	o	o	-	-
-	-	-	-	-
-	-	-	-	-
-	-	-	-	-
-	-	-	-	-
-	-	-	-	-
-	-	-	-	-
-	-	-	-	-
61	60 f.	60	41 f.	35 f.
99/101	99/101	102/104	102/104	102–105

GSD Marktübersicht

Kurzzeit-Beatmungsgeräte	**Medco** Assistojet	**Acutronic** VS 150 S	**Heyer** Stephan Respirator ABV	**Bennett** PR–2
Preis				
Gerät	**4875,-**	**5500,-**	**7200,-**	**7650,-**
Patienten-Schlauch-System	●	250,-	488,-	2280,-
Mischer	-	4570,-	2870,-	4400,-
Vernebler	●	o	●	●
Befeuchter	o	●	●	2310,-
Gerätewagen/Fahrgestell	-	-	950,-/410,-	411,-
Wandschienenhalterung	-	-	●	409,-
Antriebsprinzip	Flow-Zerhacker	Flow-Zerhacker	o. A.	Demand-Flow
Umschaltsteuerung Insp./Exsp.	Zeit	Zeit	Zeit	Zeit, Flow
Umschaltsteuerung Exsp./Insp.	Zeit	Zeit	Zeit, Trigger	Zeit, Trigger
Beatmungsformen				
manuell	-	-	●	-
spontan	●	●	●	●
IPPV	-	-	●	●
CPPV	-	-	●	●
S-IPPV	-	-	●	●
S-CPPV	-	-	●	●
IMV	-	-	●	●
SIMV	-	-	-	-
HFJV	●	●	-	-
andere	-	-	-	-
Seufzer	-	● [14]	-	-
Plateau	-	-	●	-
Beatmungsmonitoring				
Beatmungsdruck	o [13]	● [15]	●	●
Sauerstoffgehalt Insp.	-	-	o	-
Kohlendioxidgehalt Exsp.	-	-	o	-
Atemzugvolumen	-	-	o	-
Atemminutenvolumen	-	-	o	-
Beatmungsflow	-	-	o	-
Atemzeitverhältnis	●	-	o	-
Technische Alarme				
Leck-/Diskonnektalarm	-	-	●	-
Stenose-Alarm	-	● [15]	●	-
Selbsttest	-	●	-	-
Versorgung	-	-	●	-
Sichtgerät	-	-	o	-
Beschreibung Seite	53	25 f.	50	30
Gerätedaten Seite	103/105	103/105	103/105	103/105

Alle Angaben ohne Gewähr; Preise in DM ohne MwSt. inkl. Standardzubehör; Fußnoten S. 24

Reanimationsgeräte

Dräger Pulmolog	**Heyer** Stephan CPAP-System	**Wisap** Spontan	**Weyer** Reanimat M
7889,-	**4725,-** [16]	**5142,-**	**5350,-**
1161,-	464,-	48,-	98,-
3900,-	●	-	●
150,-	-	-	-
1750,-	● [18]	-	1200,-
735,-	390,-	9200,– [19]	345,-
●	●	-	78,-
Flow-Zerhacker	Konstant-Flow	o. A.	o. A.
Zeit	entfällt	Zeit, manuell	Zeit
Zeit, Trigger	entfällt	Zeit, manuell	Zeit, manuell
●	●	●	●
●	●	-	●
●	-	●	●
●	-	-	●
●	-	-	-
●	-	-	-
-	-	-	-
-	-	-	-
-	-	-	-
-	-	-	-
-	-	-	-
-	● [17]	-	● [17]
●	●	●	●
o	-	-	-
o	-	-	-
o	-	-	-
o	-	-	-
o	-	-	-
-	-	-	-
	-		
●	-	-	-
●	-	-	-
-	-	-	-
●	-	●	-
-	-	-	-
42	47	62 f.	61 f.
106/108	106/108	107/109	107/109

GSD Marktübersicht

Langzeit-Beatmungsgeräte Pädiatrie

Reanimationsgeräte	**Wisap** Reanimat	**Dräger** Babylog 2	**Heyer** Stephan Reanimator
Preis			
Gerät	**5559,-**	**6813,-**	**7550,-** [22]
Patienten-Schlauch-System	200,-	296,-	464,-
Mischer	●	3490,-	●
Vernebler	-	-	-
Befeuchter	-	-	● [18]
Gerätewagen/Fahrgestell	8800,– [19]	750,-	390,-
Wandschienenhalterung	-	120,-	●
Antriebsprinzip	o. A.	Flow-Zerhacker	Konstant-Flow
Umschaltsteuerung Insp./Exsp.	Zeit	Zeit	Zeit
Umschaltsteuerung Exsp./Insp.	Zeit, manuell	Zeit, manuell	Zeit, manuell
Beatmungsformen			
manuell	●	●	●
spontan	●	●	●
IPPV	●	●	●
CPPV	●	●	●
S-IPPV	-	-	-
S-CPPV	-	-	-
IMV	-	-	-
SIMV	-	-	-
HFJV	-	-	-
andere	-	-	-
Seufzer	-	-	-
Plateau	● [17]	●	● [17]
Beatmungsmonitoring			
Beatmungsdruck	●	●	●
Sauerstoffgehalt Insp.	-	o [20]	-
Kohlendioxidgehalt Exsp.	-	-	-
Atemzugvolumen	-	-	-
Atemminutenvolumen	-	-	-
Beatmungsflow	-	-	-
Atemzeitverhältnis	-	-	-
Technische Alarme			
Leck-/Diskonnektalarm	-	-	-
Stenose-Alarm	-	-	-
Selbsttest	-	-	-
Versorgung	-	o [21]	-
Sichtgerät	-	-	-
Beschreibung Seite	62	38 f.	49 f.
Gerätedaten Seite	107/109	107/109	107/109

Alle Angaben ohne Gewähr; Preise in DM ohne MwSt. inkl. Standardzubehör; Fußnoten S. 24

Bio-Med Devices MVP–10	**Heyer** Stephan Pädiatrie Respirator	**Dräger** Babylog 1 HF	**Heyer** Stephan Pädiatrie Respirator HF 300	**Kontron** Sechrist IV–100-B-M
9850,-	**10 940,-**	**12 018,-**	**15 400,-**	**15 550,-**
●	488,– [23]	2452,-	521,- [23]	●
●	●	●	●	●
o. A.	-	260,-	-	-
o. A.	1630,- [24]	o [18]	1860,- [24]	3150,-
o	950,-/410,-	740,-	950,-/410,-	o
o	-	700,-	●	o
o. A.	Flow-Zerhacker	Konstant-Flow	Flow-Zerhacker	o. A.
Zeit	Zeit	Zeit	Zeit	Zeit
Zeit	Zeit	Zeit, manuell	Zeit	Zeit
-	-	●	-	-
●	●	●	●	●
●	●	●	●	●
●	●	●	●	●
-	-	-	-	-
-	-	-	-	-
●	●	●	●	●
-	-	-	o. A.	-
-	-	-	-	-
-	-	HF	HF	o: HF
-	-	● [26]	-	-
● [17]	●	●	●	● [17]
●	●	●	●	●
-	o	o [20]	o	-
-	o	-	o	-
-	-	-	-	-
-	-	-	-	-
-	-	-	-	-
-	-	o [27]	●	●
-	●	o [28]	●	●
-	-	o [28]	-	●
-	-	-	-	●
-	●	●	●	●
-	-	o [25]	o	-
31 f.	47 f.	37 f.	48	52 f.
110/112	110/112	110/112	111/113	111/113

Marktübersicht

Langzeit-Beatmungsgeräte Pädiatrie	**Heyer** Stephan SIMV-Monitor-Respirator	**Heyer** Stephan Pädiatrie Resp. HF 300 SIMV	**Bear** BP 2001
Preis			
Gerät	**16 530,-**	**19 530,-**	**21 500,-** [29]
Patienten-Schlauch-System	464,-	521,- [23]	●
Mischer	●	●	●
Vernebler	-	-	-
Befeuchter	1560,- [24]	1860,- [24]	3000,-
Gerätewagen/Fahrgestell	390,-	950,-/410,-	●
Wandschienenhalterung	●	●	-
Antriebsprinzip	Flow-Zerhacker	Flow-Zerhacker	o. A.
Umschaltsteuerung Insp./Exsp.	Zeit	Zeit	Zeit
Umschaltsteuerung Exsp./Insp.	Zeit	Zeit	Zeit
Beatmungsformen			
manuell	●	-	-
spontan	●	●	●
IPPV	●	●	●
CPPV	●	●	●
S-IPPV	●	●	-
S-CPPV	●	●	-
IMV	●	●	●
SIMV	●	●	-
HFJV	-	●	-
andere	-	-	-
Seufzer	-	-	-
Plateau	● [17]	●	● [17]
Beatmungsmonitoring			
Beatmungsdruck	●	●	●
Sauerstoffgehalt Insp.	-	o	-
Kohlendioxidgehalt Exsp.	-	o	-
Atemzugvolumen	-	-	-
Atemminutenvolumen	-	-	-
Beatmungsflow	-	-	●
Atemzeitverhältnis	-	●	●
Technische Alarme			
Leck-/Diskonnektalarm	●	●	●
Stenose-Alarm	-	-	●
Selbsttest	-	-	-
Versorgung	●	●	●
Sichtgerät	-	o	o
Beschreibung Seite	50 f.	48 f.	26 f.
Gerätedaten Seite	111/113	111/113	111/113

Alle Angaben ohne Gewähr; Preise in DM ohne MwSt. inkl. Standardzubehör; Fußnoten S. 24

Dräger Modul-System Münster	**Dräger** SIMV-Pulmolog	**Heyer** Ohmeda CPU 1	**Bird** VDR-1	**Acutronic** MK 800
ab 7670,-	**10 089,-**	**16 850,-** [30]	**19 404,-**	**20 900,-**
1160,-	1161,-	185,- [31]	●	420,-
3900,-	3900,-	4180,-	o	4570,-
150,-	150,-	●	o	-
1750,-	1750,-	4560,-	o	10 520,- [33]
735,-	735,-	600,-	o	1750,-
●	●	-	-	-
Flow-Zerhacker	Flow-Zerhacker	Servosystem	o. A.	Flow-Zerhacker
Zeit, Druck	Zeit	Zeit	Zeit	Zeit
Zeit, Trigger	Zeit, Trigger	Zeit, Trigger	Zeit, Trigger	Zeit
●	●	-	-	-
●	●	●	●	●
●	●	●	●	-
●	●	●	●	-
●	●	●	●	-
●	●	●	●	-
●	●	●	●	-
●	●	●	-	-
-	-	-	-	●
ASV	-	MMV [36]	HFDV [37]	-
-	-	●	●	-
●	●	●	● [17]	-
●	●	●	●	● [34]
o	o	o [32]	-	-
o	o	o [32]	-	-
o	o	●	-	-
o	o	●	-	●
o	o	-	-	-
o	-	●	-	-
●	●	●	●	●
●	●	●	-	●
-	-	●	-	●
●	●	●	o	●
-	-	o [32]	o	-
41	42 f.	46 f.	33 f.	25
114/116	114/116	114/116	115/117	115/117

Marktübersicht

Langzeit-Beatmungsgeräte	**Engström** ER 300	**Engström** ECS 2000	**Bird** VDR-2	**Dräger** UV-1
Preis				
Gerät	**21 400,-**	**25 500,-**	**25 871,-**	**26 306,-**
Patienten-Schlauch-System	7000,-	431,-	●	941,-
Mischer	431,-	4130,-	●	●
Vernebler	-	2800,-	o	142,-
Befeuchter	-	-	o	1590,-
Gerätewagen/Fahrgestell	●	●	●	1445,-
Wandschienenhalterung	-	-	-	687,-
Antriebsprinzip	Bag-in-bottle	Bag-in-bottle	o. A.	Bag-in-bottle
Umschaltsteuerung Insp./Exsp.	Zeit	Volumen	Zeit	Zeit
Umschaltsteuerung Exsp./Insp.	Zeit	Zeit	Zeit, Trigger	Zeit, Trigger
Beatmungsformen				
manuell	-	●	-	●
spontan	●	●	●	●
IPPV	●	●	●	●
CPPV	●	●	●	●
S-IPPV	-	●	●	●
S-CPPV	-	●	●	●
IMV	-	o	●	●
SIMV	-	-	-	●
HFJV	-	-	-	-
andere	Narkosebeatmung	Narkosebeatmung	HFDV [37]	ASV
Seufzer	-	●	●	●
Plateau	-	●	● [17]	●
Beatmungsmonitoring				
Beatmungsdruck	●	●	●	●
Sauerstoffgehalt Insp.	-	o	-	o [20]
Kohlendioxidgehalt Exsp.	-	o	-	o [35]
Atemzugvolumen	-	●	-	o [38]
Atemminutenvolumen	-	●	-	o [38]
Beatmungsflow	-	●	-	o [38]
Atemzeitverhältnis	-	-	-	-
Technische Alarme				
Leck-/Diskonnektalarm	●	●	●	●
Stenose-Alarm	●	●	●	●
Selbsttest	-	●	-	-
Versorgung	●	●	●	●
Sichtgerät	-	o	o	-
Beschreibung Seite	44 f.	44	34	43
Gerätedaten Seite	115/117	115/117	115/117	118/120

Alle Angaben ohne Gewähr; Preise in DM ohne MwSt. inkl. Standardzubehör; Fußnoten S. 24

Dräger UV-2	**Bennett** MA-1B	**Engström** Erica	**Siemens** Servoventilator 900 D	**Hamilton Medical** Veolar
27 206,-	**28 900,-**	**29 500,-** [44]	**29 850,-**	**34 000,-**
941,-	2885,-	518,-	●	●
●	-	●	2645,-	●
142,-	-	1800,-	1786,-	●
1590,-	2310,-	1900,-	2884,- [42]	1800,-
1445,-	●	2250,-	●	●
687,-	-	●	-	-
Bag-in-bottle	Bellows-in-bottle	Servosystem	Servosystem	Servosystem
Zeit	Volumen, Zeit	Volumen, Zeit	Druck,Zeit [43]	Zeit, Flow
Zeit, Trigger	Volumen, Trigger	Zeit, Trigger	Zeit Trigger	Zeit, Flow
●	●	-	●	-
●	●	●	●	●
●	●	●	●	●
●	●	●	●	●
●	●	●	●	●
●	●	●	●	●
●	●	-	-	-
●	●	●	-	●
-	-	-	-	-
ASV	-	EMMV, IHS [36]	● [39]	AID, MMV [36]
●	●	●	●	-
●	●	●	●	●
●	●	●	●	●
o [20]	●	2100,-	●	●
o [35]	-	o	o	-
o [38]	●	●	●	●
o [38]	-	o [45]	●	●
o [38]	-	-	●	-
-	●	-	-	●
●	●	●	●	●
●	●	●	●	●
-	-	●	●	●
●	●	●	●	●
o [25]	-	o	o	-
43 f.	29 f.	45 f.	57	46
118/120	118/120	119/121	119/121	119/121

GSD Marktübersicht

Langzeit-Beatmungsgeräte	Megamed Assistomat	Siemens Servoventilator 900 C	Bear 2E	Megamed 700 B
Preis				
Gerät	**35 000,-**	**36 950,-**	**38 800,-** [47]	**40 500,-**
Patienten-Schlauch-System	●	●	● [48]	●
Mischer	●	2645,-	●	●
Vernebler	-	1768,-	●	-
Befeuchter	●	2884,- [42]	●	1900,-
Gerätewagen/Fahrgestell	●	●	●	●
Wandschienenhalterung	o	-	-	-
Antriebsprinzip	o. A.	Servosystem	Servosystem	o. A.
Umschaltsteuerung Insp./Exsp.	Vol.,Druck,Zeit	Druck,Zeit [43]	Volumen, Zeit	Volumen, Zeit
Umschaltsteuerung Exsp./Insp.	Zeit, Trigger	Zeit, Trigger	Volumen, Trigger	Zeit
Beatmungsformen				
manuell	o	●	-	●
spontan	●	●	●	●
IPPV	●	●	●	●
CPPV	●	●	●	●
S-IPPV	●	●	●	●
S-CPPV	●	●	●	●
IMV	●	-	●	●
SIMV	●	●	●	700 C
HFJV	-	-	o: [49]	-
andere	Narkosebeatmung	● [41]	-	Narkosebeatmg.
Seufzer	o [40]	●	●	o
Plateau	●	●	●	●
Beatmungsmonitoring				
Beatmungsdruck	●	●	●	●
Sauerstoffgehalt Insp.	o	●	o	●
Kohlendioxidgehalt Exsp.	o	o	o	o
Atemzugvolumen	●	●	●	●
Atemminutenvolumen	●	●	●	●
Beatmungsflow	-	●	-	-
Atemzeitverhältnis	-	-	●	-
Technische Alarme				
Leck-/Diskonnektalarm	●	●	●	●
Stenose-Alarm	●	●	●	●
Selbsttest	-	●	●	-
Versorgung	●	●	●	●
Sichtgerät	o	o	-	o
Beschreibung Seite	54 f.	56 f.	27 f.	55 f.
Gerätedaten Seite	119/121	119/121	122/124	122/124

Alle Angaben ohne Gewähr; Preise in DM ohne MwSt. inkl. Standardzubehör; Fußnoten S. 24

Bennett 7200	Carburos Metalicos Pulmosystem S/11	Megamed 077 A	Bear 5	Dräger EV–A
41 800,- [46]	**47 500,-**	**51 000,-**	**60 000,-**	**73 300,-**
1457,-	●	●	●	600,-
-	●	●	●	●
-	-	-	●	142,-
3934,-	●	1400,-	●	1590,-
●	●	●	●	1250,-
-	-	-	-	-
Servosystem	Servosystem	o. A.	Servosystem	Servosystem
Volumen, Zeit	Zeit, Volumen	Vol.,Druck,Zeit	Zeit	Zeit
Volumen, Trigger	Zeit, Trigger	Zeit	Zeit, Trigger	Zeit, Trigger
●	-	●	-	●
●	●	●	●	●
●	●	●	●	●
●	●	●	●	●
●	●	-	●	●
●	●	-	●	●
●	-	o	●	●
●	●	-	●	●
-	-	-	-	-
-	-	Narkosebeatmung	-	DMMV [36], ASV
●	●	-	●	●
●	●	●	●	●
●	●	●	●	●
●	●	●	o	●
-	●	o	o	●
●	●	●	●	●
●	●	●	●	●
●	●	-	●	●
●	●	-	●	-
●	●	●	●	●
●	●	●	●	●
●	●	-	●	●
●	●	●	●	●
o	●	o	●	●
31	36	55	28	39
122/124	123/125	123/125	123/125	123/125

Fußnoten zur Marktübersicht

- ● in Grundausstattung inkl. Standardzubehör enthalten
- O optionell erhältlich
- – nicht erhältlich

1 Einmalartikel
2 Einmalartikel, Haltearm für das Patienten-Schlauch-System: 315,-
3 autoklavierbar: 450,50
4 ohne Heizung; mit Heizung: 2550,
5 mit zusätzlichem Flow
6 tragbare Ausführung: + 598,-
7 mit Halterung für Mischer: 1467,75
8 über nachrüstbaren Lungenautomaten
9 über Zusatz-PEEP-Ventil
10 Volumeter adaptierbar
11 autoklavierbar: 450,50; für Langzeitbeatmung: 1115,-
12 mit zusätzlichem Flow
13 mit Druckmonitor: 4670,-
14 nur in Kombination mit AMS 1000
15 Überwachung; angezeigt wird der Arbeitsdruck (0 – 4000 hPa)
16 Ausführung A mit O_2/DL-Mischer; Ausführung B mit Doppelflowmeter: 3050,-
17 indirekt über Druckbegrenzung
18 im Patientensystem enthalten
19 fahrbarer Reanimationstisch inkl. Babywanne, Schrank, Wärmestrahler u. a.
20 z. B. mit Oxydig
21 z. B. mit Babymix
22 Ausführung A mit O_2/DL-Mischer; Ausführung B mit Doppelflowmeter: 6250,-
23 beheizt
24 Patienteneinheit, elektrisch beheizter Atemgasbefeuchter enthalten
25 Video-Monitor
26 über IMV
27 mit Babylog-Monitor
28 mit Barolog P
29 Preis inkl. 2 Schlauchsysteme mit Heizung und Bakterienfilter
30 Standardzubehör: 850,-
31 nicht autoklavierbare Patientenschläuche; autoklavierbar: 740,-; Einmalartikel: 76,-
32 CPU-Sichtgerät, CO_2- und O_2-Monitor: 22 220,-
33 beheizter HFJV-Befeuchter
34 Anzeige des Jet-Drucks
35 z. B. mit Capnolog
36 siehe Gerätebeschreibung
37 konventionelle und HF-Beatmung möglich, auch alternierend oder gemischt
38 z. B. mit Spirolog
39 druckunterstütze Spontanatmung, für HFV vorbereitet, Narkosebeatmung möglich
40 IPEEP-Option
41 druckunterstütze Spontanatmung oder SIMV mit druckunterstützer Beatmung, für HFV vorbereitet, Narkosebeatmung möglich
42 oder künstliche Nasen, 240 Stück: 627,-
43 sowie Volumen und manuell
44 Computerinterface: 2000,-; Grundumsatzcomputer: 13 500,-
45 Patientenmonitor: Compliance, Resistance, Spontan-AMV, Spontan-AF: 3400,-
46 mit Kompressor: 47 300,-
47 Preis inkl. 2 Schlauchsysteme
48 Schlauchsystem inkl. Heizung und Bakterienfilter: 3000,-
49 mit Bear Jet-Ventilator: 15 000,-
50 mit Oxylog LA
51 über Zusatz-PEEP-Ventil; mit Oxylog LA

GSD Gerätebeschreibung

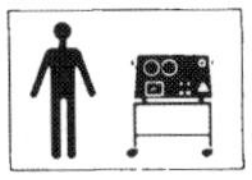

Acutronic
AMS 1000

Richtpreis (DM ohne MwSt.): o. A.
Marktübersicht: Seite 11
Gerätedaten: Seite 123/125

Aufbau und Ausstattung
Das Langzeit-Beatmungsgerät Acutronic AMS 1000 hat ein Gewicht von 7 kg. Das rechteckige Metallgehäuse von 32 x 12 x 29 cm ist tragbar. Die Einstellungen werden über Drehknöpfe und Tasten auf der Frontseite vorgenommen. Das Gerät kann mit einem Mischer, Vernebler und Befeuchter ausgerüstet werden.

Das Gerät kann mit Druckluft oder Sauerstoff aus der zentralen Gasversorgung bei Drücken von 6000 ± 500 hPa versorgt werden.

Einsatz und Anwendung
Das AMS 1000 ist ein Universal-Beatmungsgerät im Modulsystem, das auch die Narkosebeatmung zuläßt.

Klassifizierung
Mit dem AMS 1000 läßt sich Hochfrequenz-Jet-Beatmung durchführen. Außerdem ermöglicht das Gerät die Spontanatmung des Patienten.

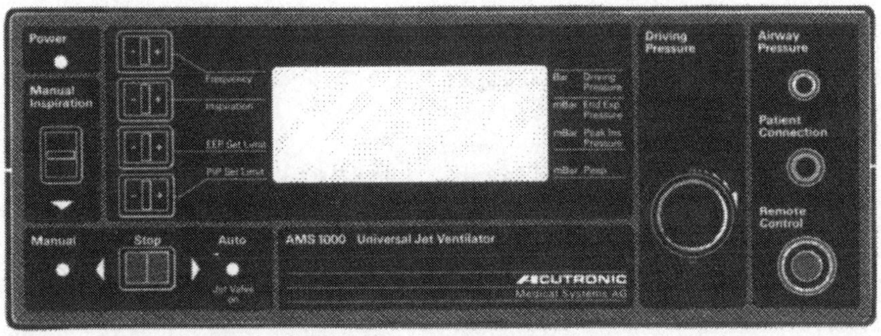

Acutronic AMS 1000

Der Antrieb und Antriebssteuerung erfolgen pneumatisch und elektronisch. Das Antriebsprinzip ist ein zeit-zeit-gesteuerter Flow-Zerhacker.

Patientensystem
Das Patienten-Schlauch-System ist autoklavierbar.

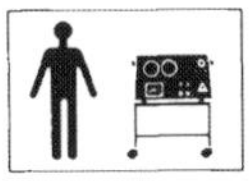

Acutronic
MK 800

Richtpreis (DM ohne MwSt.): 20 900,-
Marktübersicht: Seite 19
Gerätedaten: Seite 115/117

Aufbau und Ausstattung
Das Langzeit-Beatmungsgerät Acutronic MK 800 hat ein Gewicht von 7 kg. Das rechteckige Gerät von 29 x 20 x 29 cm kann auf einem Gerätewagen transportiert werden. Die Einstellungen werden überwiegend über Drehknöpfe auf der Frontseite vorgenommen.

Das Gerät wird über das 220V-Stromnetz betrieben. Eine interne Akkuversorgung ist für den Notfall oder den portablen Betrieb vorgesehen.

Das Gerät kann mit Druckluft oder Sauerstoff aus der zentralen Gasversorgung bei Drücken zwischen 3800 und 5000 hPa versorgt werden.

Einsatz und Anwendung
Das MK 800 ist als Langzeit-Beatmungsgerät für Erwachsene konzipiert.

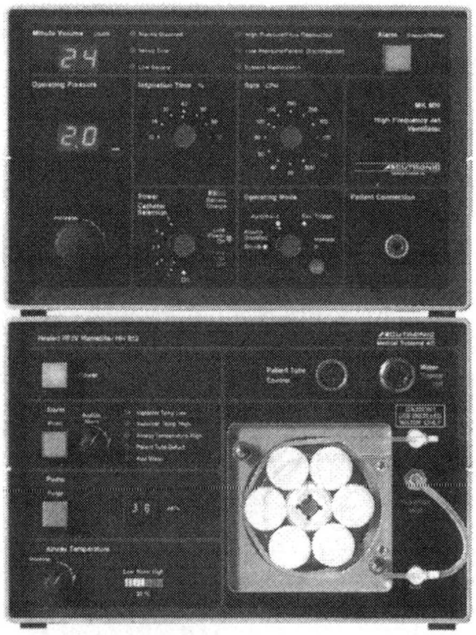
Acutronic MK 800

Klassifizierung
Mit dem MK 800 läßt sich Hochfrequenz-Jet-Beatmung durchführen. Außerdem ermöglicht das Gerät die Spontanatmung des Patienten.

Der Antrieb und Antriebssteuerung erfolgen pneumatisch und elektrisch. Das Antriebsprinzip ist ein zeit-zeit-gesteuerter Flow-Zerhacker.

Patientensystem
Das Patienten-Schlauch-System ist autoklavierbar.

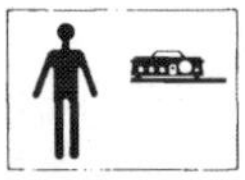

Acutronic
VS 150 S

Richtpreis (DM ohne MwSt.): 5500,-
Marktübersicht: Seite 14
Gerätedaten: Seite 103/105

Aufbau und Ausstattung
Das Kurzzeit-Beatmungsgerät Acutronic VS 150 S ist ein tragbares Gerät mit einem Gewicht von 7 kg. Das rechteckige Gehäuse von

GSD Gerätebeschreibung

32 x 12 x 32 cm kennzeichnet es als Tischgerät. Die Einstellungen werden über Drehknöpfe und Kodierschalter auf der Frontseite vorgenommen.

Das Gerät wird mit Sauerstoff und Druckluft bei Drücken zwischen 0 und 5000 hPa versorgt. Für den Betrieb ist außerdem ein Netzanschluß notwendig. Für den mobilen Notfalleinsatz kann es auch über einen eingebauten Akkumulator betrieben werden. Medikamentenverneblung ist vorgesehen, die Anfeuchtung der Atemgase möglich.

Einsatz und Anwendung

Das Gerät VS 150 S ist für die intermittierende Hochfrequenzbeatmung als Alternative zur konventionellen Beatmung in der Klinik sowie in Rettungsfahrzeugen und im Freien vorgesehen.

Klassifizierung

Mit dem VS 150 S läßt sich die Hochfrequenz-Jet-Beatmung durchführen. Außerdem läßt das Gerät eine Spontanatmung des Patienten zu. Mit dem Uni-Jet-Konnektor kann dem Patienten wahlweise eine konventionelle oder Hochfrequenzbeatmung verabreicht werden. Ferner bietet sich die Möglichkeit einer seitengetrennten, alternativen oder einer wechselseitigen Beatmung.

Der Antrieb erfolgt pneumatisch, die Antriebssteuerung ist elektrisch. Das Gerät arbeitet nach dem Flow-Zerhacker-Prinzip mit Zeit-Zeit-Umschaltsteuerung.

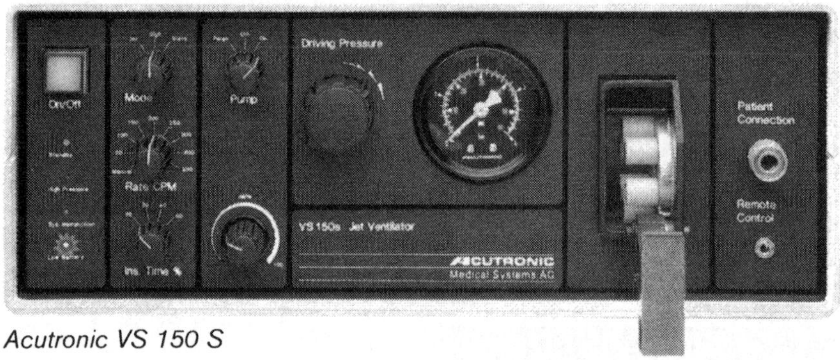

Acutronic VS 150 S

Patientensystem

Das Patienten-Schlauch-System ist in autoklavierbarer Ausführung erhältlich.

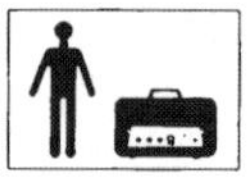

B + P
CPAP FDF2

Richtpreis (DM ohne MwSt.):
2950,-
Marktübersicht: Seite 10
Gerätedaten: Seite 94/96

Aufbau und Ausstattung

Das Atemtherapiegerät B + P CPAP FDF2 mit einem Gewicht von 3 kg und Abmessungen von 30 x 45 x 15 cm kann an einer Wandschiene befestigt werden. Die Einstellungen werden über Drehknöpfe vorgenommen.

Das Gerät kann mit Druckluft oder Sauerstoff aus der zentralen Gasversorgung bei Drücken zwischen 2000 und 6000 hPa versorgt werden. Die Anfeuchtung der Atemgase ist vorgesehen, die Mischung wird mit zwei Flowmetern vorgenommen.

Einsatz und Anwendung

Das Gerät CPAP FDF2 kann insbesondere bei akuten Störungen der Lungenfunktion, z. B. Minderbelüftung der Lungen und Lungenstauung bei Erwachsenen und Kindern eingesetzt werden.

Klassifizierung

Die einzige durchführbare Beatmungsform des FDF2 ist die Spontanatmung unter kontinuierlichem positivem Druck (CPAP mit Maske oder Tubus). Das Gerät arbeitet nach dem Konstant-Flow-System.

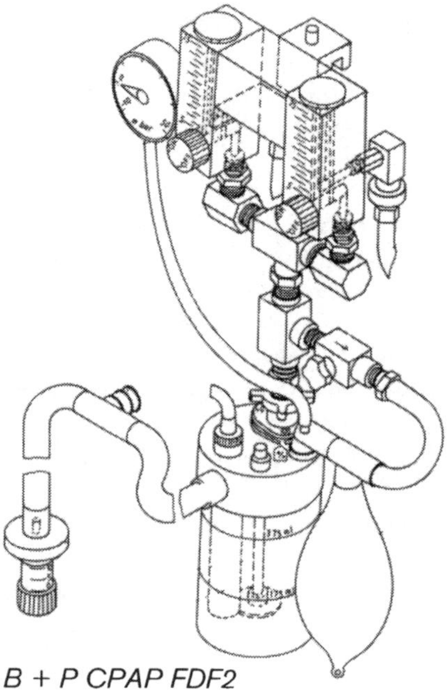

B + P CPAP FDF2

Patientensystem

Als Patienten-Schlauch-Systeme werden Einmalartikel angeboten.

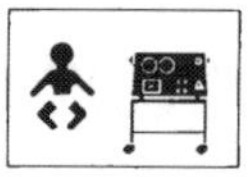

Bear
BP 2001

Richtpreis (DM ohne MwSt.):
21 500,-
Marktübersicht: Seite 18
Gerätedaten: Seite 111/113

Aufbau und Ausstattung

Das Langzeit-Beatmungsgerät Bear BP 2001 ist ein mobiles Gerät mit einem Gewicht von 12,5 kg. Das

Gerätebeschreibung

Gehäuse von 25 x 25 x 36 cm ist mit einem Tragegriff ausgestattet und kann auf einem Fahrgestell transportiert werden. Die Einstellungen werden über Drehknöpfe und Tastschalter auf der quadratischen Frontplatte vorgenommen. Das Gerät verfügt über einen integrierten Mischer, die Anfeuchtung des Atemgases ist möglich.

Das Beatmungsgerät wird über das 220V-Stromnetz bei einer Leistungsaufnahme von 60 W betrieben. Es kann mit Druckluft oder Sauerstoff aus der zentralen Gasversorgung bei Drücken zwischen 2000 und 5000 hPa versorgt werden.

Einsatz und Anwendung
Der BP 2001 ist als Langzeit-Beatmungsgerät für die Pädiatrie konzipiert.

Klassifizierung
Mit dem BP 2001 läßt sich neben der Beatmung mit intermittierendem oder kontinuierlichem positivem Druck auch die intermittierende mandatorische Beatmung durchführen. Außerdem ist die Spontanatmung des Patienten auch unter kontinuierlichem positivem Atemwegsdruck möglich.

Der Antrieb erfolgt pneumatisch, die Antriebssteuerung ist elektrisch. Die Umschaltsteuerung ist zeit-zeitgesteuert.

Patientensystem
Zwei Patienten-Schlauch-Systeme sind im Richtpreis enthalten. Sie sind voll autoklavierbar.

Besonderheiten
Der Flow kann kontinuierlich eingestellt werden. Er wird mit einem integrierten Flowmeter angezeigt.

Bear BP 2001

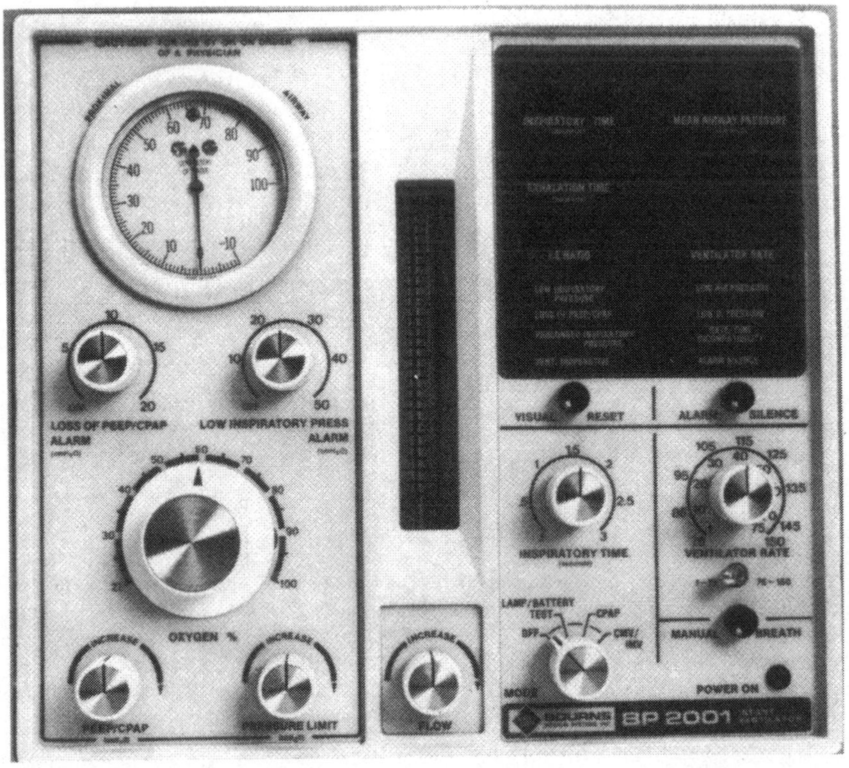

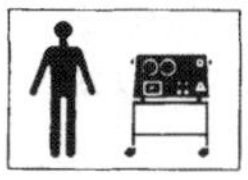

Bear
2E

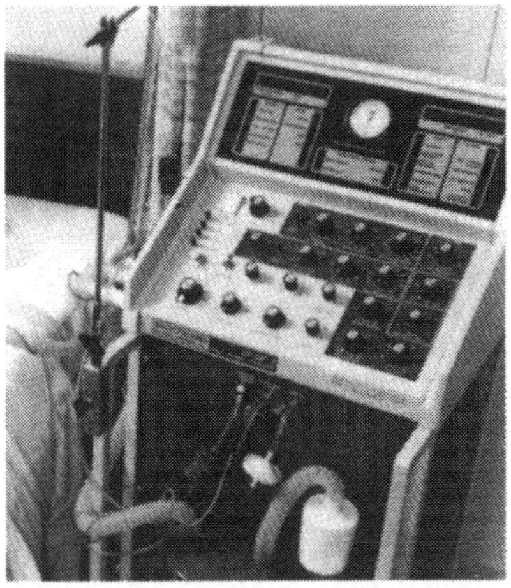

Bear 2E

Richtpreis (DM ohne MwSt.):
38 800,-
Marktübersicht: Seite 22
Gerätedaten: Seite 122/124

Aufbau und Ausstattung
Das Langzeit-Beatmungsgerät Bear 2E hat ein Gewicht von 90 kg. Das Metallgehäuse von 50 x 134 x 52 cm ist auf einem Fahrgestell montiert. Die Einstellungen werden überwiegend über Drehknöpfe auf der pultförmigen Oberseite vorgenommen. Das Gerät ist mit einem eingebauten Mischer und Vernebler ausgerüstet, ein Befeuchter ebenfalls erhältlich.

Das Gerät wird über das 220V-Stromnetz betrieben werden. Es kann mit Druckluft oder Sauerstoff aus der zentralen Gasversorgung bei Drücken zwischen 2000 und 7000 hPa versorgt werden.

Einsatz und Anwendung
Das Gerät Bear 2E ist als Langzeit-Beatmungsgerät für Erwachsene und Kinder konzipiert.

Klassifizierung
Mit dem Bear 2E läßt sich neben der synchronisierten und nicht synchronisierten Beatmung mit intermittierendem oder kontinuierlichem positivem Druck die intermittierende mandatorische Beatmung – auch synchronisiert – durchführen. Optionell ist außerdem die Hochfrequenz-Jet-

Gerätebeschreibung

Beatmung möglich. Außerdem ermöglicht das Gerät die Spontanatmung des Patienten – wahlweise unter kontinuierlichem positivem Atemwegsdruck.

Der Antrieb und die Antriebssteuerung erfolgen pneumatisch und elektronisch. Das Antriebsprinzip ist ein volumen-zeit-gesteuertes Servosystem und kann vom Patienten getriggert werden.

Patientensystem
Das Patienten-Schlauch-System ist autoklavierbar. 2 Schlauchsysteme sind im angegebenen Preis enthalten. Optionell ist es mit Heizung und Bakterienfilter erhältlich.

Bear
5

Richtpreis (DM ohne MwSt.):
60 000,-
Marktübersicht: Seite 23
Gerätedaten: Seite 123/125

Aufbau und Ausstattung
Das Langzeit-Beatmungsgerät Bear 5 hat ein Gewicht von 60 kg. Das Metallgehäuse von 50 x 75 x 55 cm wird auf einem Fahrgestell transportiert. Die Einstellungen werden überwiegend über Tipptasten auf der pultförmigen Oberseite vorgenommen. Das Gerät ist mit einem eingebauten Mischer, Vernebler und Befeuchter ausgerüstet.

Das Gerät wird über das 220V-Stromnetz betrieben. Es kann mit Druckluft oder Sauerstoff aus der zentralen Gasversorgung bei Drükken zwischen 2000 und 7000 hPa versorgt werden.

Einsatz und Anwendung
Bear 5 ist als Langzeit-Beatmungsgerät für Erwachsene konzipiert.

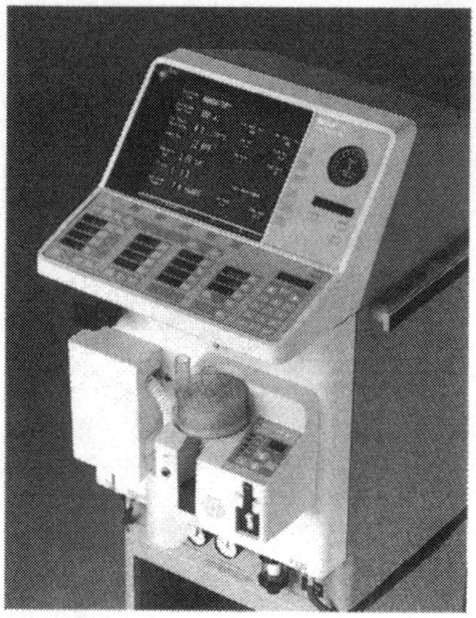

Bear 5

Klassifizierung
Mit dem Bear 5 läßt sich neben der synchronisierten und nicht synchronisierten Beatmung mit intermittierendem oder kontinuierlichem positivem Druck die intermittierende mandatorische Beatmung – auch synchronisiert – durchführen. Außerdem ermöglicht das Gerät die Spontanatmung des Patienten – wahlweise unter kontinuierlichem positivem Atemwegsdruck.

Der Antrieb und die Antriebssteuerung erfolgen pneumatisch und elektronisch. Das Antriebsprinzip ist ein zeit-zeit-gesteuertes Servosystem und kann vom Patienten getriggert werden.

Patientensystem
Das Patienten-Schlauch-System ist autoklavierbar.

Bennett
AP–5B

Richtpreis (DM ohne MwSt.):
4237,30
Marktübersicht: Seite 11
Gerätedaten: Seite 95/97

Aufbau und Ausstattung
Das Atemtherapiegerät Bennett AP–5B ist ein tragbares Koffergerät mit einem Gewicht von 7 kg. Das rechteckige Metallgehäuse hat Abmessungen von 35 x 20 x 20 cm. Die Einstellungen von Druck und Verneblung werden über Drehknöpfe vorgenommen.
AP–5B ist an das 220V-Stromnetz

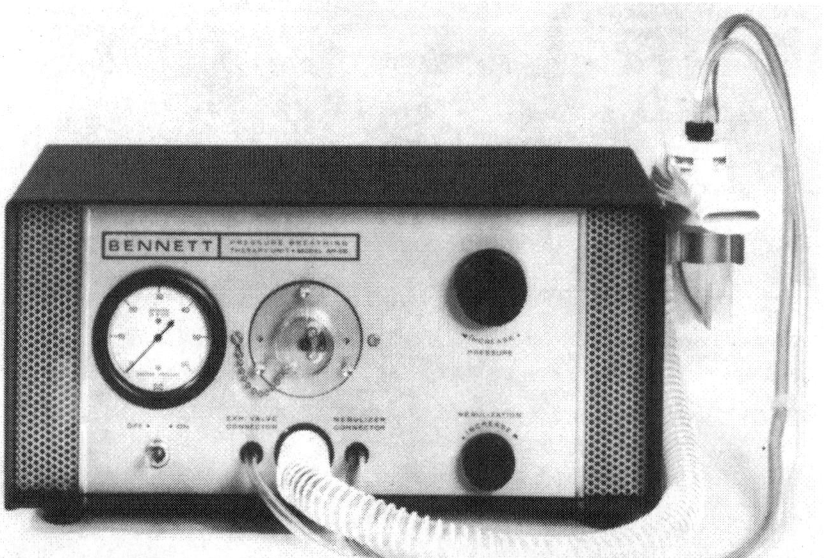

Bennett AP–5B

Gerätebeschreibung

anzuschließen, damit der integrierte Kompressor arbeiten kann. Die Anfeuchtung der Atemgase ist vorgesehen.

Einsatz und Anwendung
Bennet AP-5B ist ein Atemtherapiegerät für Erwachsene, das in der Klinik und zu Hause Anwendung findet. Die Erleichterung des Abhustens von Sekreten und Verhinderung von Entzündungen in den tieferen Lungenpartien gehören zu seinen Anwendungsschwerpunkten.

Klassifizierung
Mit dem AP-5B lassen sich die synchronisierten Beatmungsformen mit intermittierendem und kontinuierlichem positivem Druck durchführen. Das Gerät arbeitet nach dem Demand-Flow-CPAP-System, wobei die Umschaltung flowgesteuert und patientengetriggert erfolgt.

Patientensystem
Neben einem autoklavierbaren Patienten-Schlauch-System sind wahlweise auch Einmalartikel erhältlich.

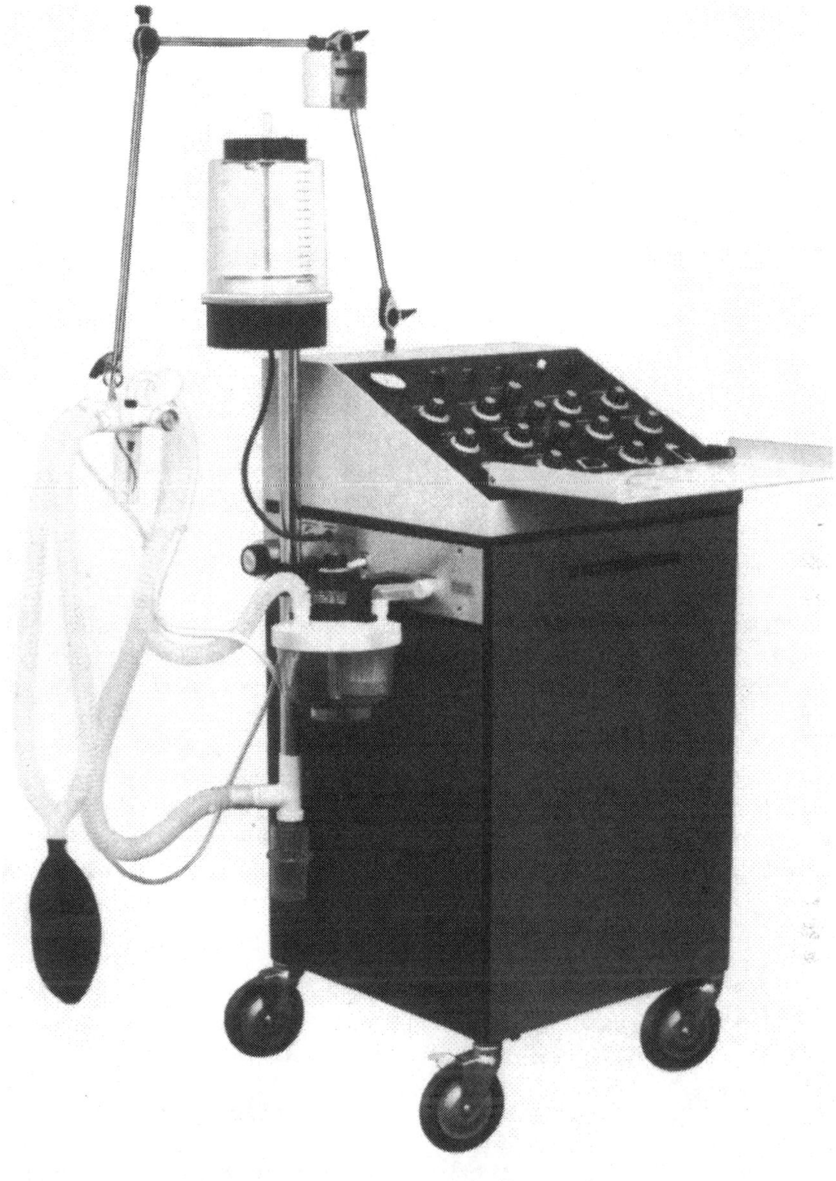

Bennett MA–1B

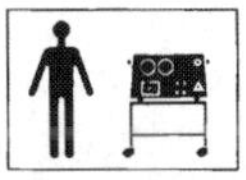

Bennett
MA–1B

Richtpreis (DM ohne MwSt.):
28 900,-
Marktübersicht: Seite 21
Gerätedaten: Seite 118/120

Aufbau und Ausstattung
Das Langzeit-Beatmungsgerät Bennet MA–1B hat ein Gewicht von 90 kg. Das Metallgehäuse mit integriertem Kompressor von 51 x 107 x 51 cm ist auf einem Gerätewagen montiert. Die Einstellungen werden über Drehknöpfe auf der pultförmigen Oberseite vorgenommen.

Das Gerät kann mit Druckluft oder Sauerstoff aus der zentralen Gasversorgung bei Drücken zwischen 3450 und 4100 hPa versorgt werden. Für den Betrieb ist außerdem ein Netzanschluß notwendig. Eine Atemgasbefeuchtung ist vorgesehen.

Einsatz und Anwendung
Das Gerät MA–1B ist als Kurz- und Langzeit-Beatmungsgerät für Erwachsene konzipiert. Ein Pädiatriezusatz für die Kurz- und Langzeitbeatmung von Früh- und Neugeborenen sowie Kleinkindern ist erhältlich.

Klassifizierung
Mit dem MA–1B lassen sich neben der synchonisierten und nicht synchronisierten Beatmung mit intermittierendem oder kontinuierlichem positivem Druck auch die Spontanatmung - wahlweise unter kontinuierlichem positivem Atemwegsdruck – und die intermittierende mandatorische Beatmung – auch synchronisiert – durchführen.

Gerätebeschreibung

Der Antrieb und die Antriebssteuerung erfolgen elektrisch und pneumatisch. Das Antriebsprinzip ist ein volumen-zeit-gesteuertes Bellows-in-bottle-System mit Patiententriggerung.

Patientensystem
Das Patienten-Schlauch-System ist autoklavierbar.

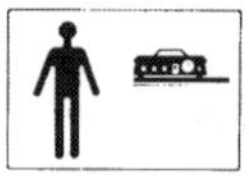

Bennett
PR–2

Richtpreis (DM ohne MwSt.):
7650,-
Marktübersicht: Seite 14
Gerätedaten: Seite 103/105

Aufbau und Ausstattung
Das Beatmungsgerät Bennett PR–2 ist fahrbares Gerät mit einem Gewicht von ca. 5 kg. Das Metallge-

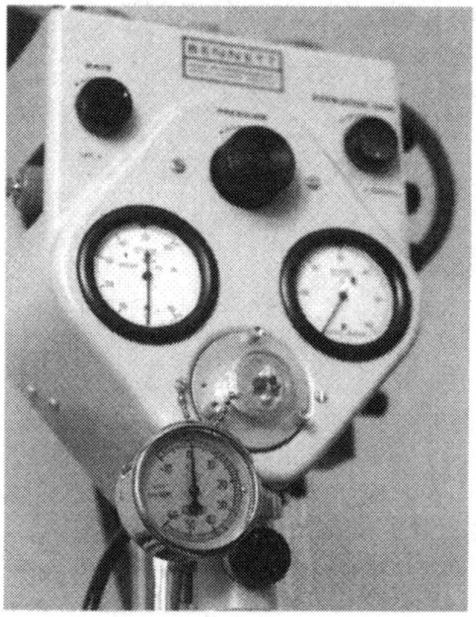

Bennett PR–2

häuse mit fünfeckiger Frontplatte und Abmessungen von 20 x 30 x 20 cm kann entweder auf einem Fahrgestell transportiert oder an einer Wandschiene befestigt werden. Die Einstellungen werden über zwei Drehknöpfe auf der Frontseite und vier an der rechten Seite vorgenommen.

Das Gerät kann mit Druckluft oder Sauerstoff aus der zentralen Gasversorgung bei Drücken zwischen 3500 und 4000 hPa versorgt werden. Für den Anfeuchter ist ein Anschluß an das 220V-Stromnetz notwendig.

Einsatz und Anwendung
Das Gerät Bennett PR–2 ist als universell einsetzbares Kurz- und Langzeit-Beatmungsgerät für die intermittierende positive Druckbeatmung sowohl von Früh- und Neugeborenen als auch von Erwachsenen in der Klinik ausgelegt.

Klassifizierung
Mit dem PR–2 läßt sich neben der synchonisierten und nicht synchronisierten Beatmung mit intermittierendem oder kontinuierlichem positivem Druck auch die intermittierende mandatorische Beatmung durchführen. Außerdem ermöglicht das Gerät die Spontanatmung des Patienten.

Der Antrieb und die Antriebssteuerung arbeiten pneumatisch nach dem Demand-Flow-CPAP-System mit einer Zeit-Flow-Umschaltsteuerung bzw. Patiententriggerung.

Patientensystem
Das Patienten-Schlauch-System ist in autoklavierbarer Ausführung erhältlich und mit Vernebler und Ausatemventil ausgerüstet.

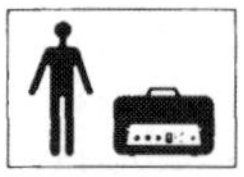

Bennett
PV–3P

Richtpreis (DM ohne MwSt.):
3620,-
Marktübersicht: Seite 10
Gerätedaten: Seite 95/97

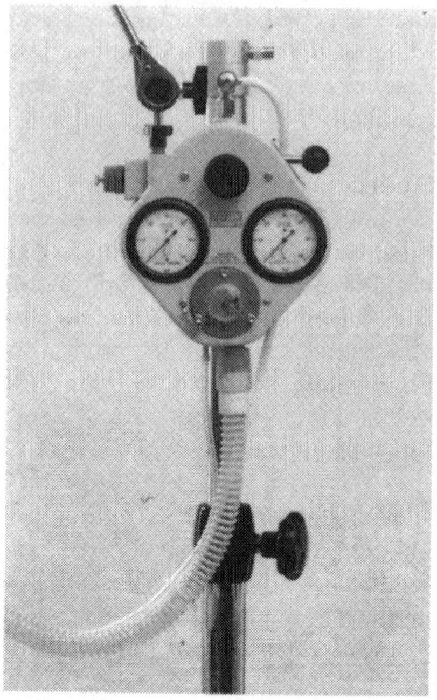

Bennett PV–3P

Aufbau und Ausstattung
Das Atemtherapiegerät Bennett PV–3P ist ein mobiles Gerät mit einem Gewicht von 2,5 kg. Das Gehäuse mit einer quadratischen Frontplatte von 20 x 20 cm und einer Tiefe von 10 cm kann entweder auf einem Fahrgestell oder an einer Wandschiene befestigt werden. Die Einstellungen werden über eine Einknopfbedienung vorgenommen.

Das Gerät kann mit Druckluft oder Sauerstoff aus der zentralen Gasversorgung mit Druckminderer oder über ein Reduzierventil aus Druckluft- bzw. Sauerstoffflaschen versorgt werden. Die Anfeuchtung der Atemgase ist möglich, die Medikamentenverneblung vorgesehen.

Einsatz und Anwendung
Das Gerät Bennet PV–3P ist ein Atemtherapiegerät zur assistierten Überdruckbeatmung von Erwachsenen. Erleichterung des Abhustens von Sekreten und Verhinderung von Entzündungen in den tieferen Lungenpartien gehören zu seinen Anwendungsschwerpunkten.

Klassifizierung
Mit dem PV–3P lassen sich die syn-

chronisierten Beatmungsformen mit intermittierendem und kontinuierlichem positivem Druck durchführen. Der Antrieb und die Antriebssteuerung arbeiten pneumatisch. Das Gerät arbeitet nach dem Demand-Flow-CPAP-System, wobei die Umschaltung flowgesteuert und patientengetriggert erfolgt.

Patientensystem
Das Patienten-Schlauch-System wird als Einmalartikel angeboten.

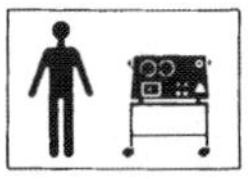

Bennett
7200

Richtpreis (DM ohne MwSt.):
41 800,-*
Marktübersicht: Seite 23
Gerätedaten: Seite 122/124

Aufbau und Ausstattung
Das Langzeit-Beatmungsgerät Bennet 7200 hat ein Gewicht von 50,8 kg. Das kompakte Metallgehäuse von 57 x 42 x 56 cm, unter dem ein Kompressor angeordnet werden kann, läßt sich auf einem Fahrgestell transportieren oder fest installieren. Die Einstellungen werden überwiegend über Tipptasten auf der pultförmigen Oberseite vorgenommen.

Das Gerät wird über das 220V-Stromnetz betrieben. Es kann mit Druckluft oder Sauerstoff aus der zentralen Gasversorgung bei Drükken zwischen 2500 und 6800 hPa versorgt werden. Die Anfeuchtung des Atemgases ist möglich.

Einsatz und Anwendung
Das Gerät Benett 7200 ist als Kurz- und Langzeit-Beatmungsgerät für Erwachsene und Kinder ab 10 kg Körpergewicht konzipiert.

Klassifizierung
Mit dem Benett 7200 lassen sich neben der synchonisierten und nicht synchronisierten Beatmung mit intermittierendem oder kontinuierlichem positivem Druck die Spontanatmung – wahlweise unter kontinuierlichem positivem Atemwegsdruck – und die intermittierende mandatorische Beatmung – auch synchronisiert – durchführen.

Der Antrieb und die Antriebssteuerung erfolgen pneumatisch und elektronisch. Das Antriebsprinzip ist ein volumen-zeit-gesteuertes Servosystem und kann vom Patienten getriggert werden.

Bennett 7200

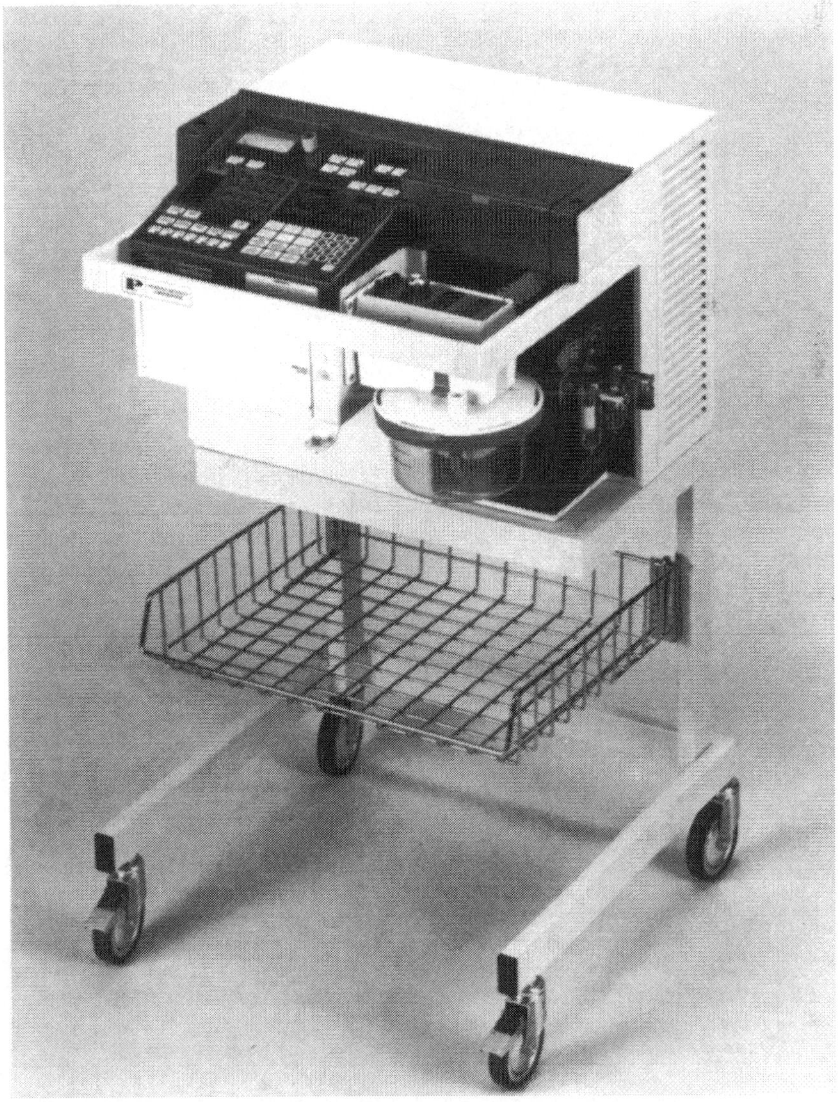

Patientensystem
Das Patienten-Schlauch-System ist autoklavierbar.

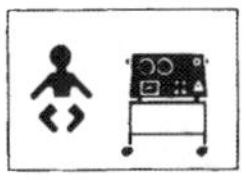

Bio-Med Devices
MVP–10

Richtpreis (DM ohne MwSt.):
9850,-
Marktübersicht: Seite 17
Gerätedaten: Seite 110/112

* mit Kompressor: 47 300,-

Gerätebeschreibung

Aufbau und Ausstattung
Das Langzeit-Beatmungsgerät Bio-Med Devices MVP–10 ist tragbares Gerät mit einem Gewicht von 2,3 kg. Das rechteckige Gehäuse von 20 x 23 x 7,4 cm verfügt über einen Tragegriff, kann aber auch auf einem Fahrgestell transportiert oder an einer Wandschiene befestigt werden. Die Einstellungen werden über Drehknöpfe und Kippschalter auf der Frontseite vorgenommen. Das Gerät ist mit eingebauten Flowmetern für Sauerstoff und Druckluft ausgerüstet, mit denen das Atemgas gemischt wird.

Es kann mit Druckgas aus der zentralen Gasversorgung bei Drükken von 3500 hPa versorgt werden.

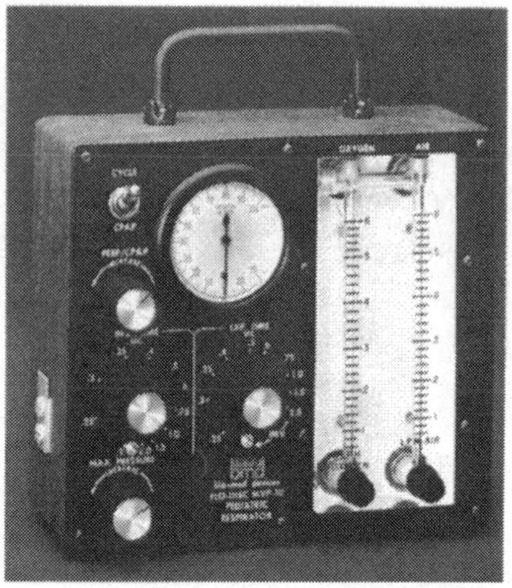

Bio-Med Devices MVP–10

Einsatz und Anwendung
Das Gerät Bio-Med Devices MVP–10 ist ein Langzeit-Beatmungsgerät speziell für die Pädiatrie.

Klassifizierung
Mit dem MVP–10 lassen sich neben der Beatmung mit intermittierendem oder kontinuierlichem positivem Druck auch die Spontanatmung – wahlweise unter kontinuierlichem positivem Atemwegsdruck – und die intermittierende mandatorische Beatmung durchführen.

Der Antrieb und die Antriebssteuerung erfolgen pneumatisch. Das Gerät arbeitet mit einer Zeit-Zeit-Umschaltsteuerung.

Patientensystem
Das Patienten-Schlauch-System ist autoklavierbar.

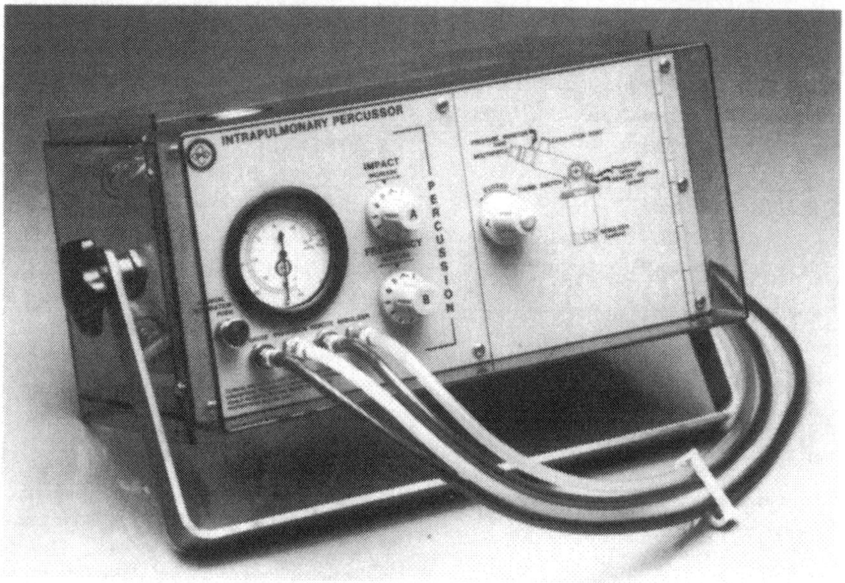

Bird IPV–1

Bird
IPV–1

Richtpreis (DM ohne MwSt.):
5289,-
Marktübersicht: Seite 11
Gerätedaten: Seite 95/97

Aufbau und Ausstattung
Das Atemtherapiegerät Bird IPV–1 ist ein tragbares Gerät mit einem Gewicht von 3,9 kg. Das rechteckige Gehäuse von 38 x 18 x 23 cm kann auch auf einem Fahrgestell transportiert oder an einer Wandschiene befestigt werden. Die Einstellungen werden über Drehknöpfe vorgenommen.

Das Gerät kann mit Druckluft oder Sauerstoff aus der zentralen Gasversorgung bei Drücken zwischen 1700 und 4100 hPa versorgt werden. Die Medikamentenverneblung ist vorgesehen.

Einsatz und Anwendung
Das Gerät Bird IPV–1 ist für die Hochfrequenz-Therapie von Kindern und Erwachsenen in der Klinik sowie zu Hause vorgesehen.

Klassifizierung
Das Hochfrequenz-Beatmungsgerät IPV–1 ermöglicht eine Hochfrequenz-Jet-Beatmung. Der Antrieb und die Antriebssteuerung erfolgen pneumatisch. Das Antriebsprinzip ist ein zeit-zeit-gesteuerter Flow-Zerhacker.

Patientensystem
Das Patienten-Schlauch-System ist in autoklavierbarer Ausführung erhältlich.

Bird
IPV–2

Richtpreis (DM ohne MwSt.):
6348,-
Marktübersicht: Seite 11
Gerätedaten: Seite 95/97

GSD Gerätebeschreibung

Aufbau und Ausstattung
Das Atemtherapiegerät Bird IPV-2 ist ein tragbares Gerät mit einem

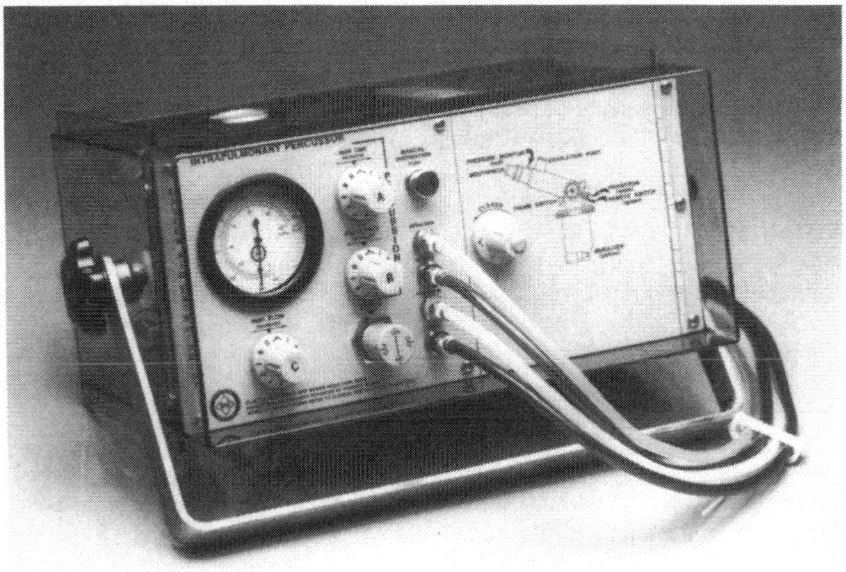

Bird IPV-2

Gewicht von 3,9 kg. Das rechteckige Gehäuse von 38 x 18 x 23 cm kann auch auf einem Fahrgestell transportiert oder an einer Wandschiene befestigt werden. Die Einstellungen werden über Drehknöpfe vorgenommen. Die Verneblung von Medikamenten kann mit dem IPV-2 durchgeführt werden.

Das Gerät kann mit Druckluft oder Sauerstoff aus der zentralen Gasversorgung bei Drücken zwischen 1700 und 4100 hPa versorgt werden.

Einsatz und Anwendung
Das Gerät Bird IPV-2 ist für die intrapulmonale Hochfrequenz-Therapie von Kindern und Erwachsenen in der Klinik sowie zu Hause vorgesehen.

Klassifizierung
Das Hochfrequenz-Beatmungsgerät IPV-2 ermöglicht eine Hochfrequenz-Jet-Beatmung und die Spontanatmung des Patienten. Der Antrieb und die Antriebssteuerung erfolgen pneumatisch. Das Antriebsprinzip ist ein zeit-zeit-gesteuerter Flow-Zerhacker.

Patientensystem
Das Patienten-Schlauch-System ist autoklavierbar.

Bird
VDR-1

Richtpreis (DM ohne MwSt.):
19 404,-
Marktübersicht: Seite 19
Gerätedaten: Seite 115/117

Aufbau und Ausstattung
Das Langzeit-Beatmungsgerät Bird VDR-1 hat ein Gewicht von 6,4 kg. Das rechteckige Klarsichtgehäuse von 39 x 18 x 24 cm ist tragbar und kann auf einem Fahrgestell transportiert werden. Die Einstellungen werden überwiegend über Drehknöpfe auf der Front- und Oberseite vorgenommen.

Das Gerät kann mit Druckluft oder Sauerstoff aus der zentralen Gasversorgung bei Drücken zwischen 2000 und 4000 hPa versorgt werden. Die Anfeuchtung des Atemgases und Medikamentenverneblung sind möglich.

Einsatz und Anwendung
Bird VDR-1 ist als Langzeit-Beatmungsgerät konzipiert.

Klassifizierung
Mit dem VDR-1 lassen sich neben der synchonisierten und nicht synchronisierten Beatmung mit intermittierendem oder kontinuierlichem positivem Druck auch die Spontanat-

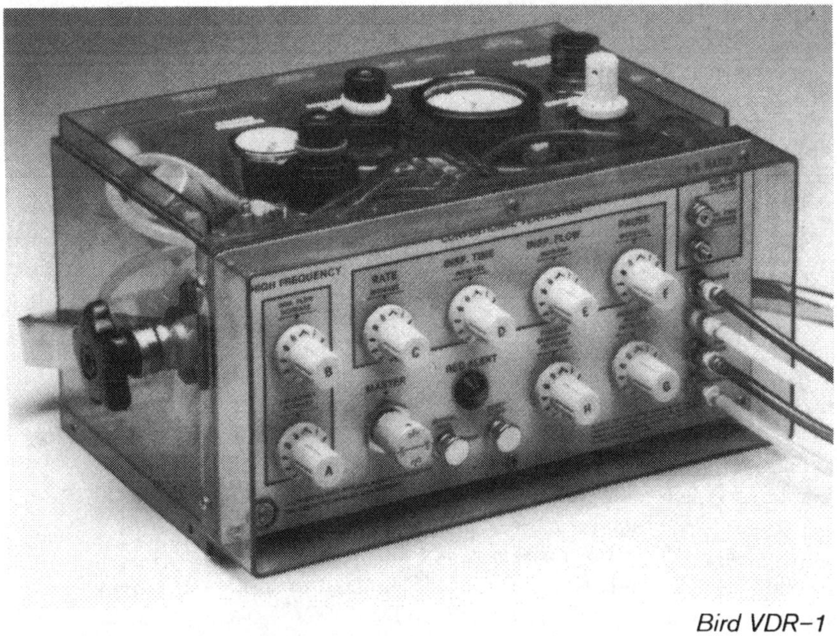

Bird VDR-1

mung – wahlweise unter kontinuierlichem positivem Atemwegsdruck – und die intermittierende mandatorische Beatmung durchführen. Hauptsächlich ermöglicht das Gerät die Hochfrequenzbeatmung, auch alternierend oder gemischt mit der konventionellen Beatmung.

Der Antrieb und Antriebssteuerung erfolgen pneumatisch. Das Antriebsprinzip ist zeit-zeit-gesteuert und patientengetriggert.

Patientensystem
Das Patienten-Schlauch-System ist autoklavierbar.

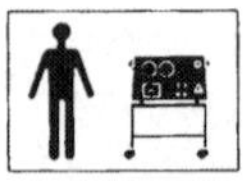

Bird
VDR–2

Richtpreis (DM ohne MwSt.):
25 871,-
Marktübersicht: Seite 20
Gerätedaten: Seite 115/117

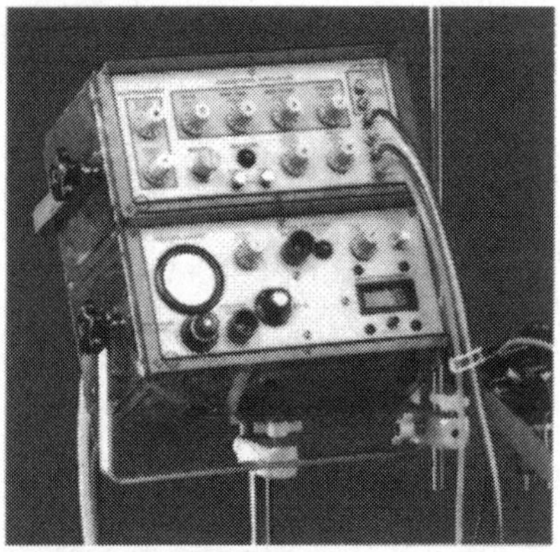

Bird VDR–2

Aufbau und Ausstattung
Das Langzeit-Beatmungsgerät Bird VDR–2 hat ein Gewicht von 10,7 kg. Das durchsichtige, rechteckige Gehäuse von 39 x 34 x 24 cm kann auf einem Fahrgestell transportiert oder an einer Wandschiene befestigt werden. Die Einstellungen werden überwiegend über Drehknöpfe auf der Frontseite vorgenommen. Das Gerät ist mit einem Mischer ausgerüstet.

Es kann mit Druckluft oder Sauerstoff aus der zentralen Gasversorgung bei Drücken zwischen 2000 und 4000 hPa versorgt werden. Die Anfeuchtung des Atemgases und Medikamentenverneblung sind möglich.

Einsatz und Anwendung
Das Gerät VDR–2 ist als Langzeit-Beatmungsgerät konzipiert.

Klassifizierung
Mit dem VDR–2 läßt sich neben der synchronisierten und nicht synchronisierten Beatmung mit intermittierendem oder kontinuierlichem positivem Druck auch die intermittierende mandatorische Beatmung durchführen. Außerdem ermöglicht das Gerät die Spontanatmung des Patienten – wahlweise unter kontinuierlichem positivem Atemwegsdruck. Hauptsächlich ist es für die Hochfrequenzbeatmung, auch alternierend oder gemischt mit der konventionellen Beatmung ausgelegt.

Der Antrieb und Antriebssteuerung erfolgen pneumatisch. Das Antriebsprinzip ist zeit-zeit-gesteuert und patientengetriggert.

Patientensystem
Das Patienten-Schlauch-System ist autoklavierbar.

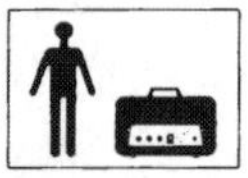

bird
Minibird II 4050 G

Richtpreis (DM ohne MwSt.):
3345,50
Marktübersicht: Seite 10
Gerätedaten: Seite 95/97

Aufbau und Ausstattung
Das Atemtherapiegerät bird Minibird II 4050 G ist ein tragbares Gerät mit einem Gewicht von 2,7 kg. Das seitlich abgeschrägte Gehäuse von 22 x 15 x 20 cm verfügt über einen Tragegriff, ist als Tischgerät einsatzbar und kann an einer Wandschiene befestigt werden. Die Einstellungen werden über Drehknöpfe vorgenommen.

Das Gerät wird mit Sauerstoff oder Druckluft bei Drücken von 3500 hPa versorgt. Die Medikamentenverneblung ist vorgesehen.

Einsatz und Anwendung
Das Gerät Minibird II 4050 G wurde ausschließlich für die Beatmungs- und Inhalationstherapie konzipiert.

Klassifizierung
Die einzige durchführbare Beatmungsform des Minibird II ist die synchronisierte intermittierende Beatmung mit positivem Druck. Der Antrieb und die Antriebssteuerung arbeiten pneumatisch, die Umschaltung erfolgt druck-zeit-gesteuert und ist patientengetriggert.

Patientensystem
Das Patienten-Schlauch-System ist in autoklavierbarer und nicht autoklavierbarer Ausführung lieferbar.

Besonderheiten
Das Gerät verfügt über eine sogenannte apneustische Flowzeit, d. h. ein dynamisches, zeitgesteuertes endinspiratorisches Plateau von 0,3 bis 3 s Länge mit einem Flow von 150 bis 200 ml/s.

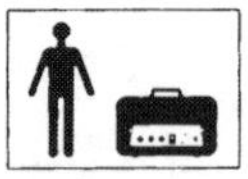

bird
Minibird 6403 G

Richtpreis (DM ohne MwSt.):
2740,-
Marktübersicht: Seite 9
Gerätedaten: Seite 91/93

ⒼⓈⒹ Gerätebeschreibung

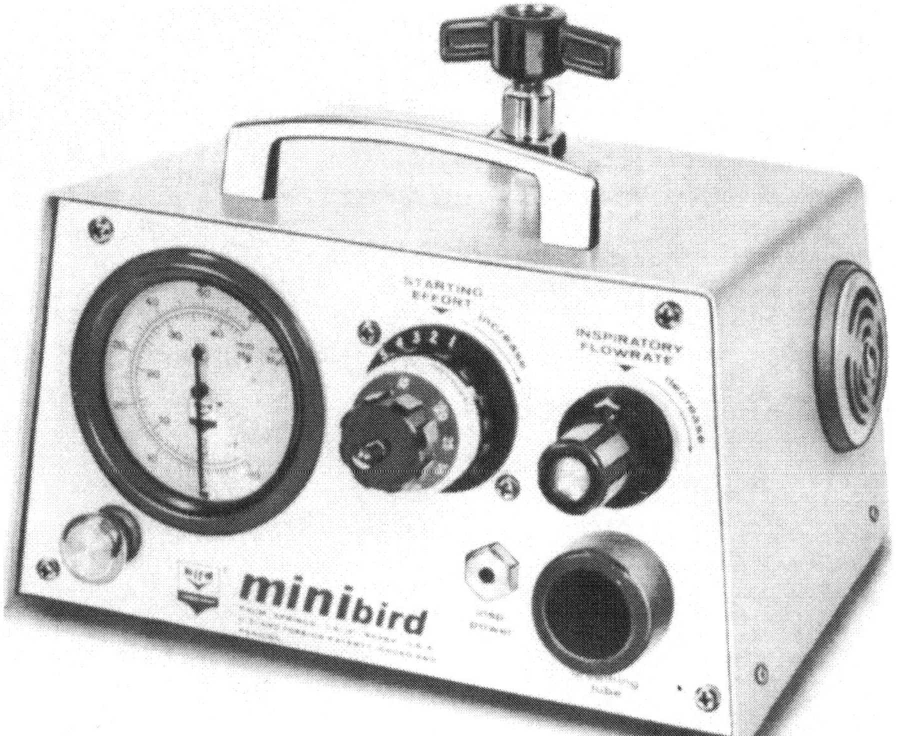

bird Minibird 6403 G

Aufbau und Ausstattung
Das Atemtherapiegerät bird Minibird 6403 G ist ein tragbares Gerät mit einem Gewicht von 2,7 kg. Das seitlich abgeschrägte Gehäuse von 22 x 15 x 20 cm verfügt über einen Tragegriff und ist als Tischgerät einsetzbar bzw. kann an Wandschienen befestigt werden. Die Einstellungen werden über Drehknöpfe vorgenommen.

Das Gerät wird mit Sauerstoff oder Druckluft von 3500 hPa versorgt. Eine Medikamentenverneblung ist vorgesehen.

Einsatz und Anwendung
Das Gerät Minibird 6403 G wurde ausschließlich für die Beatmungs- und Inhalationstherapie konzipiert.

Klassifizierung
Die einzige durchführbare Beatmungsform ist die synchronisierte intermittierende Beatmung mit positivem Druck. Antrieb und Antriebssteuerung arbeiten pneumatisch, die Umschaltung erfolgt druckgesteuert bzw. patientengetriggert.

Patientensystem
Das Patienten-Schlauch-System ist in autoklavierbarer und nicht autoklavierbarer Ausführung lieferbar.

Besonderheiten
Die inspiratorische Flowgeschwindigkeit kann eingestellt werden.

bird
Mark 7 7100 G

Richtpreis (DM ohne MwSt.):
4815,-
Marktübersicht: Seite 13
Gerätedaten: Seite 102/104

Aufbau und Ausstattung
Das Beatmungsgerät bird Mark 7 7100 G ist ein tragbares Gerät mit einem Gewicht von 2,7 kg. Das durchsichtige Kunststoffgehäuse von 30 x 21 x 16 cm kann entweder auf einem Fahrgestell oder an einer Wandschiene mit und ohne Mischer befestigt bzw. als Tischgerät eingesetzt werden. Die Einstellungen werden über Drehknöpfe vorgenommen.

Das Gerät wird mit Sauerstoff und Druckluft bei Drücken von 3500 hPa versorgt. Die Anfeuchtung des Atemgases und die Verneblung von Medikamenten können durchgeführt werden.

Einsatz und Anwendung
Das Gerät ermöglicht grundsätzlich einen universellen Einsatz von der Notfallbeatmung bis zum klinischen Einsatz als Langzeit-Beatmungsgerät. Entsprechend neuen Anforderungen an die Überwachung und Beatmungsformen liegt der Haupteinsatzbereich derzeit in der Atemtherapie und Notfallbeatmung.

Klassifizierung
Mit dem Mark 7 7100 G läßt sich die Beatmung mit intermittierendem und kontinuierlichem positivem Druck synchronisiert und nicht synchronisiert durchführen. Der Antrieb und die Antriebssteuerung arbeiten pneumatisch, die Umschaltung ist druck-zeit-gesteuert bzw. kann vom Patienten getriggert werden.

Patientensystem
Das Patienten-Schlauch-System ist in autoklavierbarer und nicht autoklavierbarer Ausführung lieferbar. Für den Einsatz als Langzeit-Beatmungsgerät wird ein spezielles System angeboten.

bird
Mark 7A 7150 G

Richtpreis (DM ohne MwSt.):
5450,-
Marktübersicht: Seite 13
Gerätedaten: Seite 103/105

Aufbau und Ausstattung

Das Beatmungsgerät bird Mark 7A 7150 G ist ein tragbares Gerät mit einem Gewicht von 2,7 kg. Das durchsichtige Kunststoffgehäuse von 30 x 21 x 16 cm kann entweder auf einem Fahrgestell transportiert oder an einer Wandschiene mit und ohne Mischer befestigt bzw. als Tischgerät eingesetzt werden. Die Einstellungen werden über Drehknöpfe vorgenommen.

Das Gerät wird mit Sauerstoff und Druckluft bei Drücken von 3500 hPa versorgt. Die Anfeuchtung des Atemgases und die Verneblung von Medikamenten können durchgeführt werden.

Einsatz und Anwendung

Das Gerät Mark 7A 7150 G ermöglicht grundsätzlich einen universellen Einsatz von der Notfallbeatmung bis

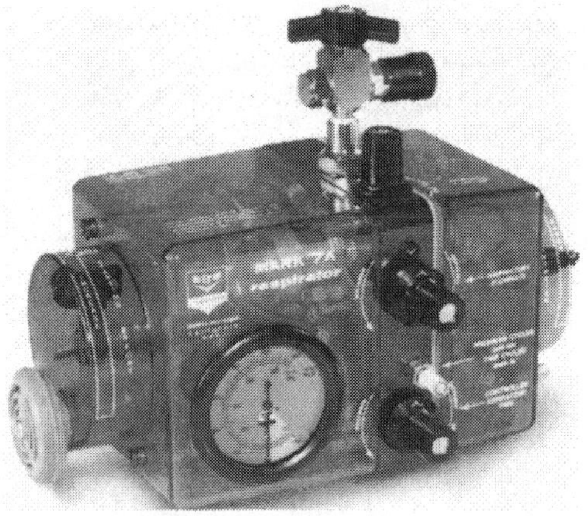

bird Mark 7A 7150 G

zum stationären klinischen Einsatz als Langzeit-Beatmungsgerät. Entsprechend neuen Anforderungen an die Überwachung und Beatmungsformen liegt der Haupteinsatzbereich derzeit in der Atemtherapie und Notfallbeatmung.

Klassifizierung

Mit dem Mark 7A 7150 G läßt sich die Beatmung mit intermittierendem und kontinuierlichem positivem Druck synchronisiert und nicht synchronisiert durchführen. Der Antrieb und die Antriebssteuerung arbeiten pneumatisch, die Umschaltung ist druck-zeit-gesteuert bzw. kann vom Patienten getriggert werden.

Patientensystem

Das Patienten-Schlauch-System ist in autoklavierbarer und nicht autoklavierbarer Ausführung lieferbar. Für den Einsatz als Langzeit-Beatmungsgerät wird ein spezielles System angeboten.

Besonderheiten

Das Gerät verfügt über eine sogenannte apneustische Flowzeit, d. h. ein dynamisches, zeitgesteuertes endinspiratorisches Plateau von 0,3 bis 3 s Länge mit einem Flow von 150 bis 200 ml/s.

Carburos Metalicos
Pulmosystem S/11

Richtpreis (DM ohne MwSt.):
47 500,-

Marktübersicht: Seite 23
Gerätedaten: Seite 123/125

Aufbau und Ausstattung

Das Langzeit-Beatmungsgerät Carburos Metalicos Pulmosystem S/11 hat ein Gewicht von 94 kg. Die beiden rechteckigen Metallgehäuse sind auf einem Fahrgestell von 59 x 147 x 61 cm übereinander montiert. Die Einstellungen werden über Tasten auf der Frontseite vorgenommen. Das Gerät ist mit einem eingebauten Mischer und Befeuchter ausgerüstet.

Es kann sowohl über das 220V-Stromnetz als auch mit Akkus betrieben werden und wird mit Druckluft oder Sauerstoff aus der zentralen Gasversorgung bei Drücken zwischen 2800 und 6000 hPa versorgt.

Einsatz und Anwendung

Das Pulmosystem S/11 ist als Kurz-

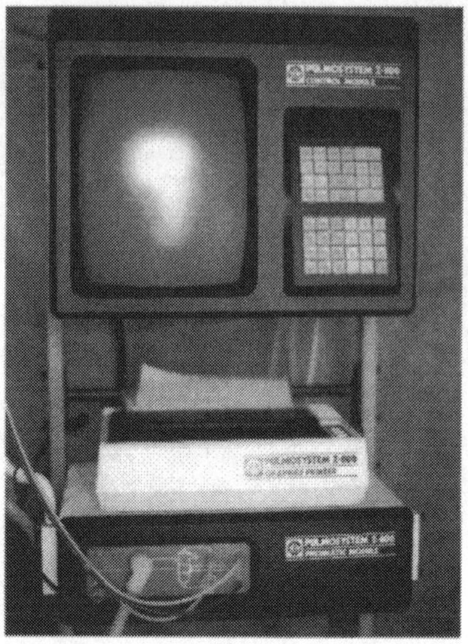

Carburos Metalicos Pulmosystem S/11

und Langzeit-Beatmungsgerät für Erwachsene konzipiert.

Klassifizierung

Mit dem Pulmosystem S/11 lassen sich die synchronisierte und nicht synchronisierten Beatmung mit intermittierendem oder kontinuierlichem positivem Druck sowie die synchronisierte intemittierende mandatorische Beatmung durchführen. Außerdem ermöglicht das Gerät die Spontanatmung des Patienten – wahlweise unter kontinuierlichem positivem Atemwegsdruck.

Der Antrieb und die Antriebssteuerung erfolgen pneumatisch und elektronisch. Das Antriebsprinzip ist ein volumen-zeit-gesteuertes Servosystem und kann vom Patienten getriggert werden.

Patientensystem

Das Patienten-Schlauch-System ist autoklavierbar.

Dräger
ASB 800

GSD Gerätebeschreibung

Richtpreis (DM ohne MwSt.):
6589,-
Marktübersicht: Seite 11
Gerätedaten: Seite 98/100

Aufbau und Ausstattung
Das Atemtherapiegerät Dräger ASB 800 ist ein mobiles Gerät mit einem Gewicht von 3 kg. Das rechteckige Gehäuse von 21 x 9 x 30 cm kann entweder auf einem Fahrgestell transportiert oder an einer Wandschiene angebracht werden. Es kann separat und als Baustein des Modul-Systems Münster eingesetzt werden. Die Bedienelemente sind auf der Frontplatte angeordnet und überwiegend als Drehknöpfe ausgeführt. Die Anfeuchtung des Atemgases und Medikamentenverneblung sind möglich.

Das Gerät kann mit Druckluft oder Sauerstoff aus der zentralen Gasversorgung bei Drücken zwischen 2000 und 6000 hPa versorgt werden.

Einsatz und Anwendung
Das Gerät Dräger ASB 800 ist speziell zur Unterstützung der Spontanatmung von Erwachsenen und Kindern ab 2 Jahren ausgelegt.

Klassifizierung
Neben der assistierten Spontanatmung ist die Spontanatmung unter kontiuierlichem positivem Atemwegsdruck möglich. Der Antrieb und die Antriebssteuerung erfolgen pneumatisch. Das Gerät arbeitet mit einem patientengesteuerten Demand-Flow-CPAP-System und wählbarer inspirations-synchroner Druckunterstützung.

Patientensystem
Das Patienten-Schlauch-System ist in autoklavierbarer Ausführung erhältlich und wird anschlußfertig mit Thermometer und Wasserfalle geliefert. Es läßt sich um einen Gelenkarm, eine Atemgas-Temperaturanfeuchtung und -überwachung erweitern.

Dräger ASB 800

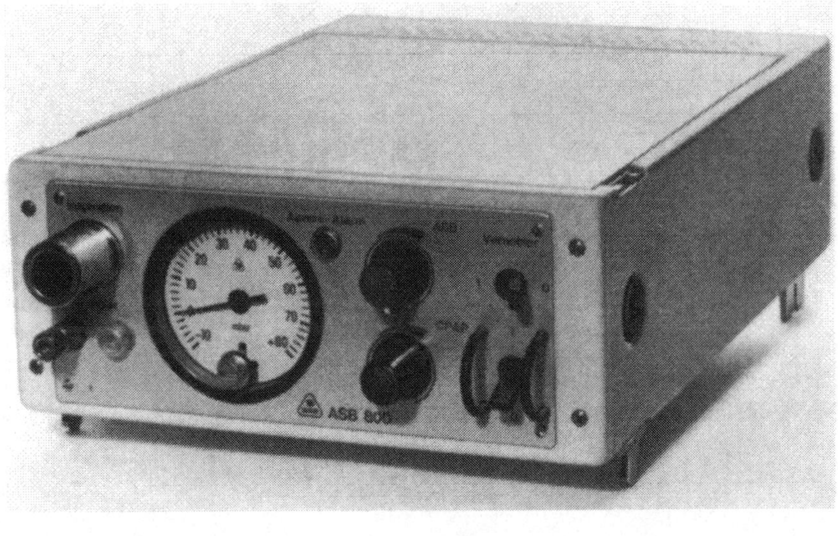

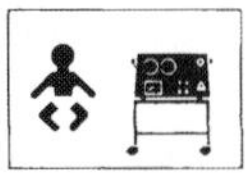

Dräger
Babylog 1 HF

Richtpreis (DM ohne MwSt.):
12 018,-
Marktübersicht: Seite 17
Gerätedaten: Seite 110/112

Aufbau und Ausstattung
Das Langzeit-Beatmungsgerät Dräger Babylog 1 HF ist mobiles Gerät mit einem Gewicht von 5 kg. Das würfelförmige Gehäuse der Baukasteneinheit hat die Maße 20 x 24 x 30 cm. Es kann auf einem Fahrgestell transportiert oder mit einem Adapter an einer Wandschiene befestigt werden. Die Einstellungen werden über Drehknöpfe auf der Frontseite vorgenommen. Der Babylog kann durch einen Atemgasmischer und verschiedene Überwachungskomponenten (Druck, Sauerstoff usw.) aufgestockt werden. Die Medikamentenverneblung ist möglich.

Das Gerät kann mit Druckluft oder Sauerstoff aus der zentralen Gasversorgung bei Drücken zwischen 2000 und 6000 hPa versorgt werden.

Einsatz und Anwendung
Das Gerät Babylog 1 HF ist als stationäres Langzeit-Beatmungsgerät für Neugeborene und Kleinkinder bis ca. 2 Jahren konzipiert.

Klassifizierung
Babylog 1 HF ermöglicht neben der Beatmung mit intermittierendem kontinuierlichem positivem Druck eine Spontanatmung – auch unter kontinuierlichem positivem Atemwegsdruck – und die intermittierende mandatorische Beatmung.

Der Antrieb und die Antriebssteuerung erfolgen pneumatisch. Das Antriebsprinzip ist ein zeit-zeitgesteuertes Konstant-Flow-System. Die Beatmung ist bis zu Frequenzen von 180 möglich. Die Inspiration kann auch manuell ausgelöst werden.

Patientensystem
Das Patienten-Schlauch-System enthält einen Atemgasbefeuchter und ist autoklavierbar.

Besonderheiten
Die Nachrüstung eines Monitors für das Insp.:Exsp.-Verhältnis und die Frequenz und eines Video-Monitors für die Druckkurve ist ebenso möglich wie die Ergänzung des Geräts

Gerätebeschreibung

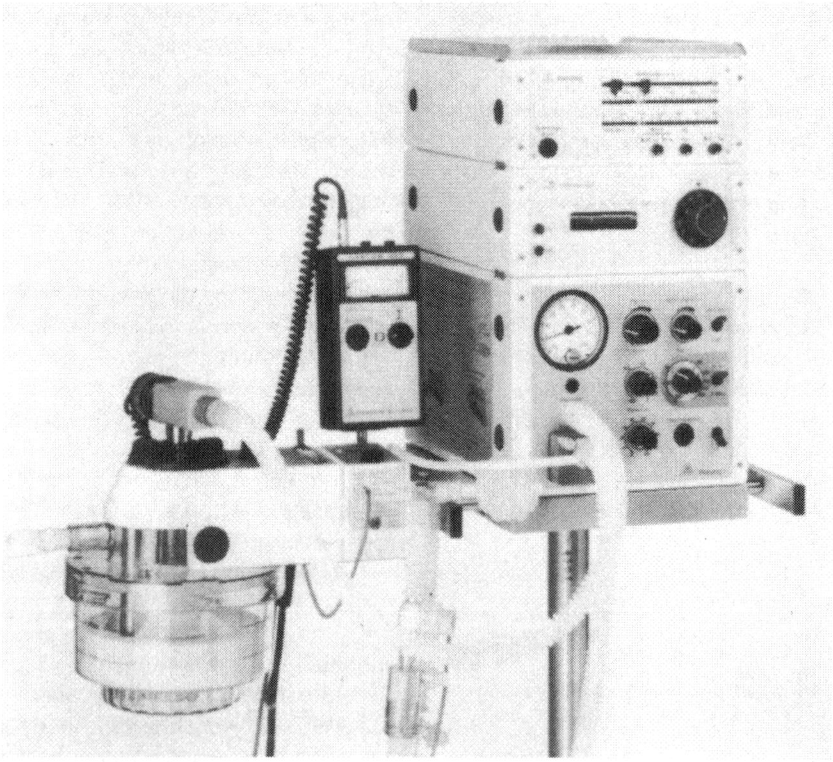

Dräger Babylog 1 HF

um eine Drucküberwachung. Durch VICE-Flowsteuerung (Variable Inspiratory, Constant Exspiratory) ist der exspiratorische Flow fest auf 10 l/min eingestellt.

Dräger
Babylog 2

Richtpreis (DM ohne MwSt.): 6813,-
Marktübersicht: Seite 16
Gerätedaten: Seite 107/109

Aufbau und Ausstattung
Das Reanimationsgerät Dräger Babylog 2 ist ein tragbares Gerät mit einem Gewicht von 2,5 kg. Das rechteckige Gehäuse von 12 x 20 x 20 cm kann auch auf einem Fahrgestell transportiert und über einen Adapter an einer Wandschiene installiert werden. Die Einstellungen werden über mechanisch regelbare Drehknöpfe und Kippschalter vorgenommen.

Das Gerät wird mit Sauerstoff aus der zentralen Gasversorgung oder Flasche bei Drücken zwischen 2000 und 6000 hPa versorgt.

Einsatz und Anwendung
Das Gerät Dräger Babylog 2 ist speziell für die Kurzzeitbeatmung und Reanimation von Früh- und Neugeborenen, auch beim Notfalleinsatz in Rettungsfahrzeugen und während des Transportes des Patienten vorgesehen.

Klassifizierung
Neben der Beatmung mit intermittierendem oder kontiuierlichem positivem Druck ist die Spontanatmung des Patienten auch unter kontinuierlichem positivem Atemwegsdruck möglich.

Dräger Babylog 2

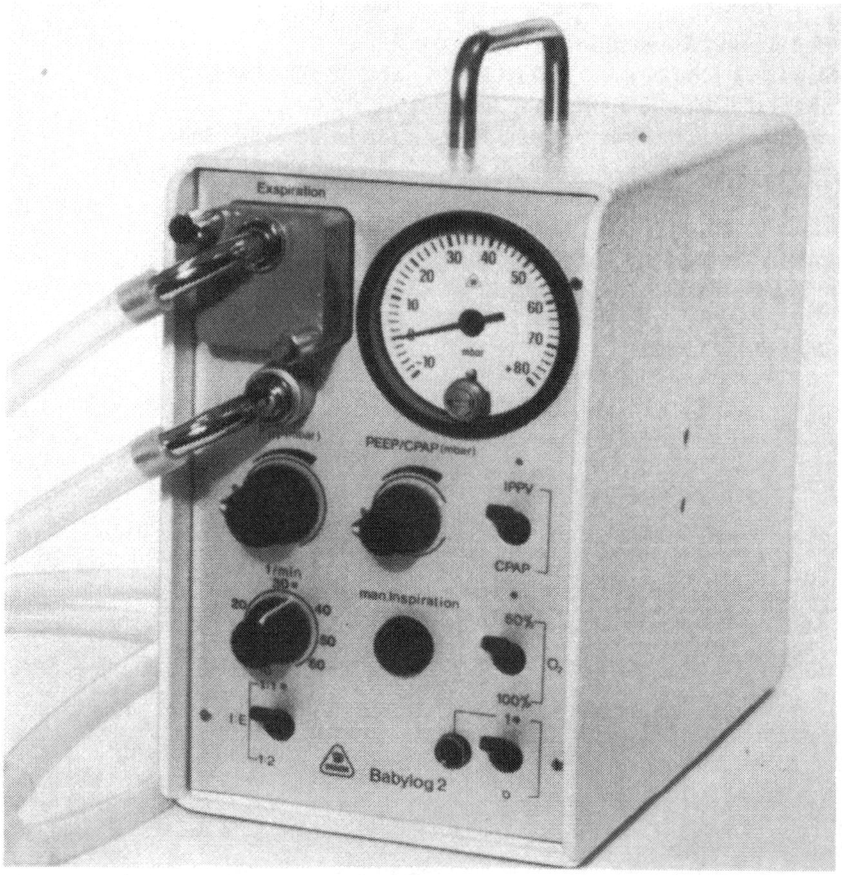

Gerätebeschreibung

Der Antrieb und die Antriebssteuerung erfolgen pneumatisch. Das Antriebsprinzip ist ein zeit-zeitgesteuerter Flow-Zerhacker. Die Umschaltung kann auch manuell ausgelöst werden.

Patientensystem
Das Patienten-Schlauch-System ist in autoklavierbarer Ausführung erhältlich.

Besonderheiten
Das Gerät ist optionell mit einem integrierten Mischer erhältlich. Ohne Mischer läßt sich die Sauerstoffkonzentration zwischen 50 und 100 % umschalten.

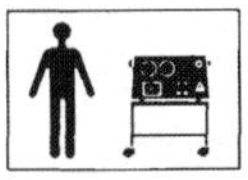

Dräger
EV-A

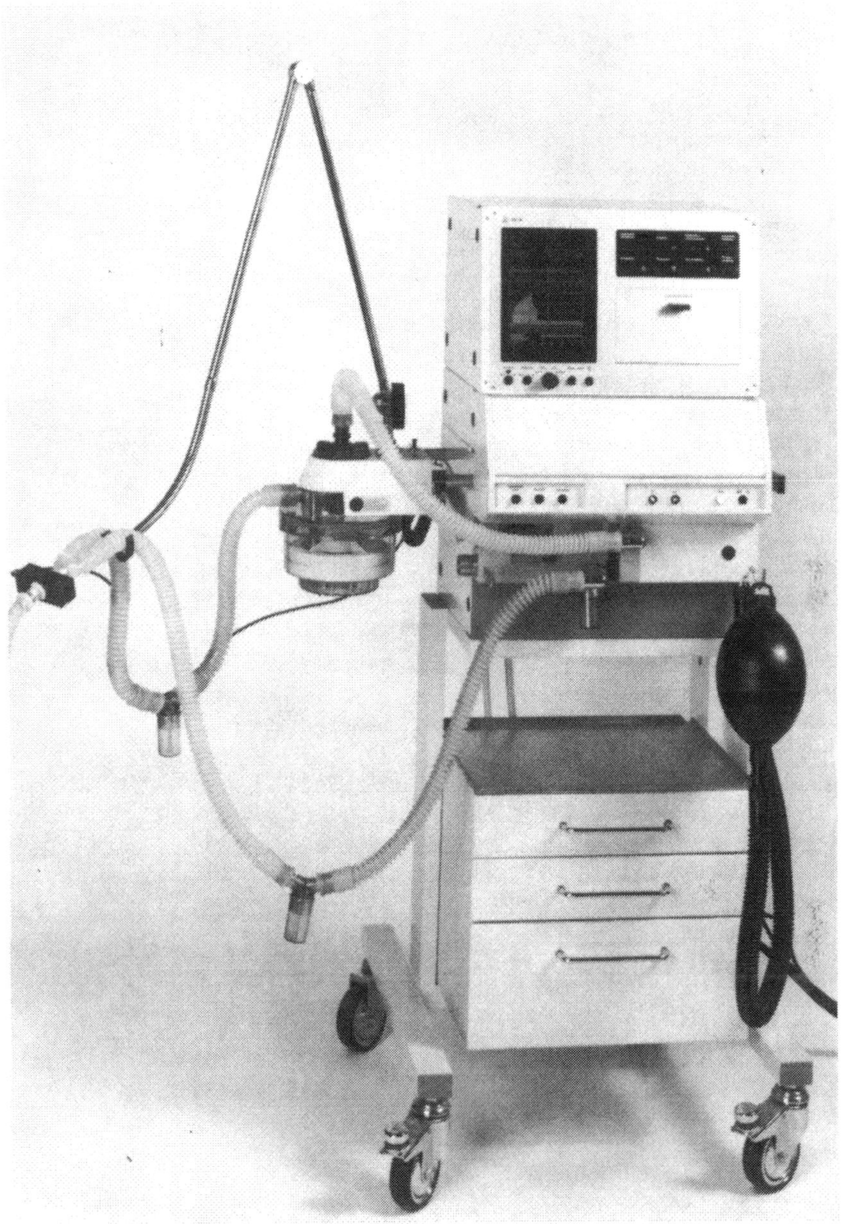

Dräger EV-A

Richtpreis (DM ohne MwSt.):
73 300,-
Marktübersicht: Seite 23
Gerätedaten: Seite 123/125

Aufbau und Ausstattung
Das Langzeit-Beatmungsgerät Dräger EV-A hat ein Gewicht von 60 kg. Das rechteckige Metallgehäuse von 43 x 62 x 30 cm kann auf einem Fahrgestell transportiert werden. Die Einstellungen werden über Drehknöpfe auf der pultförmigen Frontseite vorgenommen. Das Gerät ist mit einem eingebauten Mischer ausgerüstet. Die Anfeuchtung des Atemgases und Medikamentenverneblung sind möglich.

Das Gerät ist an das 220V-Stromnetz anzuschließen. Es wird mit Druckluft oder Sauerstoff aus der zentralen Gasversorgung bei Drükken zwischen 3000 und 6000 hPa versorgt.

Einsatz und Anwendung
Das EV-A ist als Langzeit-Beatmungsgerät für Erwachsene und Kinder konzipiert.

Klassifizierung
Mit dem EV-A lassen sich neben der synchonisierten und nicht synchronisierten Beatmung mit intermittierendem oder kontinuierlichem positivem Druck auch die Spontanatmung – wahlweise unter kontinuierlichem positivem Atemwegsdruck –, die intermittierende mandatorische Beatmung – auch synchronisiert – und die Spontanatmung mit maschineller Kompensation eines Minutenvolumendefizits sowie die flowunterstützte Spontanatmung durchführen.

Der Antrieb erfolgt pneumatisch, die Antriebssteuerung elektronisch. Das Antriebsprinzip ist ein zeit-zeitgesteuertes Servosystem und kann vom Patienten getriggert werden.

Patientensystem
Das Patienten-Schlauch-System ist autoklavierbar.

Gerätebeschreibung

Dräger
Inhalog 1

Richtpreis (DM ohne MwSt.): 1998,-
Marktübersicht: Seite 9
Gerätedaten: Seite 91/93

Aufbau und Ausstattung
Das Atemtherapiegerät Dräger Inhalog 1 ist ein tragbares Gerät mit einem Gewicht von ca. 3,5 kg. Das rechteckige Gehäuse von 15 x 25 x 18 cm kann entweder auf einem Fahrgestell transportiert oder an einer Wandschiene befestigt bzw. als Tischgerät eingesetzt werden. Eine seitlich angebrachte Halterung ermöglicht die Befestigung des mitgelieferten Verneblers. Die Einstellungen werden über Drehknöpfe vorgenommen; für die manuelle Inspirationsauslösung ist im Druckregler eine Drucktaste integriert.

Das Gerät kann mit Druckluft oder Sauerstoff aus der zentralen Gasversorgung bei Drücken zwischen 2000 und 6000 hPa versorgt werden.

Einsatz und Anwendung
Das Gerät Inhalog 1 ist für die assistierte Beatmungs- und Inhalationstherapie von Erwachsenen vorgesehen und speziell für den klinischen Einsatz ausgelegt. Atemwegserkrankungen wie Asthma und Bronchitis sowie Atemtraining gehören zu seinen Anwendungsschwerpunkten.

Klassifizierung
Die einzige durchführbare Beatmungsform des Inhalog 1 ist die synchronisierte intermittierende Beatmung mit positivem Druck. Der Antrieb und die Antriebssteuerung erfolgen pneumatisch. Das Gerät arbeitet nach dem Demand-Flow-CPAP-System mit einstellbarem dezelerierendem Flow. Die Umschaltung ist druckgesteuert und wird vom

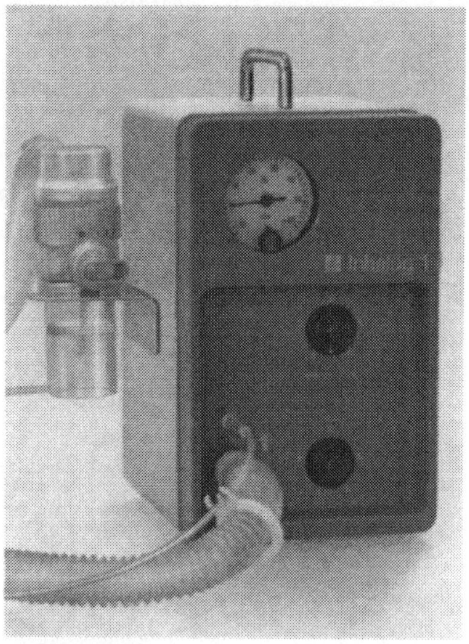

Dräger Inhalog 1

Patienten getriggert oder manuell ausgelöst.

Patientensystem
Der Medikamentenvernebler und die Schläuche des Patientensystems sind autoklavierbar. Das Patientensystem ist auch als Einmalartikel erhältlich.

Dräger
Inhalog 2

Richtpreis (DM ohne MwSt.): 2894,-
Marktübersicht: Seite 9
Gerätedaten: Seite 94/96

Aufbau und Ausstattung
Das Atemtherapiegerät Dräger Inhalog 2 ist ein rechteckiges Tischgerät mit einem Gewicht von 9 kg und Abmessungen von 15 x 33 x 45 cm. Die Einstellungen werden über Drehknöpfe vorgenommen; für die manuelle Inspirationsauslösung ist ein Druckknopf innerhalb des Druckreglers integriert.

Das Gerät wird über das 220V-Stromnetz mit einem kombinierten Leuchttaster eingeschaltet. Der geräuscharme Kompressor benötigt eine Leistung von 100 W. Die Verneblung von Medikamenten ist vorgesehen.

Einsatz und Anwendung
Das Gerät Dräger Inhalog 2 ist für die assistierte Beatmungs- und Inhalationstherapie von Erwachsenen vorgesehen und speziell für den Heimbetrieb ausgelegt. Atemwegserkrankungen wie Asthma und Bronchitis sowie Atemtraining gehören zu seinen Anwendungsschwerpunkten.

Klassifizierung
Die einzige durchführbare Beatmungsform des Atemtherapiegeräts Dräger Inhalog 2 ist die synchronisierte intermittierende Beatmung mit

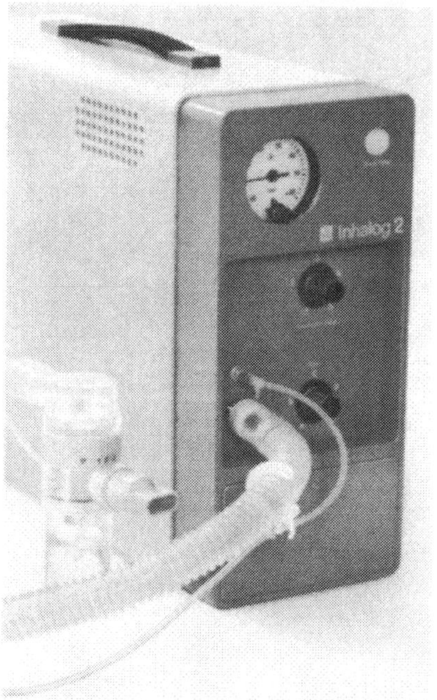

Dräger Inhalog 2

positivem Druck. Der Antrieb ist elektrisch, die Steuerung erfolgt pneumatisch. Das Gerät arbeitet nach dem Demand-Flow-CPAP-System mit einem einstellbaren dezelerierenden Flow. Die Umschaltung ist druckgesteuert und wird vom Patienten getriggert oder manuell ausgelöst.

Gerätebeschreibung

Patientensystem
Medikamentenvernebler und Schläuche sind autoklavierbar. Als Zubehör sind auch Einwegsysteme erhältlich.

Dräger
Modul-System Münster

Richtpreis (DM ohne MwSt.): ab 7670,-
Marktübersicht: Seite 19
Gerätedaten: Seite 114/116

Aufbau und Ausstattung
Das Modul-System Münster besteht je nach Ausstattung aus verschiedenen Modulen. Die Basiseinheit hat ein rechteckiges Metallgehäuse von 21 x 26 x 30 cm und ein Gewicht von 10 kg. Es kann auf einem Fahrgestell transportiert oder an einer Wandschiene befestigt werden. Die Einstellungen werden überwiegend über Drehknöpfe auf der Frontseite vorgenommen. Atemgasbefeuchter, Vernebler, Mischer und Monitoringkomponenten sind erhältlich. Das Gerät kann mit Druckluft oder Sauerstoff aus der zentralen Gasversorgung bei Drücken zwischen 2000 und 6000 hPa versorgt werden.

Dräger Modul-System Münster

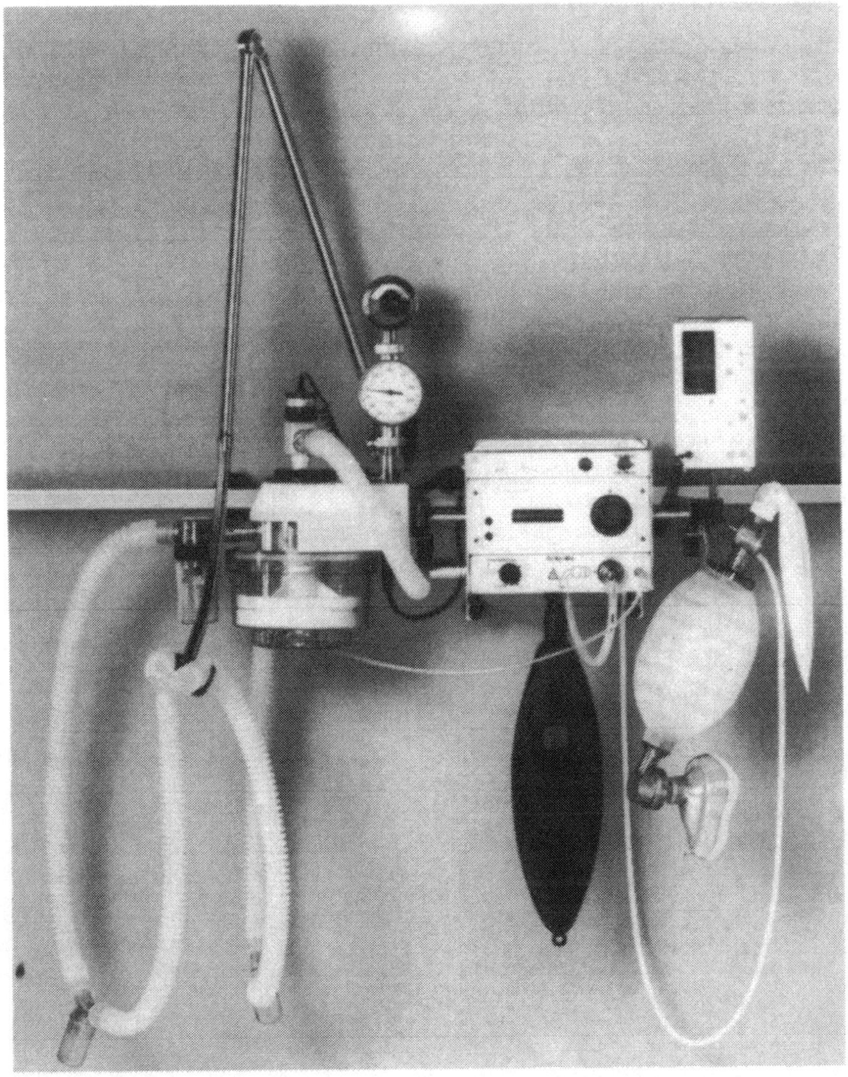

Einsatz und Anwendung
Das Modul-System Münster ist ein komplettes System für die respiratorische Therapie. Je nach Ausbaustufe deckt es die Bereiche von der O_2-Therapie bis zur Langzeitbeatmung ab.

Klassifizierung
Mit dem Modul-System Münster lassen sich neben der synchonisierten und nicht synchronisierten Beatmung mit intermittierendem oder kontinuierlichem positivem Druck auch die Spontanatmung unter kontinuierlichem positivem Atemwegsdruck, die intermittierende mandatorische Beatmung – auch synchronisiert – und die flowunterstützte Spontanatmung durchführen.

Patientensystem
Das Patienten-Schlauch-System ist autoklavierbar und wird anschlußfertig mit Thermometer und Wasserfalle geliefert.

Dräger
Oxylog

Richtpreis (DM ohne MwSt.): 2986,-
Marktübersicht: Seite 13
Gerätedaten: Seite 102/104

Aufbau und Ausstattung
Das Notfall-Beatmungsgerät Dräger Oxylog ist ein tragbares Gerät mit einem Gewicht von 2 kg. Das Kunststoffgehäuse von 20 x 8 x 20 cm ist mit einem Tragegurt versehen, läßt sich aber auch mit Hilfe eines Gestells im Innenraum eines Rettungsfahrzeugs installieren. Die Einstellungen werden über Drehknöpfe vorgenommen. Als Einstellhilfe sind für die Kleinkinder-, Kinder- und Erwachsenenbeatmung farblich gekennzeichnete Bereiche vorgesehen.

GSD Gerätebeschreibung

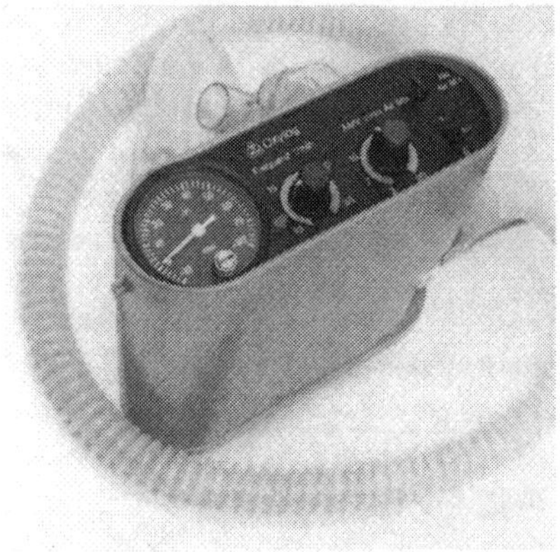

Dräger Oxylog

Das Gerät wird mit Sauerstoff oder Druckluft aus der Flasche oder der zentralen Gasversorgung bei Drücken zwischen 2000 und 6000 hPa gespeist.

Einsatz und Anwendung

Das Gerät Dräger Oxylog ist für die Kurzzeitbeatmung vorgesehen und speziell für die Notfallbeatmung im Rettungsdienst und für innerklinische Transporte von Kindern ab 5 kg Gewicht und Erwachsenen ausgelegt.

Klassifizierung

Neben der standardmäßigen Beatmung mit intermittierendem positivem Druck läßt sich das Gerät über ein Zusatz-PEEP-Ventil für die Beatmung mit kontinuierlichem positivem Druck erweitern. Über ein nachrüstbares Demand-Flow-CPAP-System sind die Beatmungsformen auch assistiert (synchronisiert) möglich. Der Antrieb und die Antriebssteuerung erfolgen pneumatisch. Das Gerät arbeitet mit einem Flow-Zerhacker, wobei die Umschaltung zeitzeit-gesteuert ist.

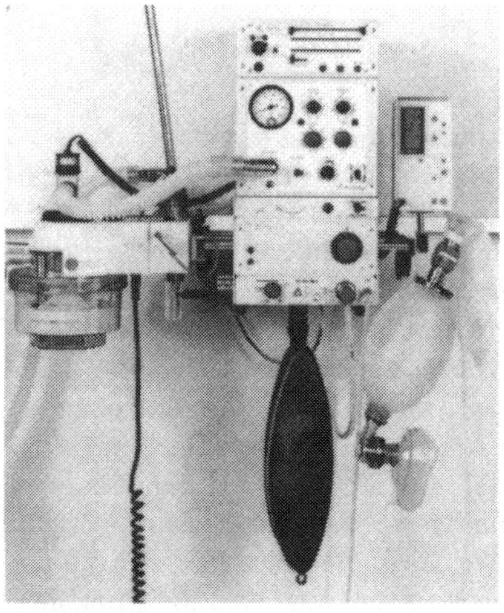

Dräger Pulmolog

Patientensystem

Das Patienten-Schlauch-System ist in autoklavierbarer Ausführung erhältlich.

Dräger
Pulmolog

Richtpreis (DM ohne MwSt.):
7889,-
Marktübersicht: Seite 15
Gerätedaten: Seite 106/108

Aufbau und Ausstattung

Das Kurzzeit-Beatmungsgerät Dräger Pulmolog ist fahrbares Gerät mit einem Gewicht von ca. 5 kg. Das rechteckige Gehäuse von 21 x 17 x 30 cm kann entweder auf einem Fahrgestell transportiert oder an einer Wandschiene befestigt werden. Der Dräger Pulmolog läßt sich separat oder als Baustein des Modul-Systems Münster betreiben. Die Einstellungen werden überwiegend mit Hilfe von Drehknöpfen auf der Frontseite vorgenommen. Der abschaltbare Vernebler arbeitet nur während der Inspirationsphase.

Das Gerät kann mit Druckluft oder Sauerstoff aus der zentralen Gasversorgung bei Drücken zwischen 2000 und 6000 hPa versorgt werden.

Einsatz und Anwendung

Dräger Pulmolog ist ein Kurzzeit-Beatmungsgerät für Kinder ab 2 Jahren und Erwachsene in der Klinik, z. B. für postoperative Beatmung.

Klassifizierung

Mit dem Pulmolog läßt die synchonisierte und nicht synchronisierte Beatmung mit intermittierendem oder kontinuierlichem positivem Druck durchführen. Außerdem ermöglicht das Gerät die Spontanatmung des Patienten.

Der Antrieb und die Antriebssteuerung erfolgen pneumatisch. Das Gerät arbeitet nach dem Flow-Zerhacker-Prinzip mit Zeit-Zeit-Umschaltsteuerung bzw. Patiententriggerung.

Patientensystem

Das Patienten-Schlauch-System ist in autoklavierbarer Ausführung erhältlich und wird anschlußfertig mit Thermometer und Wasserfalle geliefert. Es läßt sich um einen Gelenkarm, eine Atemgas-Temperaturüberwachung und -anfeuchtung erweitern.

Dräger
SIMV-Pulmolog

Richtpreis (DM ohne MwSt.):
10 089,-
Marktübersicht: Seite 19
Gerätedaten: Seite 114/116

Aufbau und Ausstattung

Das Langzeit-Beatmungsgerät Dräger SIMV-Pulmolog hat ein Gewicht von 10 kg. Das rechteckige Metallgehäuse von 21 x 26 x 30 cm kann auf einem Fahrgestell transportiert oder an einer Wandschiene befestigt werden. Die Einstellungen werden überwiegend über Drehknöpfe auf der Frontseite vorgenommen.

Das Gerät kann mit Druckluft oder Sauerstoff aus der zentralen Gasversorgung bei Drücken zwischen 2000 und 6000 hPa versorgt werden. Die Medikamentenverneblung ist möglich.

Gerätebeschreibung

Einsatz und Anwendung
Der SIMV-Pulmolog ist als Lang- und Kurzzeit-Beatmungsgerät für Erwachsene und Kinder ab 2 Jahren konzipiert.

Klassifizierung
Mit dem SIMV-Pulmolog lassen sich neben der synchonisierten und nicht synchronisierten Beatmung mit intermittierendem oder kontinuierlichem positivem Druck auch die Spontanatmung – wahlweise unter kontinuierlichem positivem Atemwegsdruck – und die intermittierende mandatorische Beatmung – auch synchronisiert – durchführen.

Der Antrieb und Antriebssteuerung erfolgen pneumatisch. Das Antriebsprinzip ist ein zeit-zeit-gesteuerter Flow-Zerhacker mit Patiententriggerung.

Patientensystem
Das Patienten-Schlauch-System ist autoklavierbar und wird anschlußfertig mit Thermometer und Wasserfalle geliefert. Es läßt sich um eine Anfeuchtung und Atemgastemperaturüberwachung erweitern.

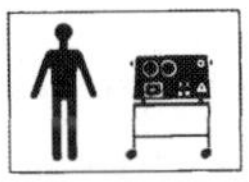

Dräger
UV–1

Richtpreis (DM ohne MwSt.):
26 306,-
Marktübersicht: Seite 20
Gerätedaten: Seite 118/120

Aufbau und Ausstattung
Das Langzeit-Beatmungsgerät Dräger UV–1 hat ein Gewicht von 35 kg. Das rechteckige Metallgehäuse von 57 x 31 x 35 cm kann auf einem Fahrgestell transportiert oder an einer Wandschiene befestigt werden. Die Einstellungen werden überwiegend über Drehknöpfe auf der Frontseite vorgenommen. Das Gerät

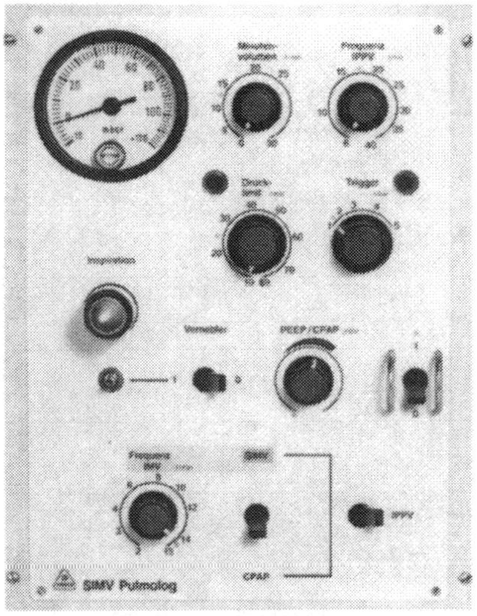

Dräger SIMV-Pulmolog

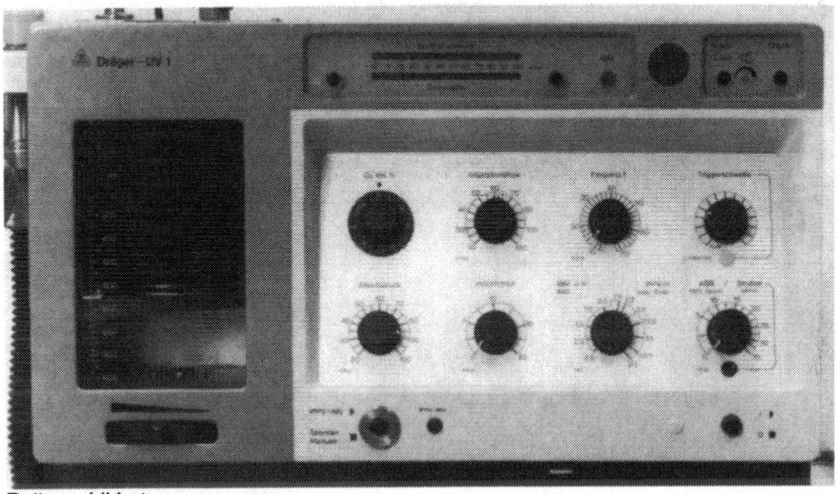
Dräger UV–1

ist mit einem eingebauten Mischer ausgerüstet.

Es kann mit Druckluft oder Sauerstoff aus der zentralen Gasversorgung bei Drücken zwischen 3000 und 6000 hPa versorgt werden. Für den Betrieb ist außerdem ein Netzanschluß notwendig. Die Anfeuchtung des Atemgases und Medikamentenverneblung sind möglich.

Einsatz und Anwendung
Das Gerät UV–1 ist als Langzeit-Beatmungsgerät für Erwachsene, Kinder und Neugeborene konzipiert.

Klassifizierung
Mit dem UV–1 lassen sich neben der

synchonisierten und nicht synchronisierten Beatmung mit intermittierendem oder kontinuierlichem positivem Druck auch die Spontanatmung – wahlweise unter kontinuierlichem positivem Atemwegsdruck, die intermittierende mandatorische Beatmung – auch synchronisiert – und die flowunterstützte Spontanatmung durchführen. Der Antrieb ist pneumatisch, die Antriebssteuerung elektronisch. Das Antriebsprinzip ist ein zeit-zeit-gesteuertes Bag-in-bottle-System mit Patiententriggerung.

Patientensystem
Das Patienten-Schlauch-System ist autoklavierbar.

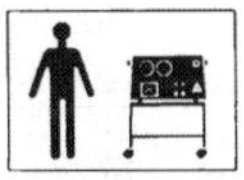

Dräger
UV–2

Richtpreis (DM ohne MwSt.):
27 206,-
Marktübersicht: Seite 21
Gerätedaten: Seite 118/120

Aufbau und Ausstattung
Das Langzeit-Beatmungsgerät Dräger UV–2 hat ein Gewicht von 35 kg. Das rechteckige Metallgehäuse von 57 x 31 x 35 cm kann auf einem

Fahrgestell transportiert oder an einer Wandschiene befestigt werden. Die Einstellungen werden überwiegend über Drehknöpfe auf der Frontseite vorgenommen. Das Gerät ist mit einem eingebauten Mischer ausgerüstet.

Das Gerät kann mit Druckluft oder Sauerstoff aus der zentralen Gasversorgung bei Drücken zwischen 3000 und 6000 hPa versorgt werden. Für den Betrieb ist außerdem ein Netzanschluß notwendig. Die Anfeuchtung des Atemgases und Medikamentenverneblung sind möglich.

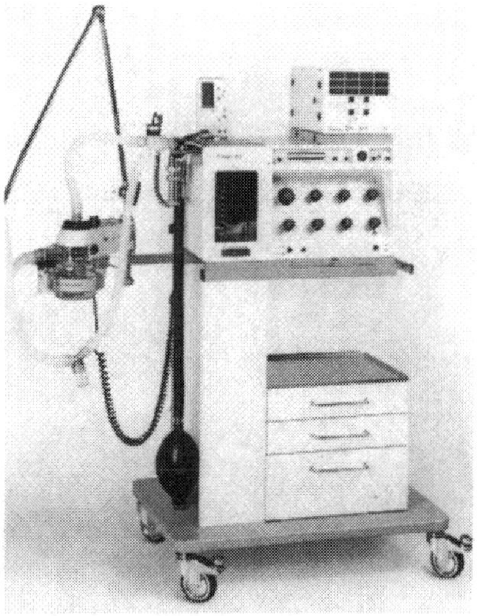

Dräger UV–2

Einsatz und Anwendung
Das Gerät UV–2 ist als Langzeit-Beatmungsgerät für Erwachsene, Kinder und Neugeborene konzipiert.

Klassifizierung
Mit UV–2 lassen sich neben der synchonisierten und nicht synchronisierten Beatmung mit intermittierendem oder kontinuierlichem positivem Druck auch die Spontanatmung – wahlweise unter kontinuierlichem positivem Atemwegsdruck, die intermittierende mandatorische Beatmung – auch synchronisiert – und die flowunterstützte Spontanatmung durchführen.

Der Antrieb erfolgt pneumatisch, die Antriebssteuerung elektronisch. Das Antriebsprinzip ist ein zeit-zeitgesteuertes Bag-in-bottle-System mit Patiententriggerung.

Patientensystem
Das Patienten-Schlauch-System ist autoklavierbar.

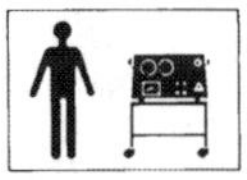

Engström
ECS 2000

Richtpreis (DM ohne MwSt.):
25 500,-
Marktübersicht: Seite 20
Gerätedaten: Seite 115/117

Aufbau und Ausstattung
Das Langzeit-Beatmungsgerät Engström ECS 2000 ist ein Baustein-System mit Volumenanzeige, Ultraschall-Vernebler, Mischer und Ventilator. Insgesamt hat das Gerät ein Gewicht von 36,5 kg. Die rechteckigen Metallgehäuse von insgesamt 33 x 60 x 26 cm können auf einem Fahrgestell transportiert oder an einer Wandschiene befestigt werden. Die Einstellungen werden überwiegend über Drehknöpfe auf der Frontseite vorgenommen.

Das Gerät kann aus der zentralen Gasversorgung mit Druckluft bei Drücken zwischen 3000 und 10 000 hPa und Sauerstoff bei Drücken zwischen 2400 und 6000 hPa versorgt werden. Es wird bei einer Leistungsaufnahme von ca. 300 W an das 220V-Stromnetz angeschlossen.

Einsatz und Anwendung
Das Gerät ECS 2000 ist als Langzeit- und Narkose-Beatmungsgerät konzipiert.

Klassifizierung
Mit dem ECS 2000 läßt sich neben der synchronisierten und nicht synchronisierten Beatmung mit intermit-

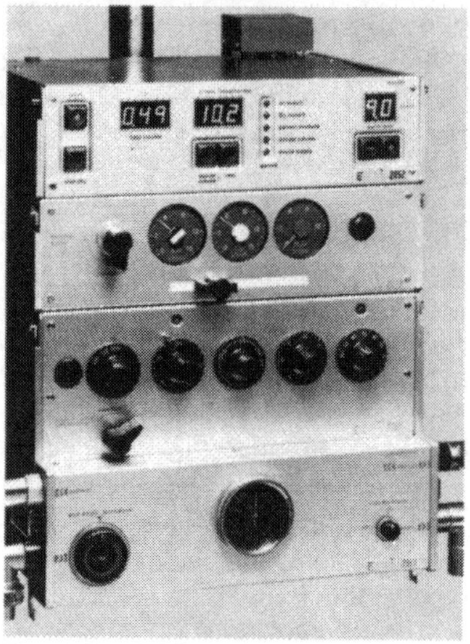

Engström ECS 2000

tierendem oder kontinuierlichem positivem Druck optionell auch die intermittierende mandatorische Beatmung durchführen. Außerdem ermöglicht das Gerät die Spontanatmung des Patienten auf verschiedenen Druckniveaus.

Der Antrieb und die Antriebssteuerung erfolgen pneumatisch und elektrisch. Das Antriebsprinzip ist ein volumen-zeit-gesteuertes Bag-in-bottle-System.

Patientensystem
Das Patienten-Schlauch-System ist autoklavierbar.

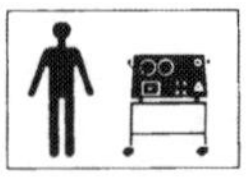

Engström
ER 300

Richtpreis (DM ohne MwSt.):
21 400,-
Marktübersicht: Seite 20
Gerätedaten: Seite 115/117

Aufbau und Ausstattung
Das Langzeit-Beatmungsgerät Engström ER 300 hat ein Gewicht von 130 kg. Die verschiedenen Funk-

Gerätebeschreibung

tionseinheiten von 65 x 114 x 51 cm sind auf einem Gerätewagen montiert. Die Einstellungen werden über diverse Drehknöpfe und Hebel an verschiedenen Stellen des Wagens vorgenommen.

Das Gerät kann mit Druckluft oder Sauerstoff aus der zentralen Gasversorgung oder aus Druckgasflaschen versorgt werden. Außerdem wird ein 220V-Netzanschluß benötigt.

Einsatz und Anwendung
ER 300 ist als Langzeit- und Narkose-Beatmungsgerät konzipiert.

Klassifizierung
Mit dem ER 300 läßt sich neben der Beatmung mit intermittierendem positivem Druck auch die Beatmung mit kontinuierlichem positivem Druck durchführen. Außerdem ermöglicht das Gerät die Spontanatmung des Patienten.

Der Antrieb und Antriebssteuerung erfolgen elektrisch und pneumatisch. Das Antriebsprinzip ist ein zeit-zeit-gesteuertes Bag-in-bottle-System.

Patientensystem
Das Patienten-Schlauch-System ist autoklavierbar.

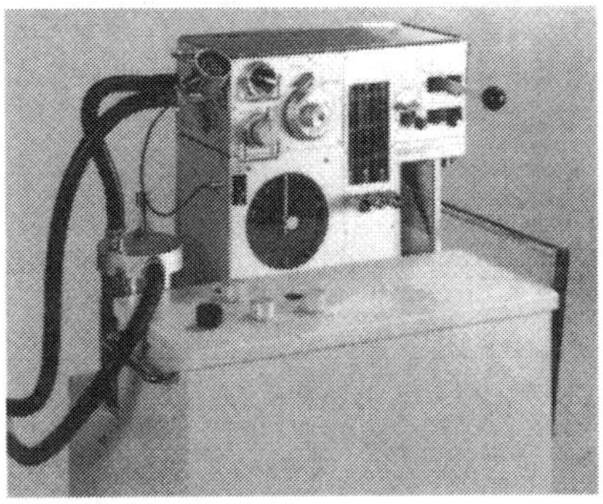

Engström ER 300

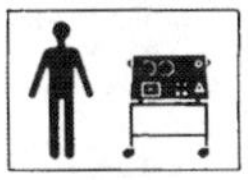

Engström
Erica

Richtpreis (DM ohne MwSt.):
29 500,-
Marktübersicht: Seite 21
Gerätedaten: Seite 119/121

Aufbau und Ausstattung
Das Langzeit-Beatmungsgerät Engström Erica hat ein Gewicht von 32 kg. Das rechteckige Metallgehäuse von 47 x 46 x 31 cm kann auf einem Fahrgestell transportiert oder an einer Wandschiene befestigt werden. Die Einstellungen werden überwiegend über Drehknöpfe auf der Frontseite vorgenommen. Das Gerät ist mit einem eingebauten Mischer ausgerüstet, Atemgasbefeuchtung und -verneblung sind möglich.

Das Gerät kann aus der zentralen Gasversorgung mit Druckluft bei Drücken zwischen 2900 und 5800 hPa oder Sauerstoff bei Drükken zwischen 3400 und 9810 hPa versorgt werden.

Einsatz und Anwendung
Das Gerät Erica ist als Langzeit-Beatmungsgerät für Erwachsene und Kinder konzipiert.

Klassifizierung
Mit dem Beatmungsgerät Erica lassen sich neben der synchronisierten und nicht synchronisierten Beatmung mit intermittierendem oder kontinuierlichem positivem Druck auch die synchronisierte intermittierende mandatorische Beatmung sowie das erweiterte mandatorische Minutenvolumen durchführen. Außerdem ermöglicht das Gerät die Spontanatmung des Patienten mit

Engström Erica

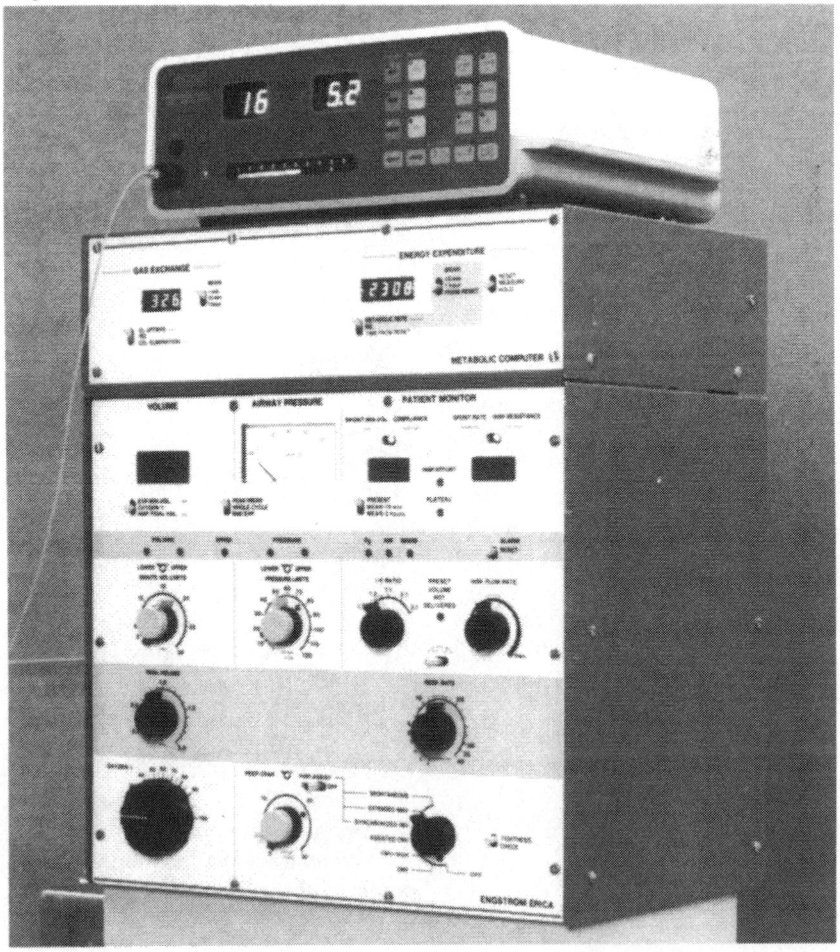

GSD Gerätebeschreibung

Inspirationshilfe – wahlweise unter kontinuierlichem positivem Atemwegsdruck.

Der Antrieb und Antriebssteuerung erfolgen pneumatisch und elektronisch. Das Antriebsprinzip ist ein volumen-zeit-gesteuertes Servosystem und kann vom Patienten getriggert werden.

Patientensystem
Das Patienten-Schlauch-System ist autoklavierbar.

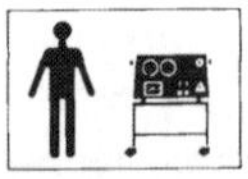

Hamilton Medical
Veolar

Richtpreis (DM ohne MwSt.):
34 000,-
Marktübersicht: Seite 21
Gerätedaten: Seite 119/121

Aufbau und Ausstattung
Das Langzeit-Beatmungsgerät Hamilton Medical Veolar hat ein Gewicht von 35 kg. Das rechteckige Metallgehäuse von 52 x 43 x 42 cm ist auf einem Fahrgestell montiert. Die Einstellungen werden überwiegend über Folientasten auf der Oberseite vorgenommen. Das Gerät ist mit einem eingebauten Mischer und Vernebler ausgerüstet. Eine Atemgasbefeuchtung ist optionell möglich.

Hamilton Veolar wird über das 220V-Stromnetz betrieben. Es kann mit Druckluft oder Sauerstoff aus der zentralen Gasversorgung bei Drükken zwischen 2000 und 8000 hPa versorgt werden.

Einsatz und Anwendung
Das Gerät Hamilton ist als Kurz- und Langzeit-Beatmungsgerät für Erwachsene und Kinder konzipiert.

Klassifizierung
Mit dem Veolar läßt sich neben der

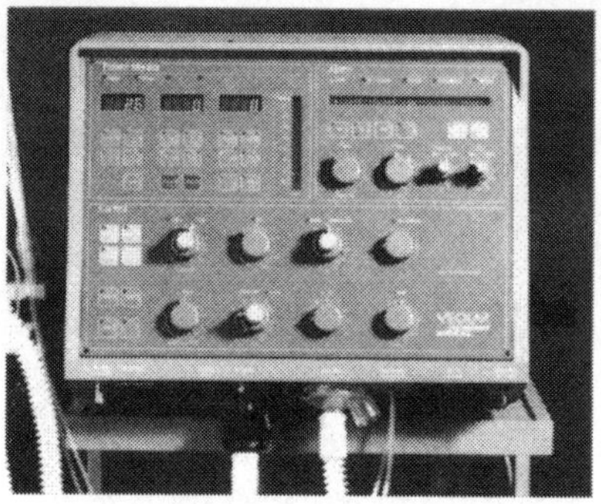

Hamilton Medical Veolar

synchronisierten und nicht synchronisierten Beatmung mit intermittierendem oder kontinuierlichem positivem Druck auch die synchronisierte intermittierende mandatorische Beatmung durchführen. Außerdem ermöglicht das Gerät die Spontanatmung des Patienten – wahlweise unter kontinuierlichem positivem Atemwegsdruck.

Der Antrieb und die Antriebssteuerung erfolgen pneumatisch und elektronisch. Das Antriebsprinzip ist ein zeit-flow-gesteuertes Servosystem.

Patientensystem
Das Patienten-Schlauch-System ist autoklavierbar.

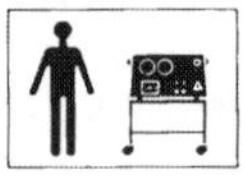

Heyer
Ohmeda CPU 1

Richtpreis (DM ohne MwSt.):
16 850,-
Marktübersicht: Seite 19
Gerätedaten: Seite 114/116

Aufbau und Ausstattung
Das pultförmige Gehäuse des Langzeit-Beatmungsgeräts Heyer Ohmeda CPU 1 kann auf einem Fahrgestell transportiert werden. Die Einstellungen werden überwiegend über Drehknöpfe vorgenommen.

Das Beatmungsgerät wird über das 220V-Stromnetz sowie mit Druckluft oder Sauerstoff aus der zentralen Gasversorgung bei Drükken zwischen 3000 und 6000 hPa betrieben. Die Medikamentenvernebblung ist vorgesehen, eine Atemgasbefeuchtung nachrüstbar.

Einsatz und Anwendung
Ohmeda CPU 1 ist als Langzeit-Beatmungsgerät für Intensivstationen konzipiert.

Klassifizierung
Mit dem CPU 1 lassen sich neben der synchonisierten und nicht synchronisierten Beatmung mit intermittierendem oder kontinuierlichem positivem Druck die Spontanatmung – wahlweise unter kontinuierlichem

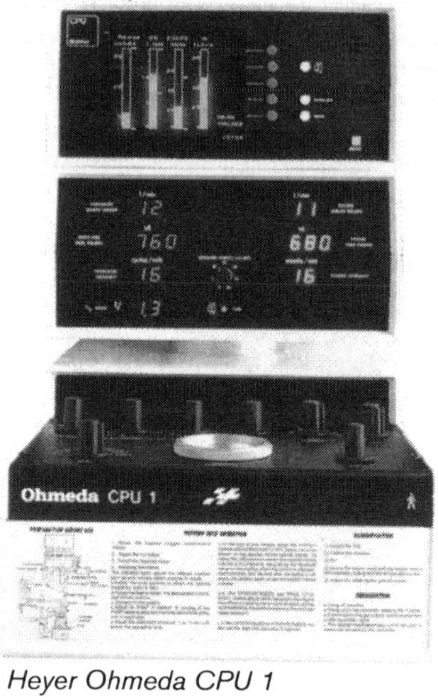

Heyer Ohmeda CPU 1

positivem Atemwegsdruck – und die intermittierende mandatorische Beatmung – auch synchronisiert - durchführen. Darüber hinaus wird die MMV ermöglicht.

Der Antrieb und Antriebssteuerung erfolgen pneumatisch und elektronisch mittels Mikroprozessor. Das Antriebsprinzip ist ein zeit-zeitgesteuertes Servosystem mit Patiententriggerung.

GSD Gerätebeschreibung

Patientensystem
Das Patienten-Schlauch-System ist autoklavierbar.

Besonderheiten
Ein direkter Vergleich der eingestellten mit den gelieferten Werten von Minutenvolumen, Atemzugvolumen und Frequenz ist möglich. Ein CPU-Monitor und ein CPU-Kompressor sind erhältlich.

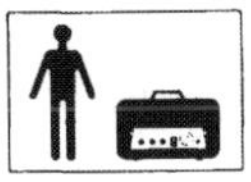

Heyer
Sekundant S2K

Richtpreis (DM ohne MwSt.):
2240,-
Marktübersicht: Seite 9
Gerätedaten: Seite 91/93

Aufbau und Ausstattung
Heyer Sekundant S2K ist ein Atemtherapiegerät, auf dessen rechteckigem Gehäuse ein Tragegriff angebracht ist. Die Einstellungen werden über Drehknöpfe vorgenommen. Das Gerät wird über das 220V-Stromnetz betrieben, ein geräuscharmer Kompressor ist integriert. Der mitgelieferte Medikamentenvernebler wird seitlich am Gerät befestigt.

Einsatz und Anwendung
Das Gerät Sekundant S2K ist ein Atemtherapiegerät zur assistierten Überdruckbeatmung. Es ist für Atemtherapien in Krankenhaus und Praxis sowie zu Hause vorgesehen.

Klassifizierung
Die einzige durchführbare Beatmungsform des Sekundant S2K ist die synchronisierte intermittierende Beatmung mit positivem Druck. Der Antrieb ist elektrisch, die Steuerung erfolgt pneumatisch. Die Umschaltung ist druckgesteuert, der Patient triggert von Exspiration auf Inspiration.

Patientensystem
Als Patienten-Schlauch-Systeme werden Einmalartikel angeboten.

Besonderheiten
Gegen einen Aufpreis ist das Gerät mit elektrischer Beheizung für eine Nebeltemperatur von ca. 33 bis 35 °C lieferbar.

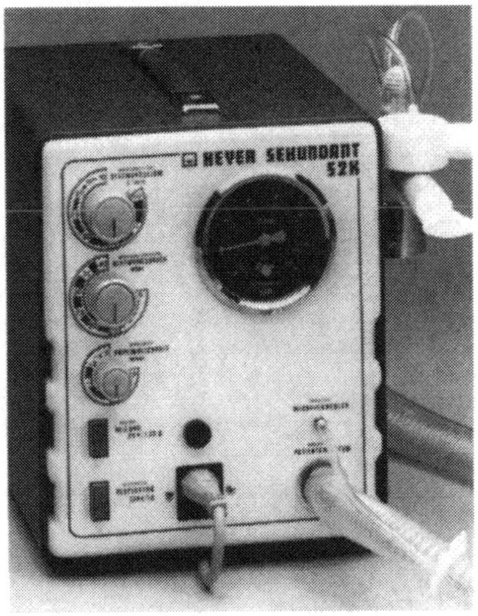

Heyer Sekundant S2K

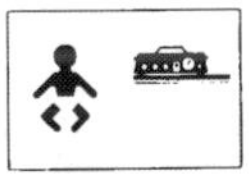

Heyer
Stephan CPAP-System

Richtpreis (DM ohne MwSt.):
4725,-*
Marktübersicht: Seite 15
Gerätedaten: Seite 106/108

Aufbau und Ausstattung
Das Reanimationsgerät Heyer Stephan CPAP-System ist ein mobiles Gerät mit einem Gewicht von 6 kg. Das rechteckige Gehäuse von 24 x 15 x 14 cm kann entweder auf einem Fahrgestell transportiert oder über vorgesehene Kupplungen an einer Wandschiene befestigt werden. Die Einstellungen werden über mechanisch regelbare Drehknöpfe vorgenommen.

Das Gerät wird über das 220V-Stromnetz betrieben. Die Luft-Sauerstoff-Mischung erfolgt wahlweise über einen eingebauten Mischer oder ein Doppelflowmeter.

Einsatz und Anwendung
Das Gerät Stephan CPAP-System ist speziell für die neonatale Intensivpflege von Früh- und Neugeborenen und die Reanimation von Neugeborenen im Kreißsaal ausgelegt.

Klassifizierung
Mit dem CPAP-System läßt sich eine Spontanatmung mit kontinuierlichem positivem Atemwegsdruck durchführen. Der Antrieb erfolgt pneumatisch, das Antriebssteuerung ist elektrisch. Das Gerät arbeitet nach dem Konstant-Flow-System.

Patientensystem
Das Patienten-Schlauch-System ist mit Heizung, Anfeuchtung sowie Ventilen ausgestattet und komplett autoklavierbar.

Besonderheiten
Die beheizte Anfeuchtung im Patientensystem erreicht Temperaturen zwischen 35 und 36 °C und eine relative Luftfeuchte von 95 bis 98 %. Die Absaugung für die Bronchialtoilette erfolgt optionell durch ein zwischen −100 und −500 hPa einstellbares Vakuum. Das Schlauchsystem ist auch beheizbar erhältlich.

* Preis für Ausführung mit Mischer; mit Doppelflowmeter: 3050,-

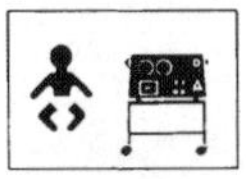

Heyer
Stephan Pädiatrie Respirator

Richtpreis (DM ohne MwSt.):
10 940,-
Marktübersicht: Seite 17
Gerätedaten: Seite 110/112

Gerätebeschreibung

Aufbau und Ausstattung

Das Langzeit-Beatmungsgerät Heyer Stephan Pädiatrie Respirator ist ein tragbares Gerät mit einem Gewicht von ca. 6,5 kg. Das rechteckige Metallgehäuse von 35 x 15 x 22 cm kann auch auf einem Fahrgestell transportiert oder an einer Wandschiene befestigt werden. Die Einstellungen werden über Drehknöpfe und Tastschalter auf der Frontseite vorgenommen. Das Gerät ist mit einem eingebauten Mischer ausgerüstet.

Das Beatmungsgerät wird über das 220V-Stromnetz bei einer Leistungsaufnahme von 400 W betrieben. Es kann mit Druckluft oder Sauerstoff aus der zentralen Gasversorgung bei Drücken zwischen 3500 und 5000 hPa versorgt werden.

Einsatz und Anwendung

Der Stephan Pädiatrie Respirator ist als Kurz- und Langzeit-Beatmungsgerät für Früh- und Neugeborene konzipiert.

Klassifizierung

Der Pädiatrie Respirator ermöglicht neben der Beatmung mit intermittierendem oder kontinuierlichem positivem Druck eine Spontanatmung – wahlweise unter kontinuierlichem positivem Atemwegsdruck – und die intermittierende mandatorische Beatmung.

Der Antrieb erfolgt pneumatisch, die Antriebssteuerung ist elektrisch. Das Antriebsprinzip ist ein Flow-Zerhacker, der Zeit-Zeit gesteuert wird.

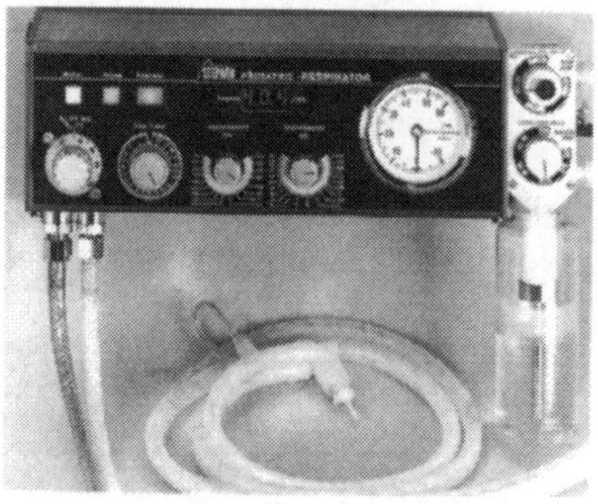

Heyer Stephan Pädiatrie Respirator

Patientensystem

Das Patienten-Schlauch-System enthält einen elektrisch beheizbaren Atemgasbefeuchter und ist bei 120 °C autoklavierbar.

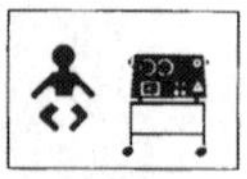

Heyer
Stephan Pädiatrie Respirator HF 300

Richtpreis (DM ohne MwSt.): 15 400,-

Marktübersicht: Seite 17
Gerätedaten: Seite 111/113

Aufbau und Ausstattung

Das Langzeit-Beatmungsgerät Heyer Stephan Pädiatrie Respirator HF 300 mit einem Gewicht von 11 kg und den Abmessungen von 36 x 13 x 18 cm kann auf einem Fahrgestell oder Gerätewagen transportiert werden und ist auch für die Montage an einem Wandschienensystem vorgerüstet. Die Einstellungen werden über mechanisch regelbare Drehknöpfe sowie Kodierschalter vorgenommen. Das Gerät ist mit einem eingebauten Mischer ausgerüstet.

Das Beatmungsgerät wird über das 220V-Stromnetz bei einer Leistungsaufnahme von 400 W betrieben. Es kann mit Druckluft oder Sauerstoff aus der zentralen Gasversorgung bei Drücken zwischen 3500 und 5000 hPa versorgt werden.

Einsatz und Anwendung

Der Pädiatrie Respirator HF 300 ist als Langzeit-Beatmungsgerät für die Intensivpflege von Früh- und Neugeborenen konzipiert.

Klassifizierung

Mit dem HF 300 lassen sich neben der Beatmung mit intermittierendem oder kontinuierlichem positivem Druck die Spontanatmung – auch unter kontinuierlichem positivem Atemwegsdruck –, die intermittierende mandatorische und eine Hochfrequenzbeatmung durchführen.

Der Antrieb erfolgt pneumatisch, die Antriebssteuerung ist elektronisch. Das Antriebsprinzip ist ein zeit- zeitgesteuerter Flow-Zerhacker.

Patientensystem

Das Patienten-Schlauch-System enthält einen elektrisch beheizbaren Atemgasbefeuchter mit Temperaturfühler und ist autoklavierbar.

Heyer Stephan Pädiatrie Respirator HF 300

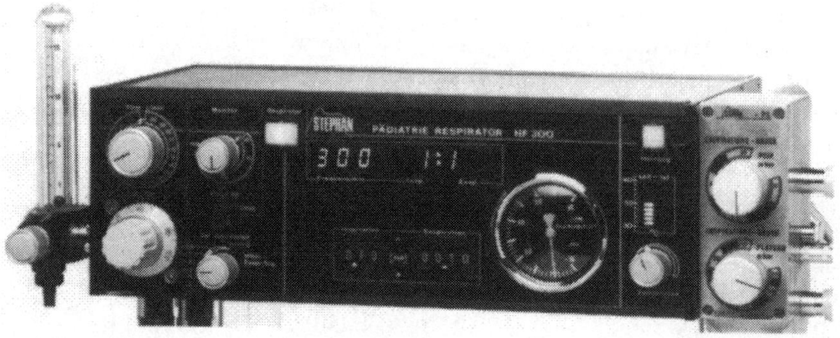

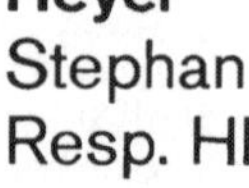

Heyer
Stephan Pädiatrie Resp. HF 300 SIMV

Richtpreis (DM ohne MwSt.): 19 530,-

Marktübersicht: Seite 18
Gerätedaten: Seite 111/113

GSD Gerätebeschreibung

Aufbau und Ausstattung
Das Langzeit-Beatmungsgerät Heyer Stephan Pädiatrie Resp. HF 300 SIMV ist ein mobiles Gerät mit einem Gewicht von 15 kg. Das rechteckige Metallgehäuse von 35 x 15 x 22 cm kann auf einem Fahrgestell oder Gerätewagen transportiert werden und ist auch für die Montage an einem Wandschienensystem ausgerüstet. Die Einstellungen werden über Drehknöpfe, Kodier- und Tastschalter auf der

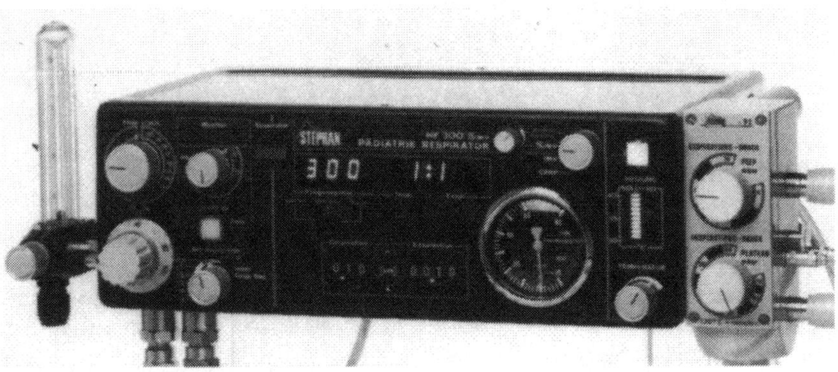

Heyer Stephan Pädiatrie Resp. HF 300 SIMV

Frontseite vorgenommen. Das Gerät ist mit einem eingebauten Mischer ausgerüstet.

Das Beatmungsgerät wird über das 220V-Stromnetz bei einer Leistungsaufnahme von 400 W betrieben. Es kann mit Druckluft oder Sauerstoff aus der zentralen Gasversorgung bei Drücken zwischen 3500 und 5000 hPa versorgt werden.

Einsatz und Anwendung
Der Pädiatrie Respirator HF 300 SIMV ist als Kurz- und Langzeit-Beatmungsgerät für Früh- und Neugeborene konzipiert.

Klassifizierung
Mit dem HF 300 SIMV lassen sich neben der synchronisierten und nicht synchronisierten Beatmung mit intermittierendem oder kontinuierlichem positivem Druck auch die Spontanatmung – wahlweise unter kontinuierlichem positivem Atemwegsdruck –, die intermittierende mandatorische Beatmung – auch synchronisiert – und alternativ auch eine Hochfrequenzbeatmung durchführen.

Der Antrieb erfolgt pneumatisch, die Antriebssteuerung ist elektrisch. Das Antriebsprinzip ist ein zeit-zeitgesteuerter Flow-Zerhacker.

Patientensystem
Das Patienten-Schlauch-System enthält einen elektrisch beheizbaren Atemgasbefeuchter mit Temperaturfühler und ist autoklavierbar.

Heyer
Stephan Reanimator

Richtpreis (DM ohne MwSt.): 7550,-*
Marktübersicht: Seite 16
Gerätedaten: Seite 107/109

Aufbau und Ausstattung
Das Reanimationsgerät Heyer Stephan Reanimator ist ein mobiles Gerät mit einem Gewicht von 6 kg. Das rechteckige Gehäuse von 36 x 15 x 14 cm kann entweder auf einem Fahrgestell transportiert oder an einer Wandschiene mit entsprechenden zur Standardausführung gehörenden Kupplungen befestigt werden. Die Einstellungen werden über mechanisch regelbare Drehknöpfe vorgenommen.

Das Gerät wird über das 220V-Stromnetz betrieben. Auf Wunsch wird der Reanimator für andere Spannungen ausgelegt. Er wird mit Sauerstoff oder Druckluft bei Drükken zwischen 3500 und 5000 hPa gespeist. Die Luft-Sauerstoff-Mischung erfolgt wahlweise über einen eingebauten Mischer oder ein Doppelflowmeter.

Einsatz und Anwendung
Das Gerät Stephan Reanimator ist speziell für die Notfallbeatmung im Krankenwagen und am Transport-Inkubator ausgelegt. Eine Kurzzeit-Beatmung ist ebenfalls möglich.

Klassifizierung
Neben der Beatmung mit intermittierendem oder kontiuierlichem positivem Druck sind die Spontanatmung auch unter kontinuierlichem positivem Atemwegsdruck und eine manuelle Blähung der Lungen des Patienten möglich. Der Antrieb erfolgt pneumatisch, das Antriebssteuerung ist elektrisch. Das Gerät arbeitet nach dem Konstant-Flow-System, wobei die Umschaltung zeit-zeit-gesteuert ist und manuell ausgelöst werden kann.

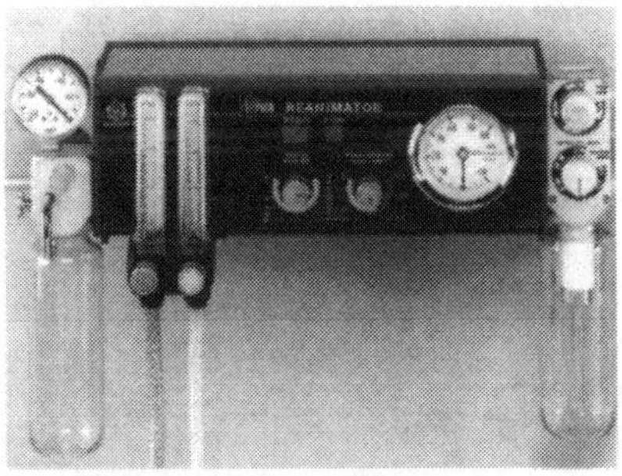

Heyer Stephan Reanimator

Patientensystem
Das Patienten-Schlauch-System mit Heizung, Anfeuchtung und Ventilen erhältlich und komplett autoklavierbar.

Besonderheiten
Die beheizte Anfeuchtung erreicht

* Preis für Ausführung mit Mischer; mit Doppelflowmeter: 6250,-

Temperaturen zwischen 35 und 36 °C und eine relative Luftfeuchte von 95 bis 98 %. Die Absaugung der Bronchialtoilette erfolgt optionell durch ein einstellbares Vakuum.

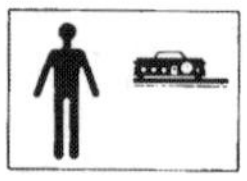

Heyer
Stephan Respirator ABV

Richtpreis (DM ohne MwSt.):
7200,-
Marktübersicht: Seite 14
Gerätedaten: Seite 103/105

Aufbau und Ausstattung
Das Kurzzeit-Beatmungsgerät Heyer Stephan Respirator ABV ist ein fahrbares Gerät mit einem Gewicht von 15 kg. Das rechteckige Metallgehäuse von 35 x 30 x 20 cm kann entweder auf einem Fahrgestell transportiert oder an einer Wandschiene befestigt werden. Die Einstellungen werden auf der Frontseite über Tasten und Drehknöpfe vorgenommen.

Das Gerät wird über das 220V-Stromnetz betrieben und kann mit Druckluft oder Sauerstoff aus der zentralen Gasversorgung oder aus Flaschen bei Drücken zwischen 1000 und 5000 hPa versorgt werden. Alternativ läßt es sich auch über das 12V-Bordnetz eines Rettungsfahrzeugs betreiben. Medikamentenverneblung und Anfeuchtung der Atemgase sind vorgesehen.

Einsatz und Anwendung
Das Gerät Stephan Respirator ABV ist für die Beatmung und Narkosebeatmung von Neugeborenen und Erwachsenen in der Klinik und im Rettungsfahrzeug ausgelegt.

Klassifizierung
Mit dem Respirator ABV läßt sich neben der synchonisierten und nicht synchronisierten Beatmung mit intermittierendem oder kontinuierlichem positivem Druck auch die intermittierende mandatorische Beatmung durchführen. Außerdem ermöglicht das Gerät die Spontanatmung des Patienten.

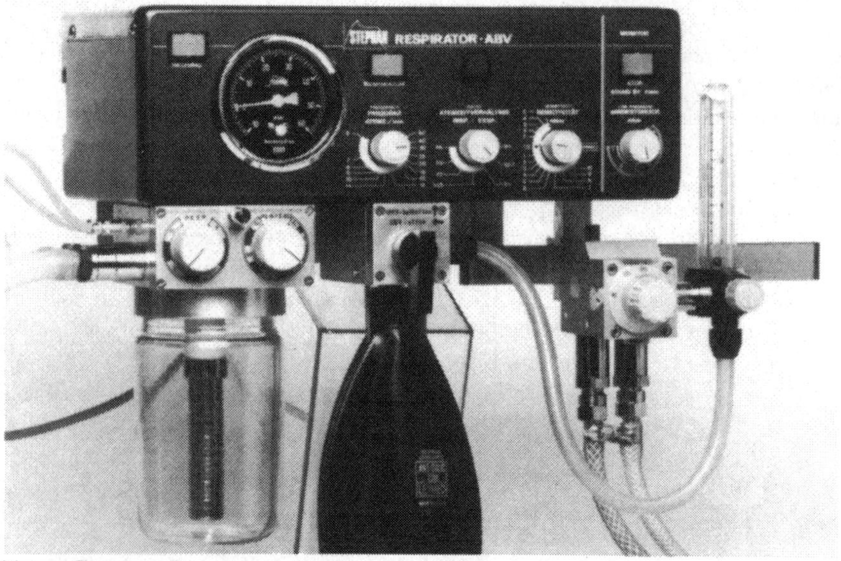

Heyer Stephan Respirator ABV

Der Antrieb erfolgt pneumatisch, die Antriebssteuerung ist elektrisch. Das Gerät arbeitet nach dem Flow-Zerhacker-Prinzip mit Zeit-Zeit-Umschaltsteuerung oder Patiententriggerung.

Patientensystem
Das Patienten-Schlauch-System ist in autoklavierbarer Ausführung erhältlich. Das Kinder-Schlauchsystem ist beheizt.

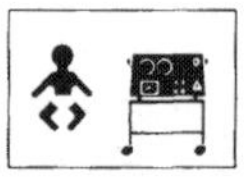

Heyer
Stephan SIMV-Monitor-Respirator

Richtpreis (DM ohne MwSt.):
16 530,-
Marktübersicht: Seite 18
Gerätedaten: Seite 111/113

Aufbau und Ausstattung
Das Langzeit-Beatmungsgerät Heyer Stephan SIMV-Monitor-Respirator mit einem Gewicht von 7,5 kg und den Abmessungen von 36 x 13 x 18 cm kann auf einem Fahrgestell transportiert werden und ist auch für die Montage an ein Wandschienensystem vorgerüstet. Die Einstellungen werden über mechanisch regelbare Drehknöpfe vorgenommen. Das Gerät ist mit einem eingebauten Mischer ausgerüstet.

Das Beatmungsgerät wird über das 220V-Stromnetz betrieben. Es kann mit Druckluft oder Sauerstoff aus der zentralen Gasversorgung bei Drücken zwischen 3500 und 5000 hPa versorgt werden.

Einsatz und Anwendung
Der SIMV-Monitor-Respirator ist als Langzeit-Beatmungsgerät für die Intensivpflege von Früh- und Neugeborenen konzipiert.

Klassifizierung
Mit dem SIMV-Monitor-Respirator lassen sich neben der synchronisierten und nicht synchronisierten Beatmung mit intermittierendem oder kontinuierlichem positivem Druck auch die Spontanatmung – auch un-

ter kontinuierlichem positivem Atemwegsdruck – und die intermittierende mandatorische Beatmung – auch synchronisiert – durchführen.

Der Antrieb erfolgt pneumatisch, die Antriebssteuerung ist elektrisch. Das Antriebsprinzip ist ein zeit-zeitgesteuerter Flow-Zerhacker.

Patientensystem
Das Patienten-Schlauch-System enthält einen elektrisch beheizbaren Atemgasbefeuchter und ist bei 120 °C komplett autoklavierbar.

Hospal
H 505

Richtpreis (DM ohne MwSt.): 1820,-
Marktübersicht: Seite 8
Gerätedaten: Seite 90/92

Aufbau und Ausstattung
Das Atemtherapiegerät Hospal H 505 ist ein mobiles Gerät mit einem Gewicht von 2 kg. Das rechteckige Gehäuse von 16,5 x 18 x 11,5 cm kann entweder

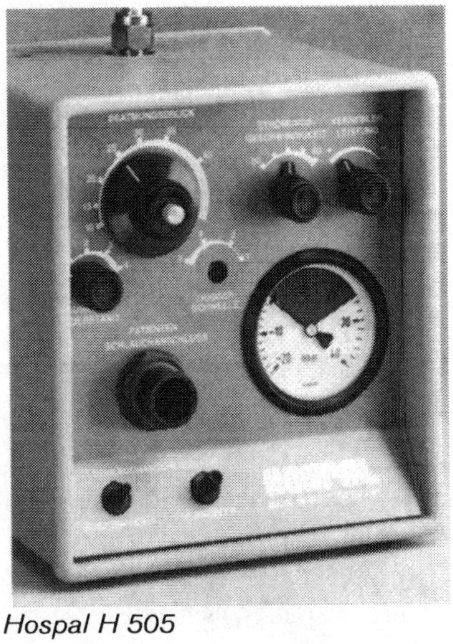
Hospal H 505

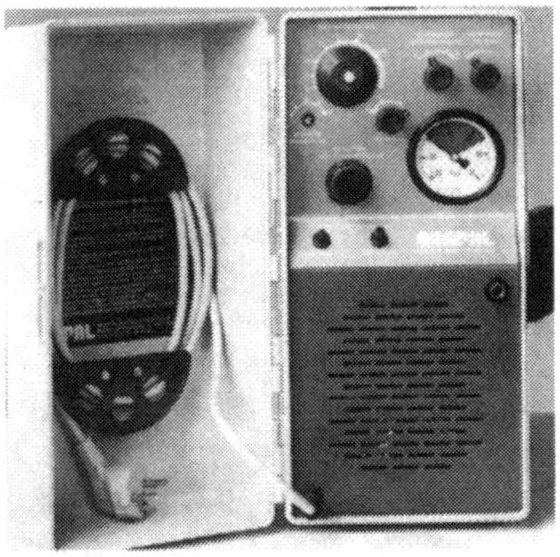
Hospal H 515

auf einem Fahrgestell transportiert oder an einer Wandschiene bzw. mit einer Flaschenhalterung an einer Sauerstoffflasche befestigt werden. Eine Flaschenverkleidung ist ebenfalls lieferbar. Die Parameter-Einstellungen werden über Drehknöpfe vorgenommen.

Das Gerät kann mit Druckluft oder Sauerstoff aus der zentralen Gasversorgung bei Drücken zwischen 3500 und 8000 hPa versorgt werden. Die Verneblung von Medikamenten ist vorgesehen.

Einsatz und Anwendung
Das Gerät Hospal H 505 ist für die assistierte Beatmungs- und Inhalationstherapie in Krankenhaus und Praxis ausgelegt. Atemwegserkrankungen wie Lungenemphyseme, Asthma und Bronchitis gehören zu seinen Anwendungsschwerpunkten.

Klassifizierung
Die einzige durchführbare Beatmungsform ist die synchronisierte intermittierende Beatmung mit positivem Druck. Der Antrieb und die Antriebssteuerung erfolgen pneumatisch. Das Gerät arbeitet mit einem einstellbaren dezelerierenden Flow, die Umschaltung ist druckgesteuert und patientengetriggert.

Patientensystem
Als Patienten-Schlauch-Systeme weden Einmalartikel angeboten; ein entsprechender Haltearm kann ebenfalls erworben werden.

Besonderheiten
Der Ausatemwiderstand kann stufenlos eingestellt werden. Das Gerät läßt sich auch in explosionsgefährdeten Räumen einsetzen.

Hospal
H 515

Richtpreis (DM ohne MwSt.): 1990,-
Marktübersicht: Seite 8
Gerätedaten: Seite 91/93

Aufbau und Ausstattung
Das Atemtherapiegerät Hospal H 515 ist ein mobiles Gerät mit einem Gewicht von 9,1 kg. Das rechteckige Gehäuse von 30 x 30 x 15 cm ist als Tragekoffer ausgerüstet. Die Parameter-Einstellungen werden über Drehknöpfe vorgenommen.

Das Gerät wird über das 220V-Stromnetz betrieben, der geräuscharme Kompressor hat eine Leistungsaufnahme von 160 W. In einer Sonderausführung kann es durch einen integrierten 12V-Kompressor beispielsweise aus einem Autoakku versorgt werden. Die Verneblung von Medikamenten ist vorgesehen.

Einsatz und Anwendung
Das Gerät Hospal H 515 ist für die assistierte Beatmungs- und Inhalationstherapie vorgesehen und speziell für Heimpatienten und für die Praxis ohne zentrale Druckanlage ausgelegt. In einer Sonderausführung läßt es sich über das Bordnetz von Rettungsfahrzeugen betreiben. Atemwegserkrankungen wie Lungenemphyseme, Asthma und Bronchitis gehören zu seinen Anwendungsschwerpunkten.

Klassifizierung
Die einzige durchführbare Beat-

Gerätebeschreibung

mungsform des Hospal H 515 ist die synchronisierte intermittierende Beatmung mit positivem Druck. Der Antrieb ist elektrisch, die Steuerung erfolgt pneumatisch. Das Gerät arbeitet mit einem einstellbaren dezelerierenden Flow. Die Umschaltung ist druckgesteuert und wird vom Patienten getriggert.

Patientensystem
Als Patienten-Schlauch-Systeme werden Einmalartikel angeboten; ein entsprechender Haltearm kann ebenfalls erworben werden.

Besonderheiten
Der Atemwiderstand kann stufenlos eingestellt werden.

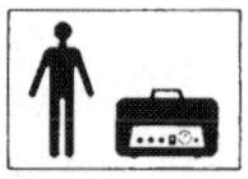

Hoyer
Solvet

Richtpreis (DM ohne MwSt.):
3000,-
Marktübersicht: Seite 10
Gerätedaten: Seite 94/96

Aufbau und Ausstattung
Das Atemtherapiegerät Hoyer Solvet ist ein tragbares Gerät mit einem Gewicht von 2,1 kg. Das rechteckige Plastikgehäuse hat Abmessungen von 24 x 8 x 24 cm. Ein-Aus-und Volumeneinstellung erfolgen durch Tasten auf der Frontplatte.

Mit einem Kombischalter wählt man die Versorgung mit Druckluft oder Sauerstoff an. Hoyer Solvet ist außerdem an das 220V-Stromnetz anzuschließen. Die Anfeuchtung des Atemgases und Medikamentenverneblung sind möglich.

Einsatz und Anwendung
Das Gerät Hoyer Solvet bietet eine hochfrequente Atemtherapie für jedes Alter. Seine Anwendung erfolgt bei spontan atmenden intubierten Patienten oder mit Mundstück bzw. Atemmaske.

Klassifizierung
Die einzige durchführbare Beatmungsform des Hoyer Solvet ist die Hochfrequenz-Atemtherapie. Der Antrieb erfolgt elektrisch, die Umschaltung ist zeit-zeit-gesteuert. Das Gerät arbeitet mit einem Flow-Zerhacker.

Patientensystem
Das Patienten-Schlauch-System ist autoklavierbar.

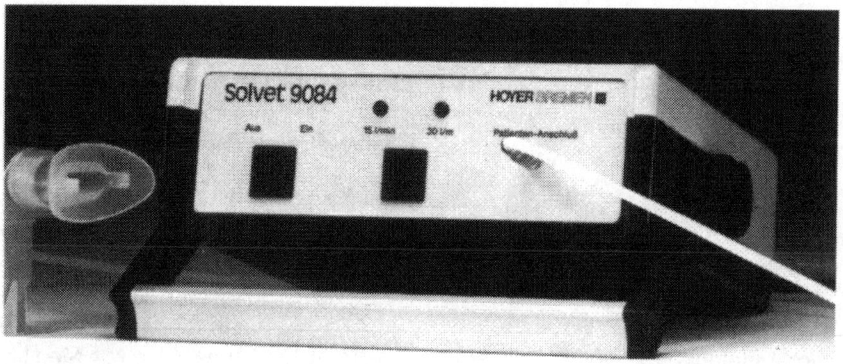

Hoyer Solvet

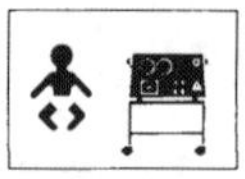

Kontron
Sechrist IV–100-B-M

Richtpreis (DM ohne MwSt.):
15 550,-
Marktübersicht: Seite 17
Gerätedaten: Seite 111/117

Aufbau und Ausstattung
Das Langzeit-Beatmungsgerät Kontron Secrist IV–100-B-M ist ein mobiles Gerät mit einem Gewicht von 10 kg. Das pultförmige Gehäuse von 36 x 33 x 23 cm kann auf einem Fahrgestell transportiert oder an ein Wandschienensystem montiert werden. Die Einstellungen werden über Drehknöpfe und Tastschalter vorgenommen. Der Atemgasmischer ist am Gehäuse des Geräts fest angebracht.

Das Beatmungsgerät wird über das 220V-Stromnetz bei einer Leistungsaufnahme von 30 W oder 12 V Gleichspannung betrieben. Es kann mit Druckluft oder Sauerstoff aus der zentralen Gasversorgung gespeist werden.

Einsatz und Anwendung
Der Sechrist IV–100-B-M ist als Langzeit-Beatmungsgerät für Früh- und Neugeborene sowie Kleinkinder konzipiert.

Klassifizierung
Mit dem IV–100-B-M läßt sich neben der Beatmung mit intermittierendem oder kontinuierlichem positivem Druck die intermittierende mandatorische Beatmung oder optionell eine Hochfrequenzbeatmung durchführen. Außerdem ermöglicht das Gerät die Spontanatmung des Patienten auch unter kontinuierlichem postivem Atemwegsdruck.

Der Antrieb erfolgt pneumatisch, die Antriebssteuerung ist elektrisch. Die Umschaltsteuerung ist zeit-zeitgesteuert.

Patientensystem
Das Patientensystem aus Tyon ist autoklavierbar.

Besonderheiten
3 Befeuchtersysteme stehen zur Auswahl: Das Topmodell mit beheizter Befeuchterkammer und beheiztem Inspirationsschlauch ist doppelt temperaturgeregelt.

ⓈⓈⓓ Gerätebeschreibung

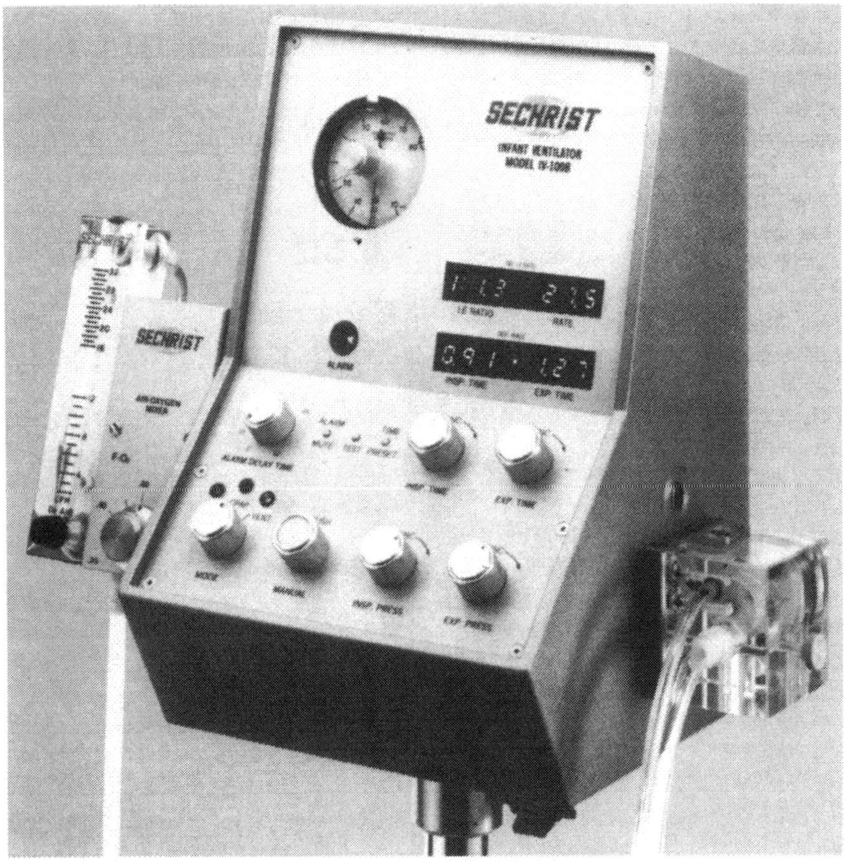

Kontron Sechrist IV–100-B-M

Medco
Assistojet

Richtpreis (DM ohne MwSt.): 4875,-
Marktübersicht: Seite 14
Gerätedaten: Seite 103/105

Aufbau und Ausstattung
Das Kurzzeit-Beatmungsgerät Medco Assistojet ist ein tragbares Gerät mit einem Gewicht von ca. 5 kg. Das rechteckige Gehäuse von 40 x 19 x 30 cm kennzeichnet es als Tischgerät. Die Einstellungen werden über Tasten bzw. Kodierschalter vorgenommen.

Das Gerät kann mit Druckluft oder Sauerstoff aus der zentralen Gasversorgung bei Drücken zwischen 4000 und 6000 hPa versorgt werden. Für den Betrieb ist außerdem ein Netzanschluß notwendig. Die Medikamentenverneblung ist vorgesehen, ein Langzeitbefeuchter ist erhältlich.

Einsatz und Anwendung
Das Gerät Medco Assistojet ist insbesondere für die Hochfrequenzbeatmung während Bronchoskopie und zur Therapie von Verschleimungen sowie zur Ruhigstellung der Lunge (Diffusionsbeatmung) oder Beatmung mit besonders niedrigem Beatmungsdruck vorgesehen. Auch zum Einsatz während Kurzzeit-Narkosen ist es ausgelegt.

Klassifizierung
Die einzige durchführbare Beatmungsform des Assistojet ist die Hochfrequenz-Jet-Beatmung. Der Antrieb erfolgt pneumatisch, die Antriebssteuerung ist elektrisch. Außerdem ermöglicht das Gerät die Spontanatmung des Patienten. Das Gerät arbeitet nach dem Flow-Zerhacker-Prinzip mit Zeit-Zeit-Umschaltsteuerung.

Patientensystem
Das Patienten-Schlauch-System ist in autoklavierbarer Ausführung erhältlich.

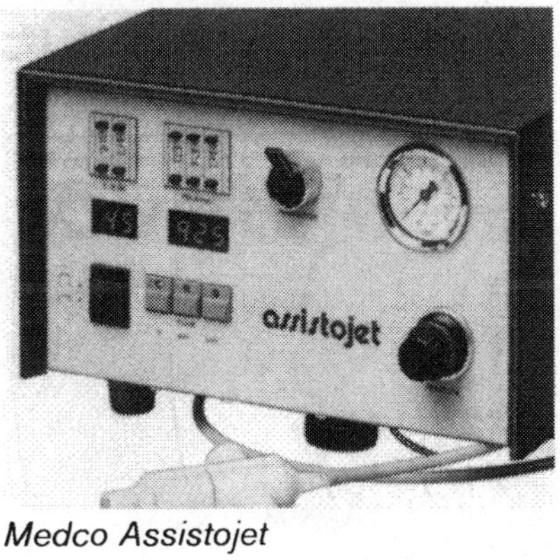

Medco Assistojet

Medicap
Fluidic mi 2

Richtpreis (DM ohne MwSt.): 1840,-
Marktübersicht: Seite 8
Gerätedaten: Seite 90/92

Aufbau und Ausstattung
Das Atemtherapiegerät Medicap Fluidic mi 2 ist ein tragbares Gerät mit einem Gewicht von ca. 7,5 kg. Das abgeschrägte Gehäuse von 27 x 17 x 38 cm kennzeichnet es als Tischgerät. Die Einstellungen werden über Drehknöpfe vorgenommen.

Das Gerät wird über das 220V-Stromnetz betrieben. Der geräuscharme Kompressor benötigt eine Leistung von 160 W. Die Verneblung von Medikamenten ist vorgesehen.

Einsatz und Anwendung
Das Gerät Fluidic mi 2 ist für die assi-

Gerätebeschreibung

stierte Beatmungs- und Inhalationstherapie von Erwachsenen vorgesehen und speziell für den Heimbetrieb ausgelegt. Atemwegserkrankungen wie Asthma und Bronchitis sowie Atemtraining gehören zu seinen Anwendungsschwerpunkten.

Klassifizierung
Die einzige durchführbare Beatmungsform des Fluidic mi 2 ist die synchronisierte intermittierende Beatmung mit positivem Druck. Der Antrieb erfolgt elektrisch, die Steuerung pneumatisch. Das Gerät arbeitet mit einem einstellbaren dezelerierenden Flow, wobei die Umschaltung druckgesteuert ist und vom Patienten getriggert wird.

Patientensystem
Als Patienten-Schlauch-Systeme werden Einmalartikel angeboten.

Besonderheiten
Der Ausatemwiderstand kann stufenlos eingestellt werden.

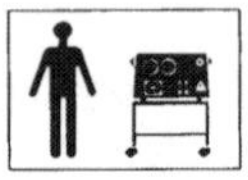

Medicap
Fluidic mi 3

Richtpreis (DM ohne MwSt.): 1690,-
Marktübersicht: Seite 8
Gerätedaten: Seite 90/92

Aufbau und Ausstattung
Das Atemtherapiegerät Medicap Fluidic mi 3 ist ein mobiles Gerät mit einem Gewicht von 2,5 kg. Das abgeschrägte Gehäuse von 27 x 17 x 19 cm kann entweder auf einem Fahrgestell transportiert oder an einer Wandschiene befestigt bzw. als Tischgerät eingesetzt werden. Die Einstellungen werden über Drehknöpfe vorgenommen.

Das Gerät kann mit Druckluft oder Sauerstoff aus der zentralen Gasversorgung bei Drücken zwischen 2000 und 6000 hPa versorgt werden. Die Verneblung von Medikamenten kann durchgeführt werden.

Einsatz und Anwendung
Das Gerät Fluidic mi 3 ist für die assistierte Beatmungs- und Inhalationstherapie vorgesehen und speziell für den klinischen Einsatz ausgelegt. Atemwegserkrankungen wie Asthma und Bronchitis und andere infektiöse und bronchospastische Veränderungen der Lunge gehören zu seinen Anwendungsschwerpunkten.

Klassifizierung
Die einzige durchführbare Beatmungsform des Fluidic mi 3 ist die synchronisierte intermittierende Beatmung mit positivem Druck. Der Antrieb und die Antriebssteuerung erfolgen pneumatisch. Das Gerät arbeitet mit einem einstellbaren dezelerierenden Flow, wobei die Umschaltung druckgesteuert ist und vom Patienten getriggert wird.

Patientensystem
Als Patienten-Schlauch-Systeme werden Einmalartikel angeboten.

Besonderheiten
Der Ausatemwiderstand kann stufenlos eingestellt werden.

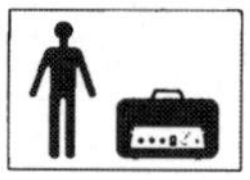

Megamed
Assistomat

Richtpreis (DM ohne MwSt.): 35 000,-
Marktübersicht: Seite 22
Gerätedaten: Seite 119/121

Aufbau und Ausstattung
Das Langzeit-Beatmungsgerät Megamed Assistomat hat ein Gewicht von 17 kg. Das rechteckige Metallgehäuse mit separaten Einheiten für die Elektronik und Pneumatik von 43 x 27 x 32 cm kann auf einem Fahrgestell transportiert oder an einer Wandschiene befestigt werden. Die Einstellungen werden überwiegend über Drehknöpfe auf der Frontseite vorgenommen. Das Gerät ist mit einem eingebauten Mischer und Befeuchter ausgerüstet.

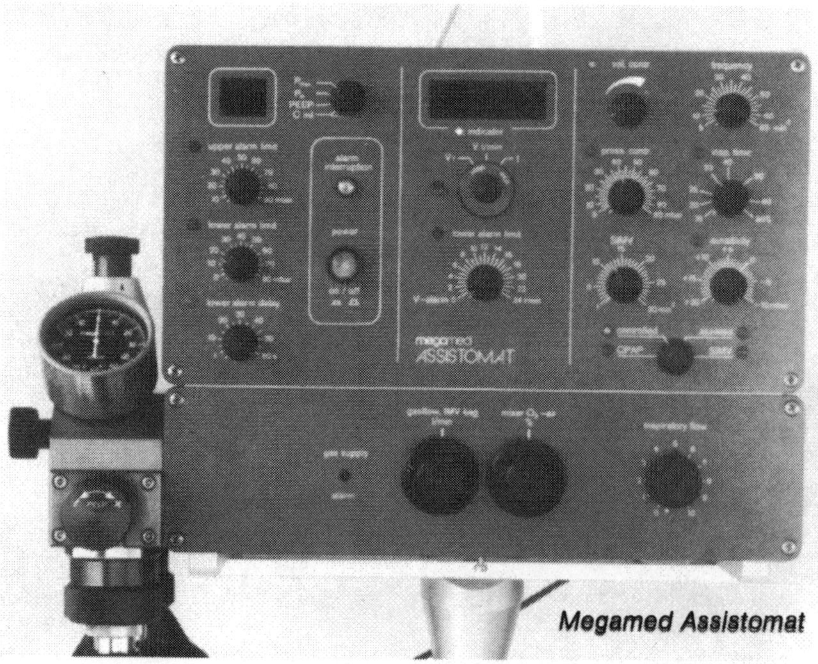

Megamed Assistomat

ⓖⓢⓓ Gerätebeschreibung

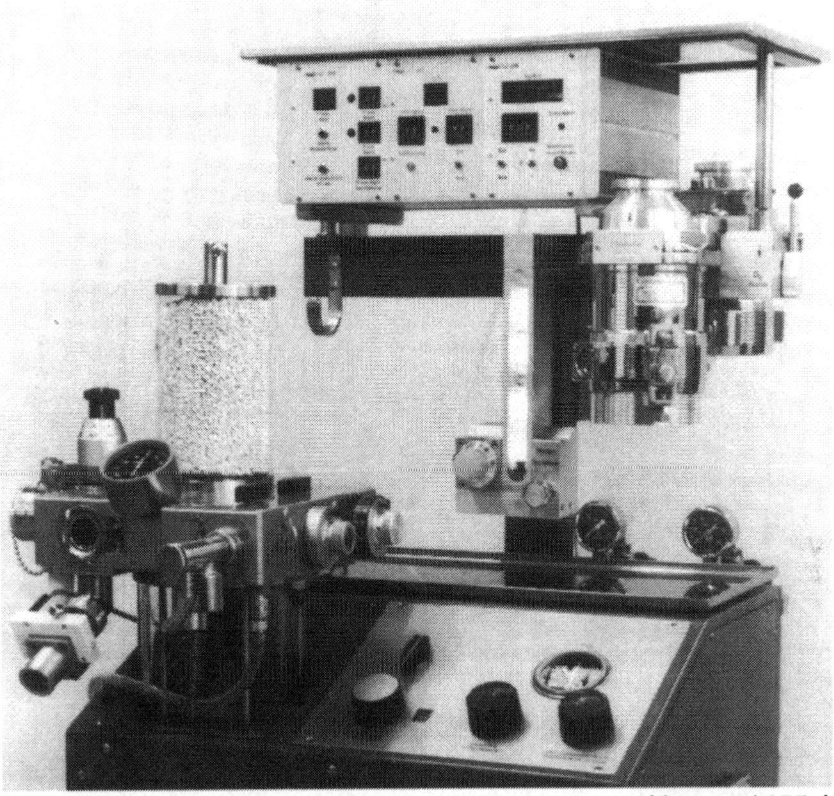

Megamed 077 A

Es kann über das 220V-Stromnetz betrieben werden; optionell ist auch Akkubetrieb möglich. Außerdem wird es mit Druckluft oder Sauerstoff aus der zentralen Gasversorgung bei Drücken zwischen 3500 und 7000 hPa versorgt.

Einsatz und Anwendung
Der Assistomat ist als Kurz- und Langzeit-Beatmungsgerät für Erwachsene und Kleinkinder konzipiert.

Klassifizierung
Mit dem Assistomat läßt sich neben der synchronisierten und nicht synchronisierten Beatmung mit intermittierendem oder kontinuierlichem positivem Druck auch die intermittierende mandatorische Beatmung – wahlweise synchronisiert – durchführen. Außerdem ermöglicht das Gerät die Spontanatmung des Patienten - auch unter kontinuierlichem positivem Atemwegsdruck.

Der Antrieb und die Antriebssteuerung erfolgen pneumatisch und elektronisch. Das Antriebsprinzip ist zeit-zeit-gesteuert und kann vom Patienten getriggert werden.

Patientensystem
Das Patienten-Schlauch-System ist autoklavierbar.

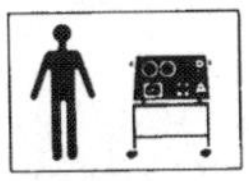

Megamed
077 A

Richtpreis (DM ohne MwSt.):
51 000,-
Marktübersicht: Seite 23
Gerätedaten: Seite 123/125

Aufbau und Ausstattung
Das Langzeit-Beatmungsgerät Megamed 077 A hat ein Gewicht von 130 kg. Das Gerät hat auf einem Fahrgestell mit Schubladenblock, Reservegas-Flaschenhalterung und eingebautem Kompressor montiert die Abmessungen 51 x 57 x 146 cm und ist an das 220V-Stromnetz anzuschließen. Die Einstellungen werden mit Drehreglern auf einem abgeschrägten Panel vorgenommen. Das Gerät ist mit einem eingebauten Mischer ausgerüstet, die Anfeuchtung des Atemgases optionell vorgesehen.

Einsatz und Anwendung
Das Gerät 077 A ist als Langzeit- und Anästhesie-Beatmungsgerät für Erwachsene konzipiert.

Klassifizierung
Mit dem 077 A läßt sich die nicht synchronisierte Beatmung mit intermittierendem oder kontinuierlichem positivem Druck durchführen. Optionell ist die intermittierende mandatorische Beatmung möglich. Außerdem ermöglicht das Gerät die Spontanatmung des Patienten auf verschiedenen Druckniveaus.

Der Antrieb und die Antriebssteuerung erfolgen pneumatisch. Das Antriebsprinzip ist volumen-druck-zeit-gesteuert.

Patientensystem
Das Patienten-Schlauch-System ist autoklavierbar.

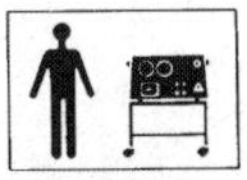

Megamed
700 B

Richtpreis (DM ohne MwSt.):
40 500,-
Marktübersicht: Seite 22
Gerätedaten: Seite 122/124

Aufbau und Ausstattung
Das Langzeit-Beatmungsgerät Megamed 700 B hat ein Gewicht von 80 kg. Montiert auf einem pulverbe-

schichteten Aluminium-Gestell mit Schubladenblock und Reservegas-Flaschenhalterung hat es die Abmessungen 54 x 137 x 60 cm. Die Einstellungen werden überwiegend über Drehknöpfe auf der Frontplatte vorgenommen. Das Gerät ist mit einem eingebauten Mischer ausgerüstet, die Atemgasanfeuchtung optionell erhältlich.

Es muß mit Druckluft und Sauerstoff aus der zentralen Gasversorgung bei Drücken zwischen 3000 und 7000 hPa versorgt und an das 220V-Netz angeschlossen werden.

Einsatz und Anwendung

Das Gerät 700 B ist als Langzeit- und Narkose-Beatmungsgerät für Erwachsene und Kinder konzipiert.

Klassifizierung

Mit dem 700 B läßt sich neben der synchronisierten und nicht synchronisierten Beatmung mit intermittierendem oder kontinuierlichem positivem Druck auch die intermittierende mandatorische Beatmung – mit dem 700 C auch synchronisiert – durchführen. Außerdem ermöglicht das Gerät die Spontanatmung des Patienten – wahlweise unter kontinuierlichem positivem Atemwegsdruck.

Der Antrieb und die Antriebssteuerung erfolgen pneumatisch. Das Antriebsprinzip ist volumen-zeitgesteuert.

Patientensystem

Das Patienten-Schlauch-System ist autoklavierbar.

Megamed 700 B

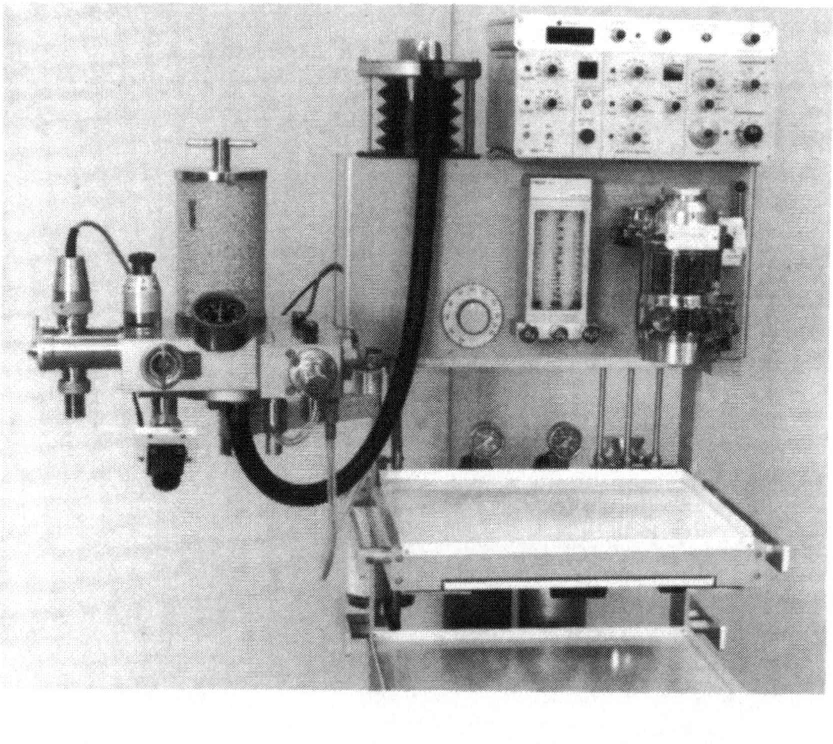

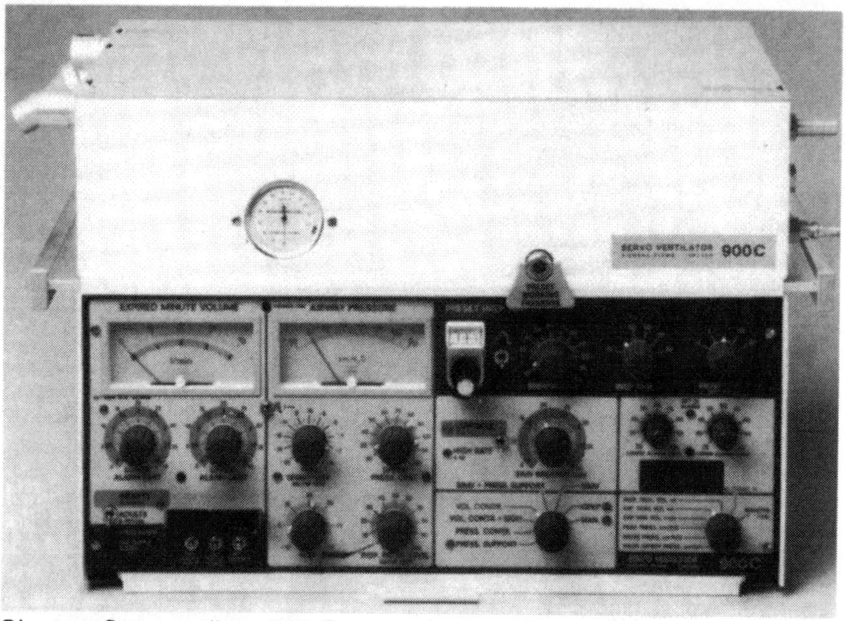

Siemens Servoventilator 900 C

Siemens
Servoventilator 900 C

Richtpreis (DM ohne MwSt.):
36 950,-
Marktübersicht: Seite 22
Gerätedaten: Seite 119/121

Aufbau und Ausstattung

Das Langzeit-Beatmungsgerät Siemens Servoventilator 900 C hat ein Gewicht von 19 kg. Das rechteckige Metallgehäuse von 50 x 32 x 23 cm kann auf einem Fahrgestell transportiert oder an einer Wandschiene befestigt werden. Die Einstellungen werden überwiegend über Drehknöpfe auf der Frontseite vorgenommen. Die Anfeuchtung des Atemgases und Medikamentenverneblung sind möglich.

Das Gerät kann sowohl über das 220V-Stromnetz als auch mit Akkus betrieben werden. Es wird mit Druck-

Gerätebeschreibung

luft oder Sauerstoff aus der zentralen Gasversorgung bei Drücken zwischen 4000 und 6000 hPa bei Betrieb mit Mischer 961 und bei Betrieb mit Mischer 960 bei Drücken zwischen 2800 und 4200 hPa versorgt.

Einsatz und Anwendung
Der Servoventilator 900 C ist als Langzeit-Beatmungsgerät für Erwachsene konzipiert. Eine Narkosebeatmung ist möglich.

Klassifizierung
Mit dem Servoventilator 900 C läßt sich die synchronisierte und nicht synchronisierte Beatmung mit intermittierendem oder kontinuierlichem positivem Druck sowie die synchronisierte intemittierende mandatorische Beatmung durchführen. Außerdem ermöglicht das Gerät die Spontanatmung des Patienten auf verschiedenen Druchniveaus.

Der Antrieb und die Antriebssteuerung erfolgen pneumatisch und elektronisch. Das Antriebsprinzip ist ein druck-zeit-gesteuertes Servosystem und kann vom Patienten getriggert werden.

Patientensystem
Das Patienten-Schlauch-System ist autoklavierbar.

Siemens
Servoventilator 900 D

Richtpreis (DM ohne MwSt.): 29 850,-
Marktübersicht: Seite 21
Gerätedaten: Seite 119/121

Aufbau und Ausstattung
Das Langzeit-Beatmungsgerät Siemens Servoventilator 900 D hat ein Gewicht von 19 kg. Das rechteckige Metallgehäuse von 50 x 32 x 23 cm kann auf einem Fahrgestell transportiert werden. Die Einstellungen werden überwiegend über Drehknöpfe auf der Frontseite vorgenommen. Die Anfeuchtung des Atemgases und Medikamentenverneblung sind möglich.

Das Gerät kann sowohl über das 220V-Stromnetz als auch mit externen Akkus und Spannungswandler betrieben werden. Es wird mit Druckluft oder Sauerstoff aus der zentralen

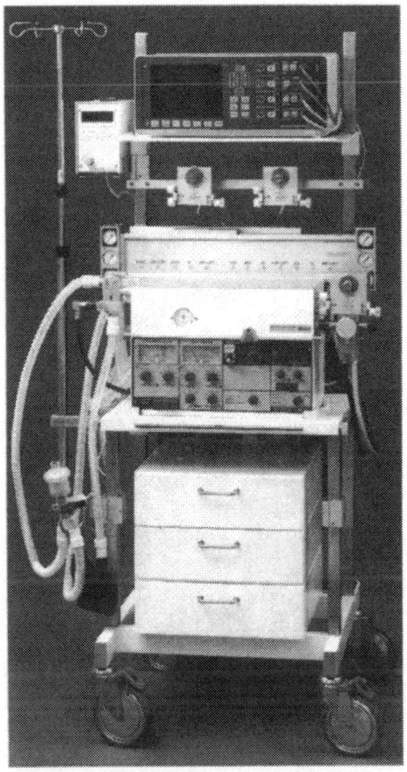

Siemens Servoventilator 900 D

Gasversorgung mit Drücken zwischen 4000 und 6000 hPa bei Betrieb mit Mischer 961 und bei Betrieb mit Mischer 960 mit Drücken zwischen 2800 und 4200 hPa versorgt.

Einsatz und Anwendung
Der Servoventilator 900 D ist als Langzeit-Beatmungs- oder Narkosegerät für Erwachsene konzipiert.

Klassifizierung
Mit dem Servoventilator 900 D läßt sich die synchronisierte und nicht synchronisierte Beatmung mit intermittierendem oder kontinuierlichem positivem Druck durchführen. Außerdem ermöglicht das Gerät die Spontanatmung des Patienten auf verschiedenen Druckniveaus.

Der Antrieb und die Antriebssteuerung erfolgen pneumatisch und elektronisch. Das Antriebsprinzip ist ein druck-zeit-gesteuertes Servosystem und kann vom Patienten getriggert werden.

Patientensystem
Das Patienten-Schlauch-System ist autoklavierbar.

Weinmann
Chemomat WE

Richtpreis (DM ohne MwSt.): 2190,-
Marktübersicht: Seite 9
Gerätedaten: Seite 91/93

Aufbau und Ausstattung
Das Atemtherapiegerät Weinmann Chemomat WE ist ein tragbares Gerät mit einem Gewicht von 8,8 kg. Das pultförmige Gehäuse von 33 x 25 x 42 cm verfügt über einen Tragegriff und ist als Tischgerät einsetzbar. Die Einstellungen werden über Drehknöpfe vorgenommen.

Das Gerät wird über das 220V-Stromnetz mit einem Taster eingeschaltet. Der geräuscharme Kompressor benötigt eine Leistung von 200 W und versorgt gleichzeitig den Therapievernebler.

Einsatz und Anwendung
Das Gerät Chemomat WE ist für die assistierte Beatmungs- und Inhalationstherapie vorgesehen und speziell für Heimpatienten und für die Praxis ohne zentrale Druckanlage ausgelegt. Atemwegserkrankungen wie Asthma und Bronchitis gehören

GSD Gerätebeschreibung

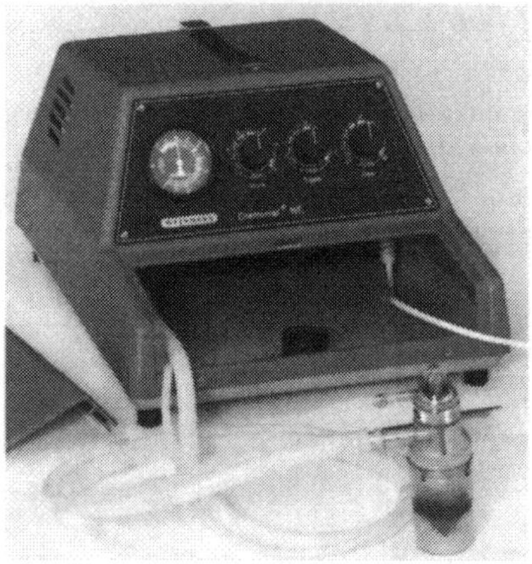

Weinmann Chemomat WE

zu den Anwendungsschwerpunkten.

Klassifizierung
Die einzige durchführbare Beatmungsform des Chemomat WE ist die synchronisierte intermittierende Beatmung mit positivem Druck. Antrieb und Steuerung erfolgen elektrisch bzw. elektronisch. Das Gerät arbeitet mit einem dezelerierenden Flow, die Umschaltung erfolgt druckgesteuert und wird vom Patienten getriggert.

Patientensystem
Das Patienten-Schlauch-System ist in autoklavierbarer Ausführung erhältlich und beinhaltet Therapievernebler, zwei Mundstücke und eine Nasenklemme.

Weinmann
Medumat

Richtpreis (DM ohne MwSt.):
1350,-
Marktübersicht: Seite 12
Gerätedaten: Seite 98/100

Aufbau und Ausstattung
Das Notfall-Beatmungsgerät Weinmann Medumat ist ein tragbares Gerät mit einem Gewicht von 1,1 kg in einem kastenförmigen Gehäuse von 11 x 9 x 7 cm. Die Einstellungen werden über Drehknöpfe vorgenommen.

Das Gerät wird mit Sauerstoff aus der Flasche bei einem Druck von ca. 4500 hPa versorgt.

Einsatz und Anwendung
Das Gerät Medumat ist speziell für die Notfallbeatmung im Rettungsdienst ausgelegt.

Klassifizierung
Neben der standardmäßigen Beatmung mit intermittierendem positivem Druck läßt sich das Gerät für die Beatmung mit kontinuierlichem positivem Druck erweitern. Der Antrieb

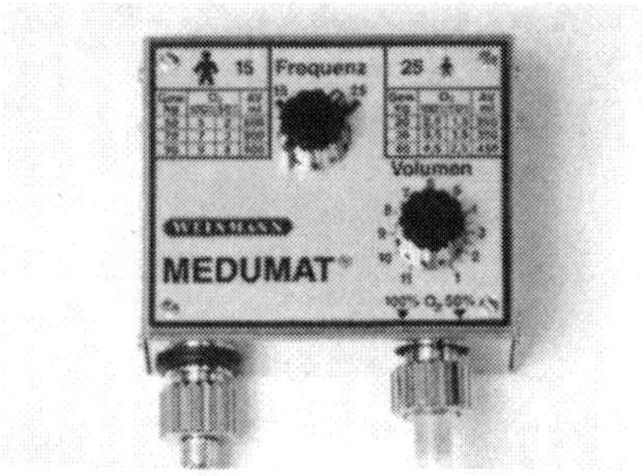

Weinmann Medumat

und die Antriebssteuerung erfolgen pneumatisch. Das Gerät arbeitet nach dem Konstant-Flow-System, wobei die Umschaltung zeit-zeitgesteuert ist.

Patientensystem
Das Patienten-Schlauch-System ist in autoklavierbarer Ausführung erhältlich.

Weinmann
Medumat Ambulanz Mark 1

Richtpreis (DM ohne MwSt.):
2400,-
Marktübersicht: Seite 12
Gerätedaten: Seite 99/101

Aufbau und Ausstattung
Die Notfall-Beatmungsgeräte Weinmann Medumat Ambulanz Mark 1 ist ein tragbares Gerät mit einem Gewicht von 2,6 kg. Das kastenförmige Gehäuse von 27 x 13 x 8,5 cm läßt sich auch im Innenraum eines Rettungsfahrzeugs installieren. Die Einstellungen werden über Drehknöpfe vorgenommen.

Das Gerät wird mit Sauerstoff aus der Flasche bei einem Druck bis zu 4500 hPa versorgt.

Einsatz und Anwendung
Das Gerät Medumat Ambulanz Mark 1 ist für die Notfallbeatmung im Rettungsdienst ausgelegt.

Weinmann Medumat Ambulanz Mark 1

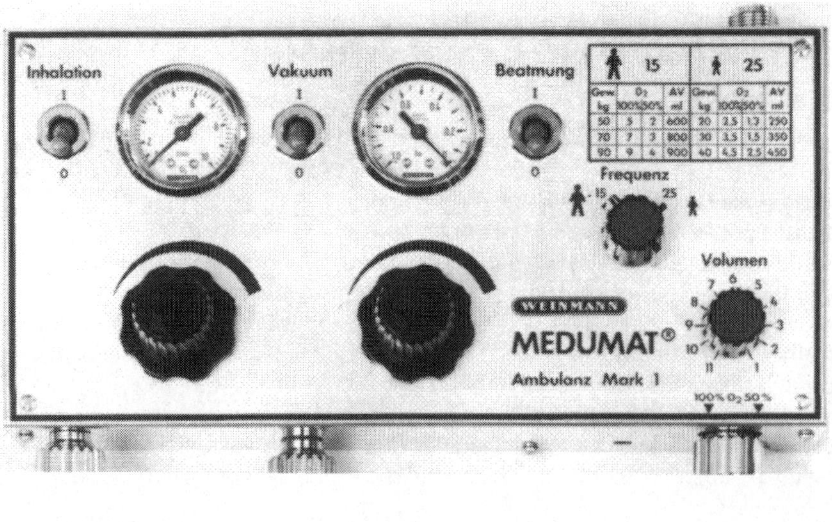

Gerätebeschreibung

Klassifizierung
Neben der standardmäßigen Beatmung mit intermittierendem positivem Druck läßt sich die Beatmung mit kontinuierlichem positivem Druck ergänzen. Der Antrieb und die Antriebssteuerung des Mark 1 erfolgen pneumatisch. Das Gerät arbeitet nach dem Konstant-Flow-System, wobei die Umschaltung zeit-zeit-gesteuert ist.

Patientensystem
Das Patienten-Schlauch-System ist in autoklavierbarer Ausführung erhältlich.

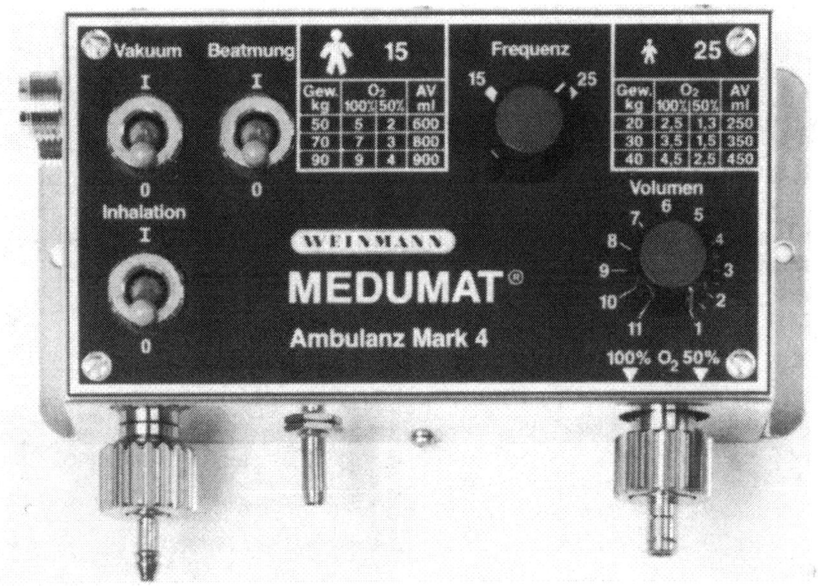

Weinmann Medumat Ambulanz Mark 4

Weinmann
Medumat Ambulanz Mark 3

Richtpreis (DM ohne MwSt.):
2250,-
Marktübersicht: Seite 12
Gerätedaten: Seite 99/101

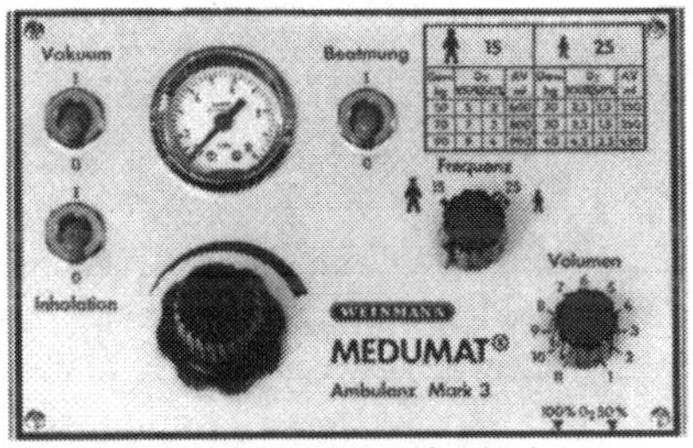

Weinmann Medumat Ambulanz Mark 3

Aufbau und Ausstattung
Das Notfall-Beatmungsgerät Weinmann Medumat Ambulanz Mark 3 ist ein tragbares Gerät mit einem Gewicht von 2,1 kg. Das kastenförmige Gehäuse von 20 x 13 x 8,5 cm läßt sich auch im Innenraum eines Rettungsfahrzeugs installieren. Die Einstellungen werden über Drehknöpfe vorgenommen.

Das Gerät wird mit Sauerstoff aus der Flasche bei einem Druck bis zu 4500 hPa versorgt.

Einsatz und Anwendung
Das Gerät Medumat Ambulanz Mark 3 ist für die Notfallbeatmung im Rettungsdienst ausgelegt.

Klassifizierung
Neben der standardmäßigen Beatmung mit intermittierendem positivem Druck läßt sich die Beatmung mit kontinuierlichem positivem Druck ergänzen. Der Antrieb und die Antriebssteuerung erfolgen pneumatisch. Das Gerät arbeitet nach dem Konstant-Flow-System, wobei die Umschaltung zeit-zeit-gesteuert ist.

Patientensystem
Das Patienten-Schlauch-System ist autoklavierbar.

Weinmann
Medumat Ambulanz Mark 4

Richtpreis (DM ohne MwSt.):
1800,-
Marktübersicht: Seite 12
Gerätedaten: Seite 99/101

Aufbau und Ausstattung
Das Notfall-Beatmungsgerät Weinmann Medumat Ambulanz Mark 4 ist ein tragbares Gerät mit einem Gewicht von 1,5 kg. Das kastenförmige Gehäuse von 16,5 x 9 x 7 cm läßt sich auch im Innenraum eines Rettungsfahrzeugs installieren. Die Einstellungen werden über Drehknöpfe vorgenommen.

Das Gerät wird mit Sauerstoff aus der Flasche bei einem Druck von ca. 4500 hPa versorgt.

Einsatz und Anwendung
Das Gerät Medumat Mark 4 ist speziell für die Notfallbeatmung im Rettungsdienst ausgelegt.

Klassifizierung
Neben der standardmäßigen Beatmung mit intermittierendem positivem Druck läßt sich das Gerät für die Beatmung mit kontinuierlichem positivem Druck erweitern. Der Antrieb und die Antriebssteuerung erfolgen pneumatisch. Das Gerät arbeitet nach dem Konstant-Flow-System, wobei die Umschaltung zeit-zeit-gesteuert ist.

Patientensystem
Das Patienten-Schlauch-System ist autoklavierbar.

Gerätebeschreibung

Weinmann
Medumat Control

Richtpreis (DM ohne MwSt.): 2140,-
Marktübersicht: Seite 12
Gerätedaten: Seite 99/101

Aufbau und Ausstattung
Das Notfall-Beatmungsgerät Weinmann Medumat Control ist ein tragbares Gerät mit einem Gewicht von 2,5 kg. Das kastenförmige Gehäuse von 21 x 7 x 12 cm läßt sich auch im Innenraum eines Rettungsfahrzeugs installieren. Die Einstellungen werden über Drehknöpfe vorgenommen.

Das Gerät wird mit Sauerstoff aus der Flasche bei einem Druck von ca. 4500 hPa versorgt.

Einsatz und Anwendung
Das Gerät Medumat Control ist speziell für die Notfallbeatmung im Rettungsdienst ausgelegt.

Klassifizierung
Neben der standardmäßigen Beatmung mit intermittierendem positivem Druck läßt sich das Gerät für die Beatmung mit kontinuierlichem positivem Druck erweitern. Der Antrieb und die Antriebssteuerung erfolgen pneumatisch. Das Gerät arbeitet nach dem Konstant-Flow-System, wobei die Umschaltung zeit-zeitgesteuert ist.

Patientensystem
Das Patienten-Schlauch-System ist in autoklavierbarer Ausführung erhältlich.

Weinmann Medumat Control

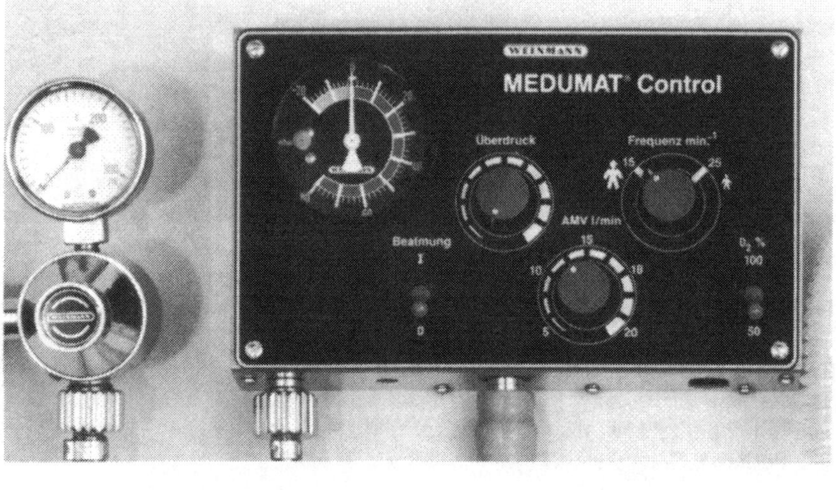

Weinmann
Medumat Control 1

Richtpreis (DM ohne MwSt.): 2880,-
Marktübersicht: Seite 13
Gerätedaten: Seite 102/104

Aufbau und Ausstattung
Das Notfall-Beatmungsgerät Weinmann Medumat Control 1 ist ein tragbares Gerät mit einem Gewicht von 4,2 kg. Das kastenförmige Gehäuse von 34 x 12 x 8,5 cm läßt sich auch im Innenraum eines Rettungsfahrzeugs installieren. Die Einstellungen werden über Drehknöpfe vorgenommen.

Das Gerät wird mit Sauerstoff aus der Flasche bei einem Druck von ca. 4500 hPa versorgt.

Einsatz und Anwendung
Das Gerät Medumat Control 1 ist speziell für die Notfallbeatmung im Rettungsdienst ausgelegt.

Klassifizierung
Neben der standardmäßigen Beatmung mit intermittierendem positivem Druck läßt sich das Gerät für die Beatmung mit kontinuierlichem positivem Druck erweitern. Der Antrieb und die Antriebssteuerung erfolgen pneumatisch. Das Gerät arbeitet nach dem Konstant-Flow-System, wobei die Umschaltung zeit-zeitgesteuert ist.

Patientensystem
Das Patienten-Schlauch-System ist in autoklavierbarer Ausführung erhältlich.

Weinmann
Medumat Control 3

Richtpreis (DM ohne MwSt.): 2730,-
Marktübersicht: Seite 13
Gerätedaten: Seite 99/101

Aufbau und Ausstattung
Das Notfall-Beatmungsgerät Weinmann Medumat Control 3 ist ein tragbares Gerät mit einem Gewicht von 3,8 kg. Das kastenförmige Gehäuse von 28 x 12 x 8,5 cm läßt sich auch im Innenraum eines Rettungsfahrzeugs installieren. Die Einstellungen werden über Drehknöpfe vorgenommen.

Das Gerät wird mit Sauerstoff aus der Flasche bei einem Druck von ca. 4500 hPa versorgt.

Einsatz und Anwendung
Das Gerät Weinmann Medumat Control 3 ist speziell für die Notfallbeatmung im Rettungsdienst ausgelegt.

Gerätebeschreibung

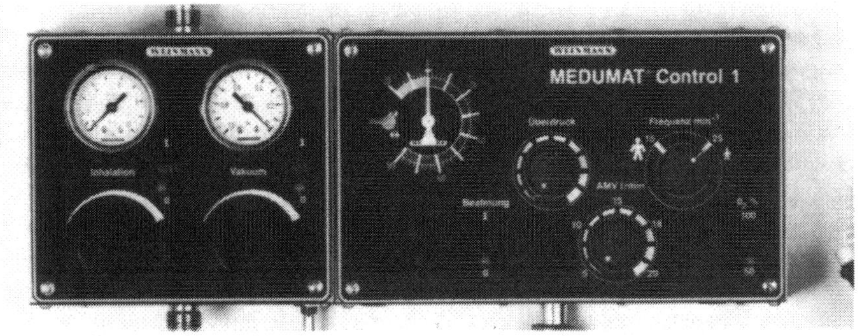

Weinmann Medumat Control 1

Klassifizierung
Neben der standardmäßigen Beatmung mit intermittierendem positivem Druck läßt sich das Gerät für die Beatmung mit kontinuierlichem positivem Druck erweitern. Der Antrieb und die Antriebssteuerung erfolgen pneumatisch. Das Gerät arbeitet nach dem Konstant-Flow-System, wobei die Umschaltung zeit-zeitgesteuert ist.

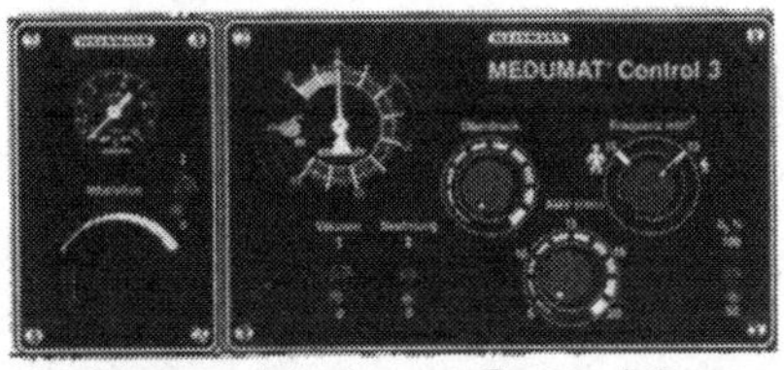

Weinmann Medumat Control 3

Patientensystem
Das Patienten-Schlauch-System ist in autoklavierbarer Ausführung erhältlich.

Weinmann
Medumat Control 4

Richtpreis (DM ohne MwSt.):
2440,-
Marktübersicht: Seite 13
Gerätedaten: Seite 99/101

Aufbau und Ausstattung
Das Notfall-Beatmungsgerät Weinmann Medumat Control 4 ist ein tragbares Gerät mit einem Gewicht von 2,8 kg. Das kastenförmige Gehäuse von 20 x 12 x 7 cm läßt sich auch im Innenraum eines Rettungsfahrzeugs installieren. Die Einstellungen werden über Drehknöpfe vorgenommen.

Das Gerät wird mit Sauerstoff aus der Flasche bei einem Druck von ca. 4500 hPa versorgt.

Einsatz und Anwendung
Das Gerät Medumat Control 4 ist speziell für die Notfallbeatmung im Rettungsdienst ausgelegt.

Klassifizierung
Neben der standardmäßigen Beatmung mit intermittierendem positivem Druck läßt sich das Gerät für die Beatmung mit kontinuierlichem positivem Druck erweitern. Der Antrieb und die Antriebssteuerung erfolgen pneumatisch. Das Gerät arbeitet nach dem Konstant-Flow-System, wobei die Umschaltung zeit-zeitgesteuert ist.

Patientensystem
Das Patienten-Schlauch-System ist in autoklavierbarer Ausführung erhältlich.

Weyer
Reanimat M

Richtpreis (DM ohne MwSt.):
5350,-
Marktübersicht: Seite 15
Gerätedaten: Seite 107/109

Aufbau und Ausstattung
Das Reanimationsgerät Weyer Reanimat M ist ein tragbares Gerät mit einem Gewicht von 4,5 kg. Das rechteckige Metallgehäuse von 32 x 11 x 18 cm kann über einen Adapter an der Wandschiene eines Rettungsfahrzeugs installiert bzw. als Bestandteil eines kompletten Reanimationstisches inkl. Bett, Schrank und Wärmestrahler eingesetzt werden. Die Einstellungen werden über mechanisch regelbare

Weinmann Medumat Control 4

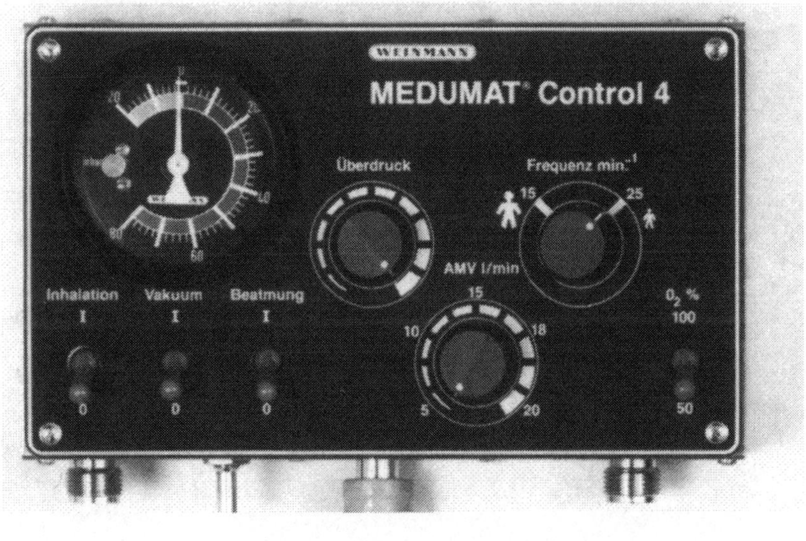

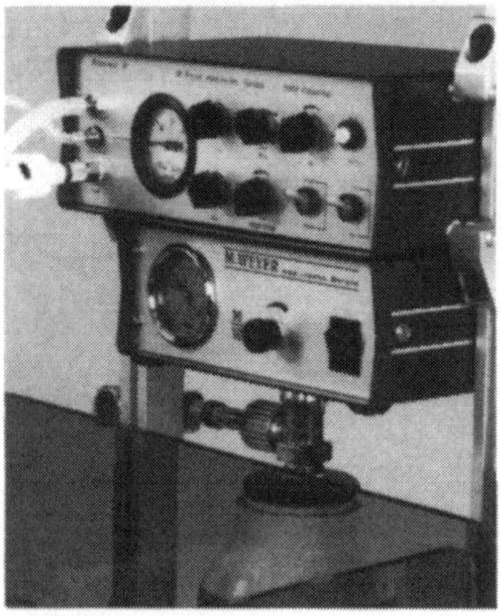

Weyer Reanimat M

Drehknöpfe und Kippschalter auf der Frontseite vorgenommen. Der Reanimat M verfügt über einen integrierten Raumluftbeimischer.

Es wird mit Sauerstoff aus der zentralen Gasversorgung oder Flasche bei Drücken zwischen 3000 und 6000 hPa versorgt. Die Anfeuchtung des Atemgases ist vorgesehen.

Einsatz und Anwendung
Das Gerät Weyer Reanimat M ist speziell zur Kurzzeitbeatmung und Reanimation von Säuglingen und Kleinkindern bis 10 kg Körpergewicht in der Klinik und in Rettungsfahrzeugen vorgesehen.

Klassifizierung
Neben der Beatmung mit intermittierendem und kontiuierlichem positivem Druck sind eine manuelle Auslösung der Beatmung sowie die Spontanatmung des Patienten möglich. Der Antrieb und die Antriebssteuerung erfolgen pneumatisch. Die Umschaltung ist zeit-zeit-gesteuert.

Patientensystem
Das Patienten-Schlauch-System ist in autoklavierbarer Ausführung erhältlich und mit einem Schnellkupplungsstecker versehen.

Wisap
Reanimat

Richtpreis (DM ohne MwSt.): 5559,-
Marktübersicht: Seite 16
Gerätedaten: Seite 107/109

Aufbau und Ausstattung
Das Reanimationsgerät Wisap Reanimat ist ein tragbares Gerät mit einem Gewicht von 5 kg. Das rechteckige Gehäuse von 25 x 18 x 33 cm kann auch an einer Wandschiene installiert werden. Das Fahrgestell ist als kompletter Reanimationstisch inkl. Bett, Schrank, Wärmestrahler u. a. erhältlich. Die Einstellungen werden über mechanisch regelbare Drehknöpfe und Kippschalter vorgenommen. Das Gerät verfügt über einen integrierten Raumluftbeimischer.

Es wird mit Sauerstoff aus der zentralen Gasversorgung oder Flasche bei Drücken zwischen 4500 und 5000 hPa versorgt.

Einsatz und Anwendung
Der Wisap Reanimat ist speziell als Beatmungsgerät zur Lungenentfaltung von Neugeborenen konzipiert.

Klassifizierung
Neben der Beatmung mit intermittierendem oder kontiuierlichem positivem Druck ist die Spontanatmung des Patienten auch unter kontinuierlichem positivem Atemwegsdruck möglich. Der Antrieb und die Antriebssteuerung erfolgen pneumatisch. Die Umschaltung ist zeit-zeit-gesteuert und kann vom Anwender manuell ausgelöst werden.

Patientensystem
Das Patienten-Schlauch-System ist in autoklavierbarer Ausführung erhältlich.

Wisap Reanimat

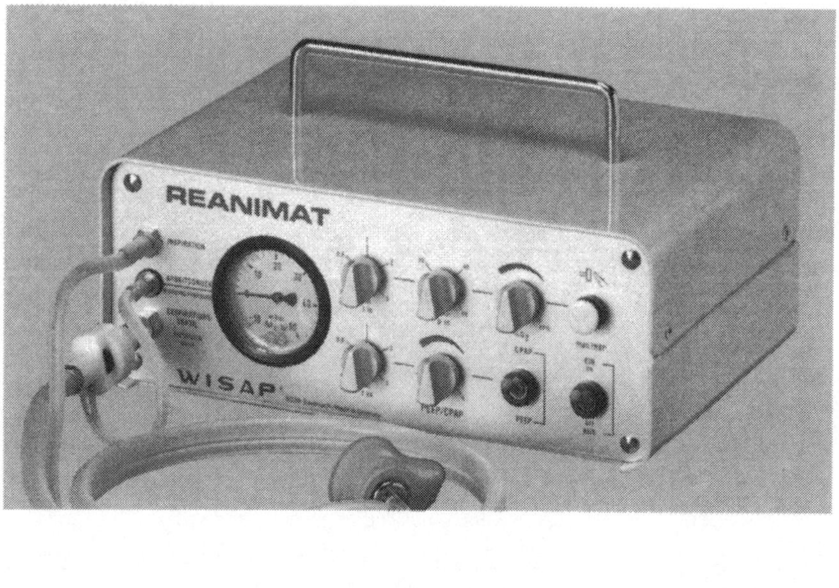

Wisap
Spontan

Richtpreis (DM ohne MwSt.): 5142,-
Marktübersicht: Seite 15
Gerätedaten: Seite 107/109

Aufbau und Ausstattung
Das Reanimationsgerät Wisap Spontan ist ein mobiles Gerät mit einem Gewicht von 14,5 kg. Das rechteckige Gehäuse von

53 x 27 x 42 cm kann auf einem Fahrgestell transportiert werden, das als kompletter Reanimationstisch inkl. Babywanne, Schrank, Wärmestrahler u. a. erhältlich ist. Die Einstellungen werden über mechanisch regelbare Drehknöpfe und Kippschalter vorgenommen.

Das Gerät wird über das 220V-Stromnetz betrieben und kann mit Sauerstoff aus der zentralen Gasversorgung oder Flasche versorgt werden.

Einsatz und Anwendung

Wisap Spontan ist speziell als Beatmungs- und Absauggerät für Neugeborene konzipiert.

Klassifizierung

Neben der Beatmung mit intermittierendem positivem Druck ermöglicht das Gerät eine Blähung der Lungen des Patienten. Der Antrieb erfolgt pneumatisch, das Antriebssteuerung ist elektrisch. Die Umschaltung ist zeit-zeit-gesteuert und kann manuell ausgelöst werden.

Patientensystem

Das Patienten-Schlauch-System ist in autoklavierbarer Ausführung erhältlich.

Besonderheiten

Das Gerät verfügt über eine integrierte Absauganlage mit Dosierventil.

Wisap Spontan

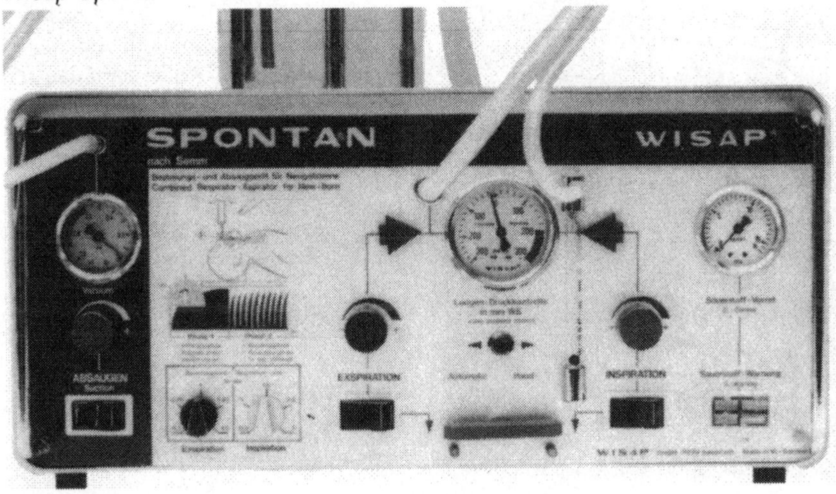

Um die Aktualität der vorliegenden Marktübersicht zu gewährleisten und möglichst das komplette Angebot auf dem deutschen Markt befindlicher Beatmungsgeräte vorzustellen, konnten folgende Beschreibungen trotz verspäteten Eintreffens der Geräteinformationen noch erstellt werden, ohne daß es möglich war, die Daten mit Hilfe der Anbieter zu überprüfen und zu vervollständigen.

B + P
Alveola 1

Aufbau und Ausstattung

Das Atemtherapiegerät B + P Alveola 1 ist ein tragbares Gerät mit einem Gewicht von 2,1 kg. Das rechteckige Kunststoffgehäuse mit den Abmessungen von 26 x 15,5 x 25 cm kann entweder auf einem Fahrgestell transportiert oder an einer Wandschiene befestigt werden. Die Einstellungen werden über Drehknöpfe bzw. einen Kipp-und Tastschalter auf der Frontseite vorgenommen.

Das Gerät kann mit Druckluft oder Sauerstoff aus der zentralen Gasversorgung oder aus der Flasche bei Drücken zwischen 3000 und 10 000 hPa versorgt werden. Die Medikamentenverneblung ist möglich.

Einsatz und Anwendung

Das Gerät Alveola 1 ist für die assistierte Inhalations-Therapie speziell in der Klinik ausgelegt. Atemwegserkrankungen wie Lungenemphyseme, Asthma und Bronchitis gehören zu seinen Anwendungsschwerpunkten.

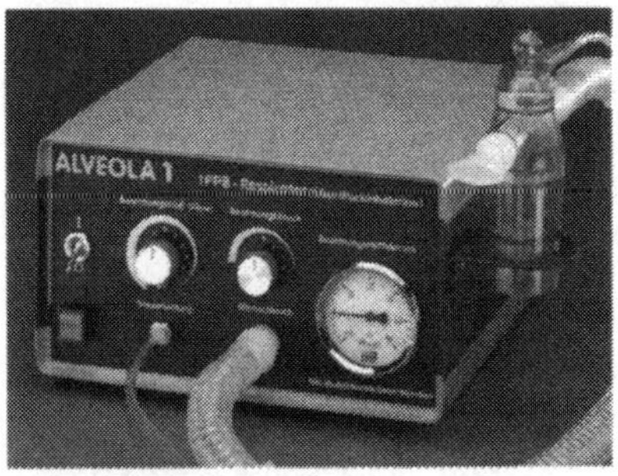

B + P Alveola 1

Klassifizierung

Die einzige durchführbare Beatmungsform des Alveola 1 ist die synchronisierte intermittierende Beatmung mit positivem Druck. Antrieb und Steuerung erfolgen pneumatisch. Die Umschaltung ist druckgesteuert und wird vom Patienten getriggert.

Patientensystem

Das Patienten-Schlauch-System ist in autoklavierbarer Ausführung oder als Einmalartikel lieferbar.

B + P
Alveola 2

Aufbau und Ausstattung

Das Atemtherapiegerät B + P Alveola 2 ist ein tragbares Gerät mit einem Gewicht von 8 kg. Das kofferförmige Gehäuse mit den Abmessungen von 33 x 31 x 18 cm wird als Tischgerät eingesetzt. Die Ein-

GSD Gerätebeschreibung

stellungen werden über Drehknöpfe auf der Frontseite vorgenommen.

Das Gerät muß an das 220V-Netz angeschlossen werden, der eingebaute Kompressor benötigt eine Leistung von 110 Watt. Eine 12V-Ausführung ermöglicht den Betrieb im Rettungsfahrzeug. Die Medikamentenverneblung ist möglich.

Einsatz und Anwendung
Das Gerät Alveola 2 ist für die assistierte Inhalations-Therapie speziell außerhalb der Klinik ausgelegt. Atemwegserkrankungen wie Lungenemphyseme, Asthma und Bronchitis gehören zu seinen Anwendungsschwerpunkten.

Klassifizierung
Die einzige durchführbare Beatmungsform des Alveola 2 ist die synchronisierte intermittierende Beatmung mit positivem Druck. Antrieb und Steuerung erfolgen pneumatisch. Die Umschaltung ist druckgesteuert und wird vom Patienten getriggert.

Patientensystem
Das Patienten-Schlauch-System ist in autoklavierbarer Ausführung oder als Einmalartikel lieferbar.

B + P Alveola 2

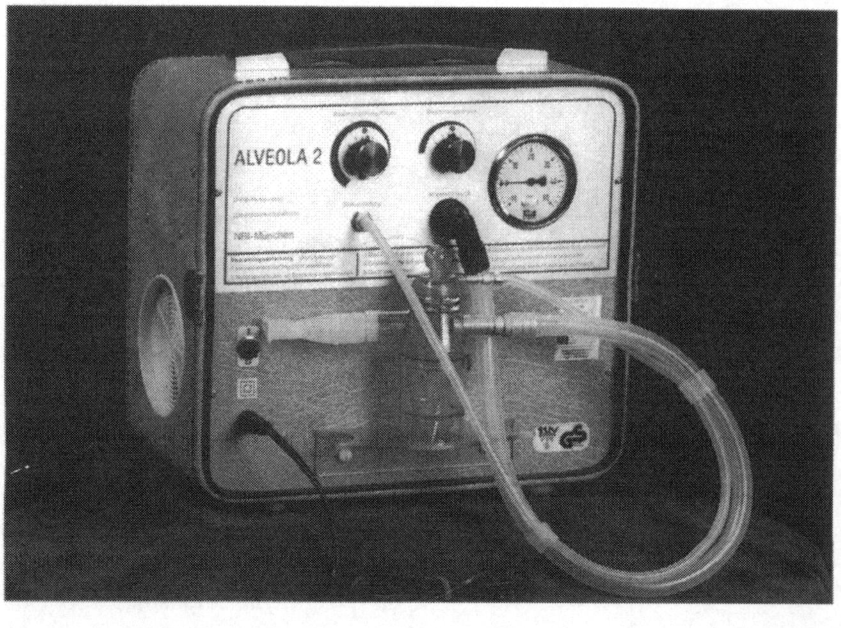

B + P
Alveola 3 Muco-Jet

Aufbau und Ausstattung
Das Atemtherapiegerät B + P Alveola 3 Muco-Jet ist ein tragbares Gerät mit einem Gewicht von 2 kg. Das rechteckige Kunststoffgehäuse mit den Abmessungen von 26 x 15,5 x 25 cm kann entweder auf einem Fahrgestell transportiert oder an einer Wandschiene befestigt werden. Die Einstellungen werden über einen Drehknopf bzw. Kipp- und Tastschalter auf der Frontseite vorgenommen. Das Gerät kann mit Druckluft oder Sauerstoff aus der zentralen Gasversorgung versorgt werden. Die Medikamentenverneblung ist möglich.

Einsatz und Anwendung
Das Gerät Alveola 3 ist für die assistierte Inhalations-Therapie speziell außerhalb der Klinik ausgelegt. Atemwegserkrankungen wie Lungenemphyseme, Asthma und Bronchitis gehören zu seinen Anwendungsschwerpunkten.

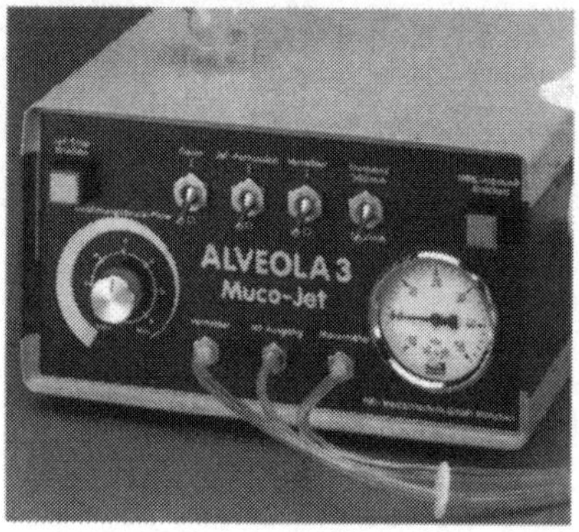

B + P Alveola 3 Muco-Jet

Klassifizierung
Mit dem Alveola 3 Muco-Jet läßt sich neben der synchronisierten intermittierenden Beatmung mit positivem Druck auch die Hochfrequenz-Jet-Beatmung durchführen. Die Umschaltung ist druckgesteuert und wird vom Patienten getriggert.

Patientensystem
Das Patienten-Schlauch-System ist in autoklavierbarer Ausführung oder als Einmalartikel lieferbar.

B + P
Alveola 4 Muco-Jet

Aufbau und Ausstattung
Das Atemtherapiegerät B + P Alveola 4 Muco-Jet ist ein tragbares Gerät mit einem Gewicht von 11 kg. Das rechteckige Koffergehäuse mit den Abmessungen von 33 x 31 x 26 cm kann entweder auf einem Fahrgestell transportiert oder an einer Wandschiene befestigt werden. Die Einstellungen werden über einen Drehknopf bzw. Kipp- und Tastschalter auf der Frontseite vorgenommen.

Das Gerät muß an das 220V-Netz angeschlossen werden. Die eingebauten Kompressoren nehmen maximal 170 W auf. Die Medikamentenverneblung ist möglich.

GSD Gerätebeschreibung

Einsatz und Anwendung
Das Gerät Alveola 4 ist für die assistierte Inhalations-Therapie außerhalb der Klinik ausgelegt. Atemwegserkrankungen wie Lungenemphyseme, Asthma und Bronchitis gehören zu seinen Anwendungsschwerpunkten.

Klassifizierung
Mit dem Alveola 4 Muco-Jet läßt sich neben der synchronisierten intermittierenden Beatmung mit positivem Druck auch die Hochfrequenz-Jet-Beatmung durchführen. Die Umschaltung ist druckgesteuert und wird vom Patienten getriggert.

Patientensystem
Das Patienten-Schlauch-System ist in autoklavierbarer Ausführung oder als Einmalartikel lieferbar.

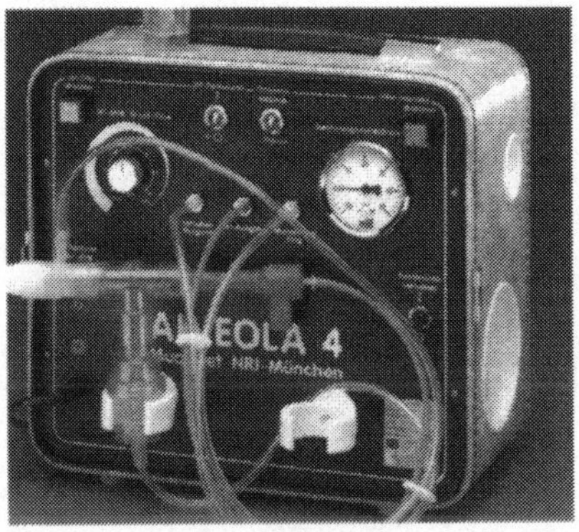

B + P Alveola 4 Muco-Jet

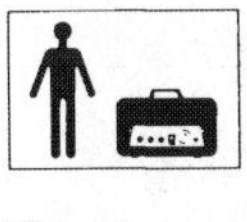

Bird
Mini-Spanker Respirator MSP

Aufbau und Ausstattung
Das Atemtherapiegerät Bird Mini-Spanker Respirator MSP ist ein tragbares Gerät mit einem Gewicht von 884 g ohne Zubehör. Das rechteckige Gehäuse mit den Abmessungen von 6,3 x 3,6 x 12,7 cm kann mit Hilfe einer Klemme überall befestigt

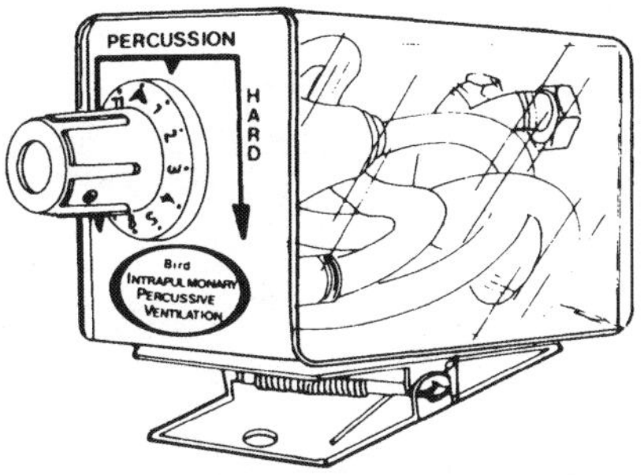

Bird Mini-Spanker-Respirator MSP

werden. Die Einstellung wird über einen Drehknopf auf der Frontseite vorgenommen, die Atemgasversorgung erfolgt aus Flaschen.

Einsatz und Anwendung
Der Mini-Spanker Respirator MSP ist für die mobile Atemtherapie ausgelegt.

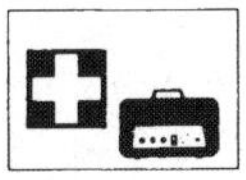

Bird
Mini-Transporter MTX

Aufbau und Ausstattung
Das Notfall-Beatmungsgerät Bird Mini-Transporter MTX ist ein tragbares Gerät mit einem Gewicht von 560 g ohne Zubehör. Das rechteckige Gehäuse mit den Abmessungen von 6,3 x 3,6 x 12,7 cm kann mit Hilfe einer Klemme überall befestigt werden. Die Einstellungen werden über einen Drehknopf und Druckknöpfe auf der Frontseite vorgenommen, die Atemgasversorgung erfolgt aus Druckgasflaschen.

Einsatz und Anwendung
Der Bird Mini-Transporter MTX ist speziell für die mobile Notfallbeatmung im militärischen Einsatzbereich ausgelegt.

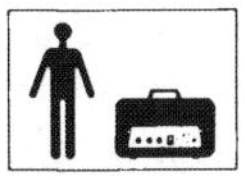

Bird
Spanker Respirator SPA

Aufbau und Ausstattung
Das Atemtherapiegerät Bird Spanker Respirator SPA ist ein tragbares Gerät mit einem Gewicht von 919 g ohne Zubehör. Das zylindrische Gehäuse mit einer Länge von 16,5 cm und einem Grundflächendurchmesser von 10,6 cm kann mit

Bird Mini-Transporter MTX

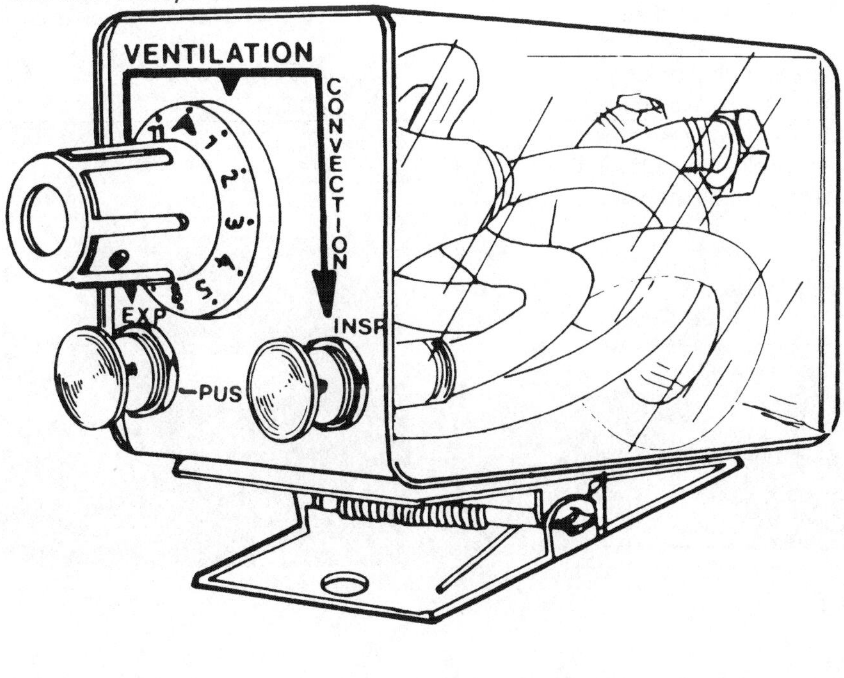

Gerätebeschreibung

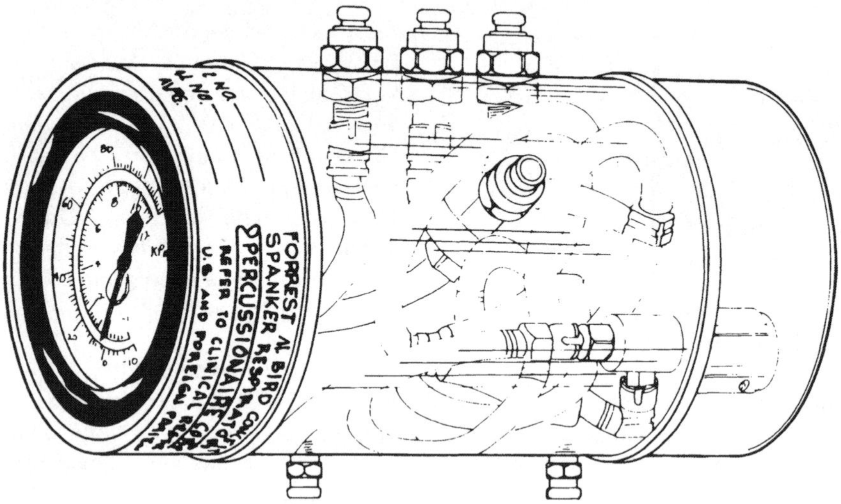

Bird Spanker Respirator SPA

Hilfe einer Schlaufe um den Hals des Anwenders oder Patienten gehängt werden. Die Einstellung wird über einen Drehknopf an der Seite vorgenommen, die Atemgasversorgung erfolgt aus Flaschen.

Einsatz und Anwendung
Der Spanker Respirator SPA ist für die mobile Atemtherapie ausgelegt.

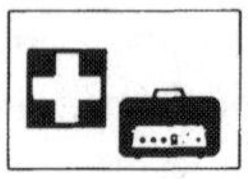

Bird
Transporter TXP

Aufbau und Ausstattung
Das Notfall-Beatmungsgerät Bird Transporter TXP ist ein tragbares Gerät mit einem Gewicht von 820 g ohne Zubehör. Das zylindrische Gehäuse mit einer Länge von 16,5 cm und einem Grundflächendurchmesser von 10,6 cm kann mit Hilfe einer Schlaufe um den Hals des Arztes gehängt werden. Die Einstellungen werden über einen Drehknopf und Druckknöpfe an der Seite vorgenommen, die Atemgasversorgung erfolgt aus Druckgasflaschen.

Einsatz und Anwendung
Der Bird Transporter TXP ist speziell für die mobile Notfallbeatmung im militärischen Einsatzbereich ausgelegt.

Bird Transporter TXP

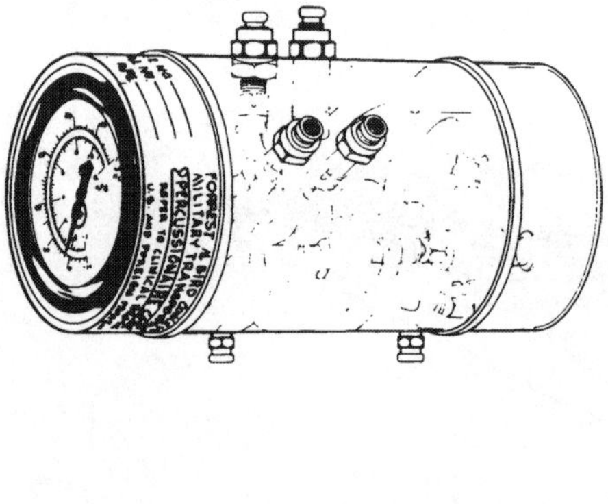

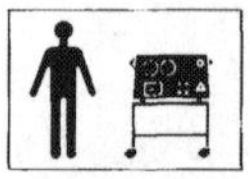

Dräger
Evita

Richtpreis (DM ohne MwSt.): 43 000,-*

Aufbau und Ausstattung
Das Langzeit-Beatmungsgerät Dräger Evita hat ein Gewicht von 32 kg. Das rechteckige Metallgehäuse von 53 x 27 x 40 cm kann auf einem Fahrgestell transportiert werden. Die Einstellungen werden über Drehknöpfe auf der pultförmigen Frontseite vorgenommen. Zwei elektronisch gesteuerte Präzisionsventile für Sauerstoff und Druckluft dosieren gleichzeitig den inspiratorischen Flow und die Sauerstoffkonzentration. Die Anfeuchtung des Atemgases und Medikamentenverneblung sind möglich.

Das Gerät ist an das 220V-Stromnetz anzuschließen. Es wird mit Druckluft oder Sauerstoff aus der zentralen Gasversorgung bei Drücken zwischen 3000 und 6000 hPa versorgt.

Dräger Evita

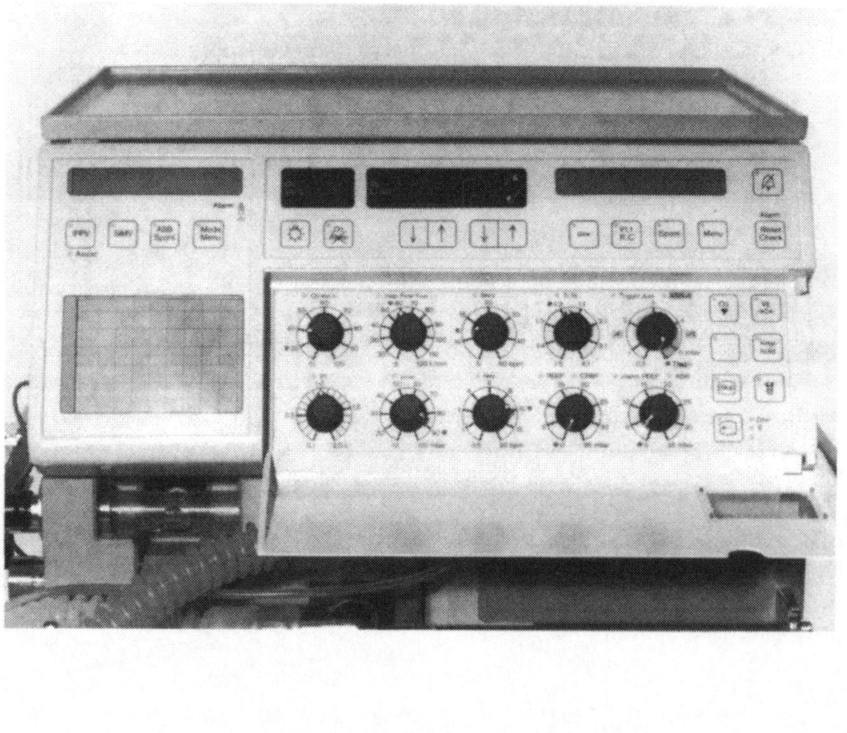

Gerätebeschreibung

Einsatz und Anwendung
Das Gerät Evita ist als Langzeit-Beatmungsgerät für Erwachsene und Kinder ab 15 kg Körpergewicht konzipiert.

Klassifizierung
Mit dem Evita lassen sich neben der synchonisierten und nicht synchronisierten Beatmung mit intermittierendem oder kontinuierlichem positivem Druck auch die Spontanatmung – wahlweise unter kontinuierlichem positivem Atemwegsdruck –, die intermittierende mandatorische Beatmung – auch synchronisiert – und die Spontanatmung mit maschineller Kompensation eines Minutenvolumendefizits sowie die flowunterstützte Spontanatmung durchführen.

Der Antrieb erfolgt pneumatisch, die Antriebssteuerung elektronisch. Das Antriebsprinzip ist ein zeit-zeitgesteuertes Servosystem und kann vom Patienten getriggert werden.

Patientensystem
Das Patienten-Schlauch-System ist autoklavierbar.

* voraussichtlich ab Mitte 1987 lieferbar

salvia
Lifetec α 100

Aufbau und Ausstattung
Das Atemtherapiegerät salvia Lifetec α 100 ist ein tragbares Gerät mit einem Gewicht von 4,5 kg. Das abgeschrägte Kunststoffgehäuse von 26,5 x 26 x 16,5 cm ist mit einem einklappbaren Tragegriff versehen und kann an einem Fahrgestell bzw. an einer Wandschiene befestigt und als Tischgerät eingesetzt werden. Die Einstellungen werden über Drehknöpfe auf der Frontseite vorgenommen. Das Gerät wird bei einer Leistung von 18 W über das 220V-Stromnetz betrieben. Die Verneblung von Medikamenten ist vorgesehen.

Einsatz und Anwendung
Das Gerät Lifetec α 100 ist für die Beatmungs- und Inhalationstherapie in Kranken- und Kurmittelhäusern mit zentraler Gasversorgung ausgelegt.

salvia
Lifetec α 101

Aufbau und Ausstattung
Das Atemtherapiegerät salvia Lifetec α 101 ist ein tragbares Gerät mit einem Gewicht von 4,5 kg. Das abgeschrägte Kunststoffgehäuse von 26,5 x 26 x 16,5 cm ist mit einem einklappbaren Tragegriff versehen und kann an einem Fahrgestell bzw. an einer Wandschiene befestigt und als Tischgerät eingesetzt werden. Die Einstellungen werden über Drehknöpfe auf der Frontseite vorgenommen. Das Gerät ist mit einer Handtriggertaste zur manuellen Steuerung des Atemrhythmus ausgestattet.

Das Gerät wird bei einer Leistung von 18 W über das 220V-Stromnetz betrieben. Die Verneblung von Medikamenten ist vorgesehen, die Sauerstoffbeimischung erfolgt in drei Stufen unabhängig vom jeweiligen Atemflow.

Einsatz und Anwendung
Das Gerät Lifetec α 101 ist für die Beatmungs- und Inhalationstherapie in Kranken- und Kurmittelhäusern mit zentraler Gasversorgung ausgelegt.

salvia
Lifetec α 200

Aufbau und Ausstattung
Das Atemtherapiegerät salvia Lifetec α 200 ist ein tragbares Gerät mit einem Gewicht von 7 kg. Das rechteckige Kunststoffgehäuse von 26,5 x 26 x 16,5 cm verfügt über einen einklappbaren Tragegriff und kann als Tischgerät eingesetzt bzw. an einer fahrbaren Versorgungseinheit für Sauerstoff am Geräteträger montiert werden. Die Einstellungen werden über Drehknöpfe auf der Frontseite vorgenommen.

Das Gerät wird bei einer Leistung von 160 W über das 220V-Stromnetz betrieben. Die Verneblung von Medikamenten ist vorgesehen.

Einsatz und Anwendung
Das Gerät Lifetec α 200 ist für die Beatmungs- und Inhalationstherapie ohne zentrale Gasversorgung in Kranken- und Kurmittelhäusern, ärztlichen Praxen und für die Heimbehandlung ausgelegt.

salvia
Lifetec α 201

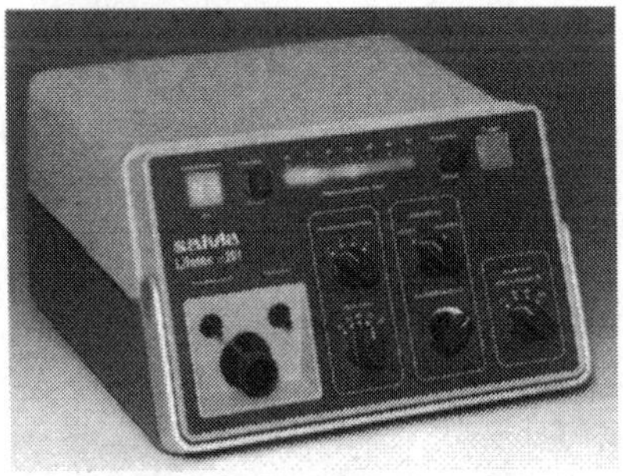

salvia Lifetec α 201

Aufbau und Ausstattung
Das Atemtherapiegerät salvia Lifetec α 201 ist ein tragbares Gerät mit einem Gewicht von 7 kg. Das abgeschrägte Kunststoffgehäuse von 26,5 x 26 x 16,5 cm verfügt über einen einklappbaren Tragegriff und kann als Tischgerät eingesetzt bzw.

GSD Gerätebeschreibung

an einer fahrbaren Versorgungseinheit für Sauerstoff am Geräteträger montiert werden. Die Einstellungen werden über Drehknöpfe auf der Frontseite vorgenommen. Das Gerät ist mit einer Handtriggertaste zur manuellen Steuerung des Atemrhythmus ausgestattet. Das Gerät wird bei einer Leistung von 160 W über das 220V-Stromnetz betrieben. Die Verneblung von Medikamenten ist vorgesehen, die Sauerstoffbeimischung erfolgt in drei Stufen unabhängig vom jeweiligen Atemflow.

Einsatz und Anwendung

Das Gerät Lifetec α 201 ist für die Beatmungs- und Inhalationstherapie ohne zentrale Gasversorgung in Kranken- und Kurmittelhäusern, ärztlichen Praxen und für die Heimbehandlung ausgelegt.

2 Wirtschaftlichkeit

Für einen Wirtschaftlichkeitsvergleich von Beatmungsgeräten sind zum einen die einmaligen Ausgaben, d. h. die Investitionsmittel, zum anderen die laufenden Ausgaben, d. h. die Betriebskosten, von Interesse.

Die einmaligen Ausgaben setzen sich aus dem Gesamtbetrag für die benötigte Anzahl verschiedener Beatmungsgeräte in den einzelnen Ausstattungskomponenten einschließlich des notwendigen Zubehörs zusammen. Laufende Kosten entstehen durch folgende Faktoren:

- Inspektionen, Wartungen und Reparaturen
- zu erneuerndes Zubehör
- Einmalartikel
- Ersatz von Verschleißteilen
- Versorgung mit elektrischer Energie, Druckluft und Sauerstoff
- Gerätepflege, Desinfektion und Sterilisation
- Schulung, Einweisung, Dokumentation usw.

2.1 Einmalige Ausgaben

Aufgrund der vom tkb durchgeführten Marktanalyse kann von folgenden Preisen (in DM ohne MwSt.) je Gerätetyp inklusive des notwendigen Zubehörs ausgegangen werden:

- Atemtherapiegeräte: 1690,- bis 6589,-
- Notfall-Beatmungsgeräte: 1350,- bis 5450,-
- Kurzzeit-Beatmungsgeräte: 4875,- bis 7889,-
- Reanimationsgeräte: 4725,- bis 7550,-
- Langzeit-Beatmungsgeräte Pädiatrie: 9850,- bis 21500,-
- Langzeit-Beatmungsgeräte: 7670,- bis 73300,-

Diese Preisangaben sind als unverbindliche Richtpreise zu verstehen. Aus der Praxis sind Preisnachlässe, z. B. bei Barzahlung, oder Mengenrabatte beim Kauf mehrerer Geräte bekannt. Es sollte bei der Anschaffung stets der Grundsatz „Ein Haus – ein System" beachtet werden, da die Kompatibilität der Geräte eine größere Bedienungssicherheit gewährleistet und Nachrüstungen erleichtert, weil ggf. auf vorhandenes Zubehör zurückgegriffen werden kann und bereits bei der Anschaffung Mengenrabatte möglich sind.

Beatmungsgeräte werden innerhalb eines Krankenhauses in verschiedenen Bereichen gemäß folgender Tabelle eingesetzt:

Einsatzbereiche

Betriebsstelle	Beatmungsgerät
Geburtshilfe	Reanimation Langzeitbeatmung (Pädiatrie)
Intensivmedizin	Atemtherapie Kurzzeitbeatmung Langzeitbeatmung
Normalpflege	Atemtherapie Kurzzeitbeatmung
Physiotherapie	Atemtherapie
Transport	Notfallbeatmung

Der Bedarf eines Krankenhauses an Beatmungsgeräten richtet sich neben den Betten- und Raum-Zahlen der Betriebsstellen sowie den räumlichen Verhältnissen insbesondere nach der Schwere der Erkrankungen der zu erwartenden Patienten.

2.1.1 Geburtshilfe

Die Betriebsstelle Geburtshilfe ist für den unbedingt erforderlichen Reanimationsplatz (evtl. in einem besonderen Reanimationsraum) mit einem entsprechend ausgestatteten Beatmungsgerät für die Lungenentfaltung und Kurzzeitbeatmung sowie mit einem oder mehreren Geräten für die Langzeitbeatmung auszustatten. Hier spielen sowohl das Umfeld der Betriebsstelle mit der räumlichen Anbindung des Kreißsaals an einen OP für frühzeitige chirurgische Eingriffe sowie die pädiatrische Intensivstation eine wesentliche Rolle.

Für die Kurzzeitbeatmung wird in der Regel ein transportabler Inkubator mit angeschlossenem Beatmungsgerät vorgehalten werden. Er sollte im Bedarfsfall im Entbindungsraum neben der Mutter plaziert werden.

Bei längerer Ateminsuffizienz oder weiteren Adaptionsstörungen des Neugeborenen muß dieser zur optimalen Versorgung in eine Spezialabteilung, z. B. in ein Zentrum für neonatologische Intensivbehandlung, verlegt werden.

2.1.2 Intensivmedizin

Neben der kurz- und langfristigen Behandlung, Überwachung und Pflege von Patienten mit gestörten Vitalfunktionen werden heutzutage auch die Aufgaben einer operativen Wachstation bei einer Überwachungsdauer bis zu einigen Tagen von der Intensivstation wahrgenommen.

Die Betriebsstelle Intensivmedizin ist daher mit einem abgestuften Park verschiedener Beatmungsgeräte auszustatten.

Die Anzahl der benötigten Geräte hängt von der jeweiligen Ausrichtung der Intensivstation ab: Hier reichen die Ausstattungserfordernisse von der interdisziplinär gemischten Intensivstation, auf der ca. 20 % der Betten mit Langzeit-Beatmungsgeräten auszurüsten sind, bis zur reinen „Beatmungsstation“, auf der für jedes Bett ein Langzeit-Beatmungsgerät notwendig ist.

Hier sind moderne Geräte zwischen 25 000,- und 40 000,- DM als Standard anzusehen.

Weiter sind Geräte für die Atemtherapie und Kurzzeitbeatmung sowie Spezialgeräte, wie z. B. verschiedene Hochfrequenz-Beatmungsgeräte, vorzuhalten.

Zusammen mit den Kurzzeit-Beatmungsgeräten sollen mindestens 50 % aller Intensivpatienten zugleich beatmet werden können.

Mit zusätzlichen Geräten für die Atemtherapie (für eine erhöhte Sauerstoffabgabe, Spontanatmung unter CPAP usw.) ist eine solchermaßen ausgestattete Station für den Routinebetrieb gerüstet.

2.1.3 Normalpflege

Auch auf den Normalpflege-Stationen kann eine kurzzeitige Unterstützung der Atmung notwendig werden.

Für solche Fälle sind für jeden Bettplatz an den Medienschienen Entnahmestellen für medizinische Gase und Vakuum vorzusehen. Atemtherapiegeräte und Kurzzeit-Beatmungsgeräte können so bei Bedarf eingesetzt werden. Diese Geräte sind für ca. 10 % der Betten vorzuhalten.

2.1.4 Physiotherapie

Ziel der Betriebsstelle Physiotherapie ist die Beeinflussung des Bewegungsapparats, Herzkreislaufs, Nervensystems sowie des Stoffwechsels mittels entsprechender Behandlungsmethoden. Dazu gehören auch die Prophylaxe und Rehabilitation, z. B. nach Herz-Kreislauf-Erkrankungen.

Atemtherapiegeräte machen sich sowohl den mechanischen Bewegungseffekt (Atemtraining) als auch chemische Faktoren (Inhalation) zunutze.

Etwa 15 % aller Behandlungen dieser Betriebsstelle sind für Atemübungen einzuplanen. Auch bei der Erstausstattung mit Atemtherapiegeräten ist diese Angabe zu berücksichtigen.

2.1.5 Notfall und Transport

Notfallpatienten mit respiratorischen Störungen können nach der Intubation mit transportablen Notfall-Beatmungsgeräten maschinell weiterbeatmet werden, nachdem durch die Sofortmaßnahmen eine Mindestoxygenation erreicht worden ist.

Auch für den Transport unter Beatmung in der Klinik haben sich diese Geräte bewährt.

In den Ambulanzen der Klinik sowie den Abteilungen, zwischen denen beatmete Patienten transportiert werden müssen, sind in der Regel je zwei automatische Notfall- sowie weitere Handbeatmungsgeräte vorzuhalten.

2.2 Laufende Ausgaben

2.2.1 Einsatz von Einmalartikeln

Am Beispiel eines Beatmungsgeräts sollen die Kosten von Dauer- und Einmalartikeln gegenübergestellt werden.

Die Tabelle zeigt, inwiefern relativ hohe Anschaffungskosten der Dauerartikel den laufenden Kosten der Einmalartikel gegenüberstehen.

Für ein Schlauchsystem beispielsweise liegen die Kosten für den autoklavierbaren Dauerartikel ca. 50 mal höher als für den Einmalartikel. Erfahrungsgemäß können die Dauerartikel aber ca. 500 bis 1000 mal autoklaviert werden. Folgendes ist allerdings zu beachten:

Auch die Dauerartikel verursachen Folgekosten, etwa für destilliertes Wasser, den Gas- und Energieverbrauch

Vergleich Dauer-/Einmalartikel

	Dauerartikel	Einmalartikel
Beatmungsgerät	35000,–	–
Patienteneinheit	2500,–	–
Schlauchsystem	500,–*	10,–
Bakterienfilter	200,–*	10,–
Atemgasanfeuchter	2500,–	5,–**

* autoklavierbar ** „künstliche Nase"

der Sterilisation und nicht zuletzt die Investitionskosten für die Sterilisatoren.

Selbst Dauerartikel haben keine unbegrenzte Lebensdauer, so daß auch hier Ersatzbeschaffungen notwendig werden. Ihre Haltbarkeit ist vor allem vom Umgang mit den Artikeln abhängig. Weitere anfallende Kosten für Dauerartikel sind:

- Wartungs- und Instandhaltungskosten (Arbeitszeit und Kosten für Ersatzteile)
- Personalkosten (Arbeitszeit sowie Kosten für Prüfgeräte, Prüfungen und Serviceberichte)

Dauerartikel sind dafür zum Teil leistungsfähiger als Einmalartikel. So eignet sich der Atemgasbefeuchter in der Ausführung einer sogenannten „künstlichen Nase" nicht für alle Patienten (vgl. Kap. 4.4.4). Dort, wo sie eingesetzt werden kann, hat sie allerdings Vorteile gegenüber den elektrisch betriebenen Atemgasanfeuchtern.

Dagegen bieten Einmalartikel die größtmögliche Sicherheit hinsichtlich der Hygiene: Dauerartikel müssen gereinigt und sterilisiert werden. Dabei können unterschiedliche Verfahren zum Einsatz kommen.[1]

Dauerschlauchsysteme und Patienteneinheiten [2] werden ebenfalls in unterschiedlichen Kombinationen angeboten. In der Regel müssen sie unabhängig voneinander sterilisiert werden. Zwischengeschaltete Bakterienfilter können die Sterilisationsintervalle verlängern.

Bei Verwendung von keimtötenden „künstlichen Nasen" (Wechsel alle 24 h) kann die Patienteneinheit meist bis zum Patientenwechsel verwendet werden.

2.2.2 Schulungsaufwand

Neben den oben erwähnten Anschaffungs- und Folgekosten, die sich auf Gerät, Zubehör, Wartungs- und Instandsetzungsarbeiten beziehen, ist der Schulungsaufwand ein nicht zu unterschätzender Kostenfaktor, der unter Umständen von der entsprechenden Abteilung des Krankenhauses mitgetragen werden muß.

Gemäß der MedGV (vgl. Anhang II) muß das Anwenderpersonal am Gerät anhand der Gebrauchsanweisung von Personen, die über entsprechende Kenntnisse und Erfahrungen verfügen, eingewiesen werden. Zu den Anwendern gehören Schwestern, Pfleger und Ärzte. Darüber hinaus ist in der Regel auch für den Servicetechniker eine spezielle Schulung vorzusehen.

Insbesondere ist es aber der Geräteverantwortliche, der eine entsprechende Ersteinweisung durch den Hersteller oder die Lieferfirma erhalten muß. Dieser Geräteverantwortliche steht dann für laufende Schulungen bei Personalwechsel, neuen Mitarbeitern, für Wiederholungsschulungen, bei Unklarheiten, Rückfragen usw. zur Verfügung. Der Geräteverantwortliche und die Personen, die aufgrund der Einweisung ein betreffendes Gerät bedienen dürfen, werden in das Gerätebuch eingetragen.

Verfügt das Krankenhaus über Servicetechniker, ist es sinnvoll, diese in das laufende Schulungskonzept einzubeziehen. Die Servicetechniker sollten bei der Ersteinweisung durch die Herstellerfirma anwesend sein; ihre Anwesenheit bei der Abnahme der Geräte mit Sicherheits- und Funktionstest – durchgeführt durch die Herstellerfirma – ist ohnehin notwendig.

Um hauseigenen Servicetechnikern den gewünschten Eigenservice zu ermöglichen, sind Spezialkurse bei den Herstellerfirmen notwendig. Hier liegt der zeitliche Aufwand bei ca. 2 bis 4 Wochen pro Gerät und Jahr. Auf der Grundlage ausführlicher Service-Unterlagen versetzen diese Kurse die Techniker in die Lage, Inspektions-, Wartungs- und auch Instandsetzungsarbeiten bis zu einer vertretbaren Tiefe (maximal Platinenebene) durchzuführen.

Wichtig für den Servicetechniker ist eine genaue Dokumentation der ausgeführten Arbeiten sowie der nachfolgenden Funktions- und Sicherheitstests. Bei der

Schulungsaufwand

Anlaß, Intervall	Zeit/Gerät	Referent	Teilnehmer
bei Neukauf	1 – 4 h	Hersteller, Lieferfirma, Techniker, Spezialist	Geräteverantwortlicher, Servicetechniker (einige Anwender)
bei neuem Gerät, neuen Mitarbeitern	2 – 8 h	Geräteverantwortlicher, Servicetechniker	alle Anwender in Gruppen (max. 10 Personen)
jährliche Weiterbildung	2 – 4 Wochen	Hersteller, Spezialist	Servicetechniker

Übergabe des Geräts an die Abteilung nach der Reparatur sollte der Geräteverantwortliche den funktionstüchtigen Zustand des Geräts durch Unterschrift bestätigen.

Das beschriebene Verfahren setzt voraus, daß der Geräteverantwortliche zu den Anwendern gehört; günstigstensfalls sollten die Oberärzte für dieses verantwortungsvolle Amt gewonnen werden.

In den Servicetechnikern, die wie oben beschrieben ausgebildet worden sind, hat der Geräteverantwortliche bezüglich technischer Fragen kompetente Unterstützung. Technisches Personal mit entsprechender Erfahrung kann ebenfalls bei Fehlbedienungen und falscher Anwendung helfen (zum Schulungsaufwand vgl. entsprechende Tabelle).

2.2.3 Handhabung

Die vorgestellten Beatmungsgeräte sind in der Handhabung völlig unterschiedlich. Da selbst in der vorliegenden aktuellen Marktübersicht noch Geräte verschiedener Generationen vertreten sind (mechanisch, teil- oder vollelektronisch angetrieben und gesteuert), sieht es in der Krankenhauspraxis meist noch differenzierter aus.

Verschieden ausgeführte Bedienungselemente, Anzeige- und Alarmsysteme, Stellteile, Patientensysteme usw. sind die Folge dieser vielfältigen, meist über die Zeit gewachsenen Bestückung. Insbesonders bei den mit vielen Bedienungselementen ausgestatteten Langzeit-Beatmungsgeräten können diese Unterschiede problematisch werden.

Die Komplexität und Kompliziertheit der Bedienung kann sich in den Folgekosten beispielsweise hinsichtlich folgender Faktoren bemerkbar machen:

- Schulungsaufwand
- Gerätepflege mit Betriebsinspektion
- Einsatzinspektion
- fehlerhafte Bedienung während des Einsatzes
- Service-Anforderungen bei Bagatellfehlern

Die Gerätepflege fällt je nach dem, ob sich die Patienteneinheit und das Schlauchsystem mit einem Handgriff austauschen lassen, oder ob beispielsweise das Patientensystem abgebaut, in Einzelteile zerlegt, sterilisiert und aufgebaut werden muß, unterschiedlich aus.

Auch auf eine Kompatibilität der Systeme verschiedener Geräte desselben Herstellers ist zu achten.

2.2.4 Instandhaltungskonditionen

Die Reparatur- und Wartungskosten lassen sich im voraus nicht exakt angeben. Sie werden von folgenden Faktoren beeinflußt:

- Gerätekonstruktion (insbesondere Ausführung der Bedienungselemente und des Patientensystems)
- Einsatzbedingungen (insbesondere bei mobilem Einsatz wie bei häufigem Transport zwischen den einzelnen Arbeitsbereichen eines Krankenhauses)
- Gerätepflege (insbesondere Häufigkeit regelmäßiger Inspektionen)
- fachgerechte Bedienung des Geräts (insbesondere durch Schulung des Personals)

Auch die Instandhaltung der Geräte durch krankenhauseigene Medizintechniker oder die Einrichtung von TSZs kann helfen, die Ausfallwahrscheinlichkeit zu senken und Reparatur- und Wartungskosten möglichst niedrig zu halten: Die TSZ-Mitarbeiter sollten bereits an der Auswahl der Geräte beteiligt werden, um Aspekte der Robustheit bzw. Reparaturanfälligkeit und eines servicegerechten Aufbaus einzubeziehen und zu testen; außerdem können sie die Schulungen des Bedienungspersonals zur sachgerechten Handhabung der Geräte durchführen und einfache Fehler schnell beheben.

Das tkb hat hierzu ein Inspektionskonzept entwickelt, das in Kapitel 6 dargestellt ist. Sofern die dort vorgeschlagenen Inspektionen nicht vom Krankenhauspersonal selbst durchgeführt werden können, sind die Konditionen der Firmenkundendienste interessant. Die nachstehenden Tabellen geben die Konditionen der Anbieter und Servicefirmen an, soweit sie uns mitgeteilt worden sind. Sie geben Hinweise zur Bewertung folgender Problemkreise, die vor Kauf eines Geräts mit der Kundendienstfirma zu klären sind:

- Stundensätze für Instandhaltung inkl. fester Auftragskosten (Fahrt- oder Frachtkosten)
- Überbrückung der Wartungs- bzw. Reparaturzeit durch ein kostenloses Ersatzgerät gleicher Bauart
- Kosten für Sicherheits-, Betriebs- und Hauptinspektionen sowie Vollservice-Wartungsverträge
- Umfang und Häufigkeit der empfohlenen Inspektionen pro Jahr

Sofern die Beatmungsgeräte von einem krankenhausinternen Medizintechniker oder einem Technischen Servicezentrum betreut werden, sollten bestimmte Verschleißteile vorrätig sein, um die Funktionsfähigkeit der Geräte schnell und problemlos sicherzustellen. Außerdem bieten verschiedene Hersteller ihre Unterstützung beim Eigenservice in Form von Schulungen, Ersatzteilbereithaltung usw. an; auch sind Preisnachlässe auf Anfrage möglich.

1 Über die Wirksamkeit der verschiedenen Verfahren bezüglich der Sterilität sowie über der Rückstandsfreiheit von Desinfektionsmitteln (Formaldehyd, Äthylenoxyd usw.) gibt es zur Zeit unterschiedlichste Aussagen; zu Fragen der Hygiene vgl. entsprechenden Exkurs in Kapitel 5.

2 leicht abnehmbare Teile des Geräts zur exspiratorischen Messung von Druck, Flow und exspiratorischem Atemzugvolumen

GSD Instandhaltungskonditionen 1

Einzelberechnung nach Aufwand (DM)

Service-Firma	Stundensatz normal	Stundensatz Sonder[1]	Fahrtkosten	Frachtkosten	Ersatzgerät[2]	Garantiezeit Jahre	Service[3] Jahre
Bear	Service wird vom regionalen Fachhandel durchgeführt						
bird	Service wird vom regionalen Fachhandel durchgeführt						
B + P[4]	70,–	70,–	pauschal	●	●	0,5[5]	5
Dräger	106,–	160,–	106,–/h	–	–	1	8
Engström	110,–	110,–	90,–/h + 1,05/km	–	●	1	10
Heyer[6]	80,–	80,–	0,70/km	–	●	1	ca. 5
Hörnla[7]	89,50	o. A.	0,95/km	o. A.	●	1	8
Hoyer[8]	98,–	147,–	98,–/h	–	●	1	3
Jäger[9]	125,–	155,–	pauschal[10]	o. A.	o. A.	1	10
Jochum[11]	90,–	90,–	0,75/km	–	●	1	5
Kone Oy[12]	125,–	187,–	0,95/km	●	●	1	10
Kontron[13]	118,–	o. A.	137,–[14]	–	●	1	10
Priess[15]	o. A.	o. A.	o. A.	o. A.	o. A.	o. A.	o. A.
Siemens	104,–	139,–	0,75/km	–	●	1	10
Stephan	64,–	64,–	0,68/km	●	●	1	10
Stimotron[16]	o. A.	o. A.	o. A.	o. A.	o. A.	0,5[17]	o. A.
Weyer	72,–	83,–	0,60/km	o. A.	o	1	5
Wisap	o. A.	o. A.	o. A.	o. A.	o. A.	1	o. A.

● wird angeboten
– wird nicht angeboten
1 normal: 7:00 – 17:00 h; Sonder: 17:00 – 7:00 h, samstags, sonntags und feiertags
2 kostenloses Ersatzgerät bei Ausfall des eigenen Geräts während der Reparaturzeit
3 Service- und Ersatzteileangebot nach Auslauf des Gerätetyps
4 Service auch für Firma Medicap
5 für B + P CPAP FDF2; für Medicap Fluidic mi 2 und mi 3: 1 Jahr
6 Service auch für Firmen Stephan und Ohmeda
7 Service für Firma Carburos Metalicos
8 Service auch für Firma Bennett
9 Service für Firma Bird „Percussionaire Corporation"
10 Zone I: Radius 0 – 50 km: 152,- DM
Zone II: Radius 51 – 100 km: 264,- DM
Zone III: Radius >100 km: 376,- DM
11 Service auch für bird, Bear und Medco in Berlin
12 Service für Firma Hamilton Medical
13 Service für Firma Sechrist
14 bei Entfernung <65 km vom Servicebüro; bei Entfernungen >65 km: 152,-
15 Service auch für Bear und Bio-Med Devices
16 Service für Firma Acutronic
17 bei Abschluß eines Wartungs- und Betriebssicherungsvertrags: 1 Jahr

2

1 bei Zusammenarbeit mit krankenhausinternem Service (TSZ)
2 Sicherheitsinspektion: 480,-
3 Sicherheitsinspektion
4 Pauschalbetrag für Wartungsdienst mit Vertrag; Wartungsdienst ohne Vertrag: 70,-; bei Reparaturanforderung: 390,-
5 Pauschalbetrag für Wartungsdienst mit Vertrag; Wartungsdienst ohne Vertrag und Reparaturanforderung: 305,-
6 Pauschalbetrag für Wartungsdienst mit Vertrag; Wartungsdienst ohne Vertrag und Reparaturanforderung: 350,-
7 inklusive Kalibration, Funktionskontrolle, internen Abgleichs, Austauschmischers und Kleinmaterials

GSD Instandhaltungskonditionen 2

Wartungsverträge/Festpreise (DM)

Service-Firma	Gerätetyp	Hauptinspektion	empf. Anzahl/Jahr	inkl. Ersatzteile	Sonderkonditionen
Bear, bird	Service wird vom regionalen Fachhandel durchgeführt				
Dräger	Inhalog 1/2	74,50	2	–	–
	Oxylog	131,50	2	–	–
	Babylog 1 HF	128,–	2	–	–
	Babylog 2	74,50	2	–	–
	Pulmolog	106,50	2	–	–
	SIMV-Pulmolog	181,–	2	–	–
	UV-1/2	392,–	2	–	–
	EV-A	480,–	2	–	–
Engström	ER 300	666,–	1	–	–
	ECS 2000	666,–[2]	1	–	–
	Erica	1633,–[1]	1	–	–
Heyer	CPAP-System	60,–[3]	2	–	–
	Reanimator	60,–[3]	2	–	–
	Pädiatrie	80,–[3]	2	–	–
	SIMV-Monitor	80,–[3]	2	–	–
	HF 300	100,–[3]	2	–	–
	HF 300 SIMV	100,–[3]	2	–	–
	Ohmeda CPU 1	o. A.	o. A.	o. A.	o. A.
Hörnla	Pulmosystem S/11	320,–	nach 5000 h	–	–
Hoyer	Solvet	o. A.	o. A.	o. A.	o. A.
	AP-5B	55,–[4]	2	–	–
	PV-3P	55,–[4]	2	–	–
	PR-2	260,–[5]	2	–	–
	MA-1B	320,–[6]	2	–	–
	7200	260,–[5]	2	–	–
Kone Oy	Hamilton Veolar	1980,–	1 bzw. 5000 h	●[7]	–
Kontron	Sechrist IV-100-B-M	135,–/ Monat	2	–	●
Siemens	900 C	250,–/	nach	●	o. A.
	900 D	Monat	Bedarf	●	o. A.
Stephan	Pädiatrie-Resp.	380,–	1 – 2	–	o. A.
	HF 300 SIMV	415,–	1 – 2	–	o. A.
	ABV	415,–	1 – 2	–	o. A.
Stimotron	Acutronic VS 150 S	o. A.	2	o. A.	o. A.
	MK 800	o. A.	2	o. A.	o. A.
	AMS 1000	o. A.	2	o. A.	o. A.
Weyer	Reanimat M	290,–	o. A.	–	–

3
Geräteparameter

Anästhesisten, Intensivärzte, Pflegekräfte, Ingenieure, Medizintechniker und Kaufleute ermittelten in gemeinsamer Diskussion die für den Vergleich von Beatmungsgeräten wesentlichen medizintechnischen Parameter, die in diesem Kapitel kurz erläutert werden und in der anschließenden vergleichenden Übersicht der Gerätedaten gerätespezifisch zusammengestellt worden sind.

Sofern für die Parameter nicht bereits einschlägige Vorschriften existieren, wurden Richtwerte ermittelt, die aus der Sicht der behandelnden Ärzte Empfehlungen für die meisten Fälle der Beatmung in den verschiedenen Anwendungsbereichen darstellen. Die Parameter sind gemäß folgenden Funktionsgruppen gegliedert:

- Gerätetyp
- Betriebsdaten
- Beatmungsmonitoring
- Überwachung/Selbsttest
- Ein- und Ausgänge
- allgemeine Parameter

3.1 Gerätetyp

Generatorart

Beatmungsgeräte können nach der Bauweise ihrer Generatoren unterschieden werden. Diese Gaspumpen liefern die pneumatische Energie, die die völlig oder teilweise ausgefallene körpereigene Antriebsenergie ersetzen soll.

Die aktive Pumpfunktion kann bei der In- und Exspiration wirksam werden. Heutzutage beschränkt sich die Unterstützung der Atmung fast ausschließlich auf die Inspiration, während die Exspiration passiv durch die Elastizität von Lunge und Brustkorb bzw. durch die Druckdifferenz zwischen dem Inneren der Lunge, den Lungenbläschen (Alveolen), und der Atmosphäre erfolgt.

Anstelle des kaum noch berücksichtigten Prinzips des Druckgenerators haben sich hauptsächlich Flowgeneratoren mit verschiedenen Volumenstromverläufen durchgesetzt (zur Gegenüberstellung Druck-/Flowgeneratoren vgl. Exkurs Generatoren).

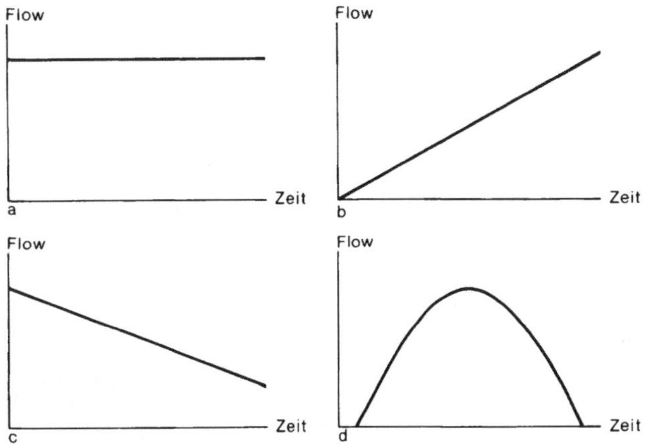

Abb. 3.1 ***Strömungsmuster***
a konstant
b akzelerierend
c dezelerierend
d sinusförmig

Strömungsmuster

Flowgeneratoren können während der Inspirationsphase verschiedene Strömungsmuster erzeugen. Neben dem konstanten Strömungsverlauf (konst.) werden Geräte mit akzelerierendem (akzel.), dezelerierendem (dezel.) oder sinushalbwellenförmigem (sinusf.) Verlauf angeboten (Abb. 3.1).

Diese verschiedenen Strömungsmuster sind als vorteilhaft für die Verteilung bei Ventilationsstörungen propagiert worden. Eine klinische Bedeutung dieser inspiratorischen Flowkurven konnte jedoch bis heute nicht sicher nachgewiesen werden, so daß es vielen Ärzten wegen des einfacheren Beatmungskonzepts zur Senkung des Risikos einer unsachgemäßen Anwendung ratsam erscheint, in der Alltagsroutine einer Intensivstation lediglich ein Flowmuster – in der Regel den konstanten Flow – zu verwenden.

Begrenzungsart

Um das Sicherheitsrisiko für den Patienten durch ungünstige Kombinationen von Parametereinstellungen zu minimieren, müssen die Maximalwerte einiger freier Parameter (Freiheitsgrade) [1] begrenzt werden.

Erreicht dieser Parameter während der Inspiration das vorgewählte Maximum, kann er Lungenveränderungen nicht länger kompensieren.

Generatoren

Druckgenerator

Als Druckgeneratoren bezeichnet man Beatmungsgeräte, die dem beatmeten System das Zugvolumen mit einem konstanten Druck, dem sogenannten Quelldruck, zuführen. Zu Beginn der Inspiration wird sich durch die Druckdifferenz ein hoher Gasstrom einstellen; ein rasches Ansteigen von Lungenvolumen und Alveolardruck sind die Folge. Damit kommt es aber auch zum raschen Abfall der Druckdifferenz über die Luftwege und damit des Flows sowie zur Verringerung der Volumen- und Alveolardruckzunahmen. Schließlich ist der Druck in den Alveolen gleich dem Generatordruck: Es strömt kein Gas mehr, das Atemvolumen ist erreicht, die Inspiration beendet.

Der maximale Flow und damit die Zeit, in der der Ausgleich zwischen Generator- und Alveolardruck erreicht wird, hängt hierbei direkt vom Widerstand der Atemwege ab, während das Lungenvolumen, das mit dem anliegenden Generatordruck aufgebläht werden kann, von der Elastizität der Lunge abhängt. In den folgenden Diagrammen sind die verschiedenen Beatmungsparameter für Standardwerte von Resistance und Compliance sowie für halbierte Compliance und verdoppelten Widerstand angegeben (nach Mushin).

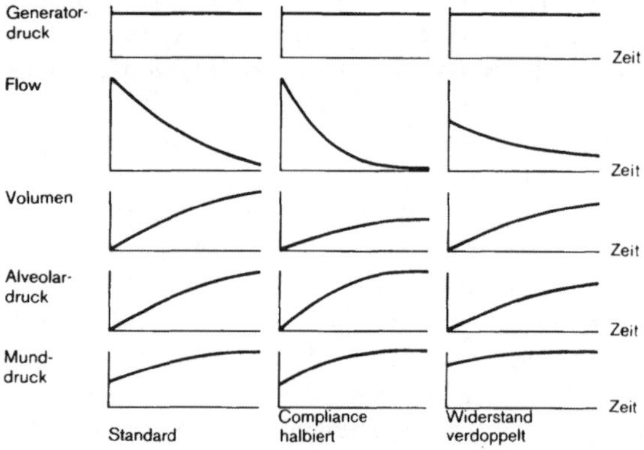

Abb. 3.2 Druck- und Flowkurven bei der Beatmung mit einem Konstantdruckgenerator

Aus den Kurven für den Konstantdruckgenerator läßt sich ablesen, daß das Verhalten bezüglich des geförderten Volumens deutlich von der Belastung des Generators abhängt. Bezogen auf die gleiche Inspirationszeit werden sowohl bei halbierter Compliance als auch bei verdoppeltem Gesamtwiderstand kleinere Volumina geliefert. Weiterhin ist der Konstantdruckgenerator dadurch gekennzeichnet, daß der Alveolardruck begrenzt ist.

Flowgenerator

Bei dem Flowgenerator mit konstantem Strom kommt es zu Beginn der Insiration zum schnellen Anstieg des Flows auf seinen, der jeweiligen Apparateeinstellung entsprechenden Wert, der während der Einatmungsphase unverändert beibehalten wird. Ein gleichmäßiger Anstieg des Volumens und – bei konstanter Compliance – des Alveolardrucks sind die Folge. Es liegt eine gleichbleibende Druckdifferenz über den Luftwegen vor, wobei der Munddruck in etwa der Summe aus dieser Differenz und dem ansteigenden Alveolardruck entspricht.

Im Gegensatz zum Druckgenerator ist beim Stromgenerator der Alveolardruck theoretisch nicht begrenzt. Das Volumen steigt – unabhängig von Compliance und Resistance – linear mit der Zeit an. Gegenüber den Standardbedingungen ändern sich dagegen die Druckverhältnisse. So ist der Druckanstieg und damit der alveolare Druck bei halbierter Compliance doppelt so groß wie unter Standardbedingungen, bezogen auf die gleiche Inspirationszeit.

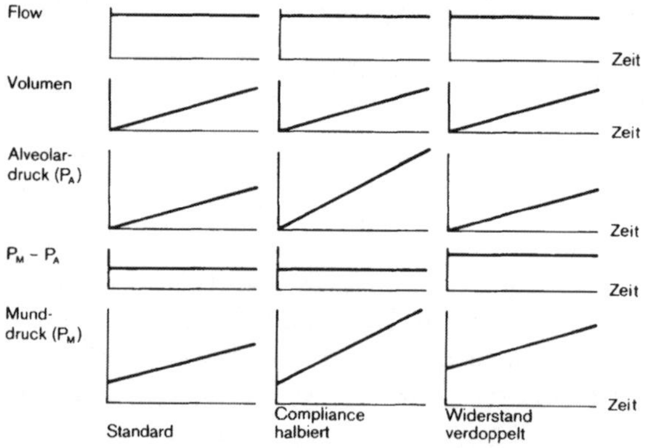

Abb. 3.3 Druck- und Flowkurven bei der Beatmung mit einem Konstantflowgenerator

In der Praxis ist die strenge Unterscheidung von Druck- und Flowgeneratoren nicht möglich. Die meisten angebotenen Geräte liegen zwischen diesen beiden Idealen. Komfortable Geräte lassen sich entsprechend den Parametereinstellungen beeinflussen.

Als Begrenzung bieten sich beispielsweise folgende Parameter an:

- Druck
- Flow
- Volumen
- Zeit
- Insp.: Esxp.

Zwangsläufig kommen dadurch die anderen eingestellten Beatmungsparameter nicht mehr auf ihre vorgewählte Größe, so daß neue Freiheitsgrade entstehen. Dies führt entweder zum Abbruch der Inspiration oder zur Weiterführung, ohne daß der Wert des jeweiligen Parameters überschritten wird. Speziell zeitgesteuerte Beatmungsgeräte arbeiten mit einer Volumen- oder Druckbegrenzung in der Inspirationsphase, wobei der begrenzte Wert während der Inspirationsdauer erreicht und beibehalten wird.

Jedes Beamtungsgerät hat mindestens einen Freiheitsgrad, da das System Beatmungsgerät – Lunge ansonsten überbestimmt wäre.

Steuerung
Unter Steuerung werden die technischen Prinzipien verstanden, die den Beatmungsrhythmus zwischen In- und Exspiration auslösen. Die Art der Steuerung legt also jene Kriterien fest, nach denen sich die aktiven Phasen der In- bzw. Exspiration mit den passiven (inspiratiorisches Plateau, exspiratiorische Pause) abwechseln.

Zur Umschaltung von Inspiration auf Exspiration (Insp./Exsp.) werden vier Steuerungsmechanismen unterschieden:

- Druck

Druckgesteuerte Beatmungsgeräte schalten nach Erreichen eines fixierten oder eingestellten Enddrucks von In- auf Exspiration um. Durch die Einstellung des Umsteuerdrucks wird der maximale Beatmungsdruck bestimmt. Daher sind druckgesteuerte Beatmungsgeräte zugleich druckbegrenzt.

Bei eingeschränkter Lungenelastizität (Verkleinerung der Compliance) oder Vergrößerung der Atemwiderstände (Zunahme der Resistance) schaltet das Beatmungsgerät zu früh um, so daß es zu einem Atemvolumenverlust kommt (vgl. Exkurs Generatoren). Gleichzeitig wird die Beatmungsfrequenz vergrößert, da sich der die Umschaltung auslösende Druck früher einstellt.

- Flow

Der Umschaltmechanismus von flowgesteuerten Beatmungsgeräten erfolgt durch das Nachlassen des Flows, nachdem ein bestimmtes Volumen erreicht ist, das durch die Compliance und den entsprechenden Enddruck bestimmt wird.

Im allgemeinen verhalten sich flowgesteuerte Geräte, insbesondere aufgrund ihrer Abhängigkeit von der Compliance, ähnlich wie druckgesteuerte. Lediglich Stenosen können etwas besser mit flowgesteuerten Beatmungsgeräten überwunden werden.

- Volumen

Die Umschaltung von volumengesteuerten Beatmungsgeräten erfolgt, nachdem dem Patienten ein vorgewähltes Volumen zugeleitet worden ist. Der Vorteil dieser Steuerung liegt darin, daß Widerstandserhöhungen durch Druckerhöhungen kompensiert werden können. Solange eine Beatmungsdruckbegrenzung nicht überschritten wird, beatmen volumengesteuerte Geräte daher volumenkonstant.

- Zeit

Zeitgesteuerte Geräte schalten nach einer vorgegebenen Zeit von In- auf Exspiration um. Diese Geräte sind bei entsprechend hoher Beatmungsdruckreserve unabhängig von Compliance und Resistance. Üblicherweise verfügen zeitgesteuerte Beatmungsgeräte über eine Volumen- und Druckbegrenzung.

Auch die Auslösung der Inspiration (Exsp./Insp.) kann kontrolliert, d. h. mit einem der obengenannten Mechanismen erfolgen. Darüber hinaus sollte bei Beatmungsgeräten für Erwachsene die assistierte Beatmung möglich sein, d. h. ein Triggermechanismus die Umsteuerung in die Inspirationsphase auslösen können. Die Empfindlichkeit des Triggers sollte variabel sein.

Umschaltkriterien In-/Exspiration

Ende Exsp. durch / Insp. durch		Trigger	Zeit	Volumen	Druck	Flow
Zeit	V_T	limitabhg.	konstant	limitabhg.	limitabhg.	limitabhg.
	f	–	konstant	lungenabhg.	lungenabhg.	lungenabhg.
Volumen	V_T	konstant	konstant	konstant	konstant	konstant
	f	konstant	II möglich	lungenabhg.	lungenabhg.	lungenabhg.
Druck/ Flow	V_T	lungenabhg.	lungenabhg.	konstant	lungenabhg.	lungenabhg.
	f	lungenabhg.	lungenabhg.	lungenabhg.	lungenabhg.	lungenabhg.

Solange der Patient in der Lage ist, durch die Inspirationsbewegung einen der eingestellten Triggerempfindlichkeit entsprechenden Wert zu erzeugen, bestimmt er den Umschaltpunkt des Geräts. Folgende trigger-auslösende Parameter sind denkbar:

- Druck
- Flow
- Atemzugvolumen

Untenstehende Tabelle gibt einen Überblick der beschriebenen Steuerungskriterien für In- und Exspiration. Das dunkel gerasterte Feld beinhaltet die heute gebräuchlichen Kombinationen, das hell gerasterte Feld stellt die instabilen Steuerungskombinationen vor.

Beatmungsform
Es werden folgende Beatmungsformen unterschieden:

- spontan

Bei der Spontanbeatmung ist es dem Patienten jederzeit möglich, unabhängig vom Beatmungsgerät Raumluft einzuatmen.

- manuell

Neben der Spontanbeatmung muß jedes Beatmungsgerät die Möglichkeit der manuellen Beatmung zulassen. Einige Geräte sind hierzu mit einem Beatmungsbeutel ausgerüstet. Das Umschalten auf die manuelle Beatmung kann dabei ohne Abnehmen des Beatmungssystems durchgeführt werden.

Andere Geräte verfügen zwar über eine Einstellmöglichkeit zur manuellen Beatmung, bei deren Wahl jedoch lediglich eine Inspirationsphase manuell ausgelöst wird. Am Gerät selbst befindet sich in diesem Fall kein zusätzlicher Beatmungsbeutel. Für einen eventuellen Ausfall dieser Geräte muß deshalb ein Handbeatmungsbeutel bereitliegen.

- kontrolliert

Die kontrollierte Beatmung arbeitet vollautomatisch entsprechend den eingestellten Parametern ohne Steuerungsmöglichkeit durch den Patienten. Dabei darf beim Patienten keinerlei Spontanatmung vorhanden sein, die zu einer asynchronen Beatmung und damit unter Umständen zu Zwischenfällen führen könnte. Die restliche Spontanatmung muß daher durch Muskelruhigstellung durch Relaxierung ausgeschaltet werden.

- assistiert

Die assistierte Beatmung setzt ein intaktes Atemzentrum voraus. Sie wird angewendet, wenn das Atemvolumen bei der Spontanatmung ohne Unterstützung unzureichend ist. Diese ungenügende Spontanatmung löst am Beatmungsgerät die Inspriationsbewegung aus. Der Triggermechanismus des Beatmungsgeräts kann beispielsweise durch einen geringen negativen Druck des Patienten ausgelöst werden. Damit bestimmt der Patient die Beatmungsfrequenz, während alle übrigen Beatmungsparameter, wie Beatmungsdruck, Volumenstrom und Atemzugvolumen durch Einstellungen am Beatmungsgerät vorgegeben sind. Innerhalb der assistierten Beatmung lassen sich alle Beatmungsformen analog der kontrollierten Beatmung durchführen. Der Vorteil der assistierten Beatmung liegt in der Einhaltung des Atemrhythmus durch den Patienten.

- kombiniert

Wesentliches Merkmal der Mischformen ist die abwechselnde zeitliche Folge kontrollierter oder assistierter Beatmung mit Spontanatmung. Die Mischformen unterscheiden sich hinsichtlich der Kombination dieser beiden Formen.

- sonstiges

Die sonstigen Beatmungsformen fassen alle Arten zusammen, die innerhalb der konventionellen Einteilung nicht berücksichtigt werden, wie beispielsweise die Varianten der Hochfrequenzbeatmung (vgl. Kap. 4.3).

Druckniveau
Man unterscheidet zwischen Atem- und Beatmungsformen, die auf der Grundlage des atmosphärischen Drucks arbeiten, von denen, die mit ihrem Arbeitspunkt oberhalb des atmosphärischen Drucks liegen. Eine Beatmung mit einem Unterdruck während der Exspiration wird in der Praxis nicht mehr angewendet. Als Ausgangswert wird in der Regel der Druck am Ende der Exspiration angegeben. Man spricht daher von einem endexspiratorischen Druck (EEP). Ist er positiv, nennt man ihn PEEP.

Richtwerte zur Einstellung der Beatmungsparameter

	Atemfrequenz *n/min*	**Totraum** *ml*	**AZV** *ml*	**AMV** *ml/min*	**Alveoläre Ventilation** *ml/min*	**Compliance** *ml/hPa*	**Resistance** *hPa/l/s*
Neugeborenes	35-40	5	15	500- 600	300- 400	2,5-5	30-40
Säugling	25-30	7,5	22-50	550-1500	350-1250	10	20-30
Kleinkind	20-25	20	80	1600-2000	1200-1500	16	15-20
Schüler	18-22	40-60	200	3500-4500	2500-3500	25	6
Erwachsener	12-16	150	500	6000-8000	4200-5600	50-100	0,5- 2,5

Wird das Druckniveau über die gesamte Atemperiode positiv gehalten, so ergeben sich die Sonderformen der Diffusionsbeatmung und die verschiedenen CPAP-Varianten (vgl. Kap. 4.2.2).

3.2 Betriebsdaten

Atemzugvolumenbereich

Das Atemzugvolumen oder auch Tidalvolumen ist die Volumendifferenz zwischen der normalen Ein- und Ausatmung. Je kg Körpergewicht werden 7 bis 15 ml Atemzugvolumen berechnet. Das normale Atemzugvolumen liegt bei durchschnittlich 0,5 l. Ein maximales Atemzugvolumen von ca. 2 l reicht für die meisten Beatmungsfälle aus. (vgl. obenstehende Tabelle nach Henneberg und anderen).

Rechenbeispiel Atemminutenvolumen

CO_2-Produktion	: 3,5 ml/kg min
CO_2-Konzentration*	: 2,5 %
Gewicht Patient	: 70 kg

$$AMV = \frac{3{,}5\ \text{ml} \times 70\ \text{kg} \times 100}{\text{kg min} \times 2{,}5} = 10\ \frac{\text{l}}{\text{min}}$$

* erwartete Konzentration in der Ausatemluft

Atemfrequenzbereich

Der Atemzyklus setzt sich aus folgenden Phasen zusammen:

- Inspirationszeit
- inspiratorische Pause
- Exspirationszeit
- exspiratorische Pause

Die Atemfrequenz gibt die Atemzyklen pro Minute an. Sie liegt im Normalfall bei Erwachsenen bei 12 Atemzügen pro Minute. Für die künstliche Beatmung reichen Frequenzen von ca. 5 bis 40 Atemzügen pro Minute aus. Höhere Frequenzen bis zu ca. 150 Atemzügen pro Minute werden für spezielle Anwendungsfälle, z. B. die künstliche Beatmung von Neugeborenen und Kleinkindern, notwendig.

Abbildung 4.7 verdeutlicht den Atemzyklus in seinem zeitlichen Verlauf.

Die Inspirationszeit (T_I) ist das Intervall vom Beginn des inspiratorischen bis zum Beginn des expiratorischen Flusses. Die inspiratorische Pause (T_{IP}) liegt zwischen dem Ende des inspiratorischen und dem Beginn des exspiratorischen Flusses. Die Expirationszeit (T_E) ist die Zeit vom Beginn des exspiratorischen bis zum Beginn des inspiratorischen Flusses. Die exspiratorische Pause (T_{EP}) schließlich kennzeichnet das Zeitintervall zwischen dem Ende des exspiratorischen und dem Beginn des inspiratorischen Flusses.

Atemminutenvolumenbereich

Das Atemminutenvolumen ist die Summe der Volumina der einzelnen Atemzüge pro Minute. Das erforderliche Atemminutenvolumen wird hauptsächlich durch die Kohlendioxydproduktion des Organismus bestimmt. Sie beträgt während des Ruhestoffwechsels ca. 3,5 ml/kg pro Minute. Verschiedene Faktoren beeinflussen die Konzentration des Kohlendioxyds in der Exspirationsluft: Die wesentlichste Größe ist dabei das Verhältnis von Totraum (vgl. Exkurs Totraum Kap. 4.1.1) zu Atemzugvolumen. Aus der Kohlendioxydproduktion, der erwarteten Konzentration der Exspirationsluft und dem Gewicht des Patienten ergibt sich ein erster Überschlagswert, der als Grundeinstellung am Beatmungsgerät dienen kann, bis die erste Blutgasanalyse diesen Wert bestätigt oder eine Änderung notwendig macht (vgl. das nebenstehende Rechenbeispiel).

Der Nutzeffekt der Sauerstoffaufnahme ist weitgehend unabhängig vom Atemminutenvolumen.

Atemminutenvolumina von ca. 3 bis 30 l/min können für fast alle Beatmungsfälle als ausreichend angesehen werden.

Atemzeitverhältnis

Das Zeitverhältnis von der In- zur Exspirationsphase hat wesentlichen Einfluß auf den Gasaustausch. Verhältnisse von 1:1 bis 1:6 sind der natürlichen Atmung (Verhältnis von 1:1,3) nachempfunden. Bei Neugeborenen und Säuglingen sowie bei Patienten, deren Compliance stark erniedrigt ist, stellt die Beatmung mit einem umgekehrten Zeitverhältnis (bis 4:1) oft die einzige Möglichkeit dar, eine ausreichende Sauerstoffzufuhr sicherzustellen. Für diese Art der Beatmung ist die Bezeichnung IRV (Inversed Ratio Ventilation) gebräuchlich.

IMV-Frequenz

Die IMV-Beatmungsverfahren stellen Mischformen aus maschineller Ventilation und Spontanbeatmung dar (vgl. Kap. 4.2.2). Bei dieser Beatmungsart wechseln sich spontane Atemzüge des Patienten mit einem oder mehreren volumenkontrollierten Beatmungszügen ab. Die Frequenz der kontrollierten und ggf. getriggerten Beatmungszüge richtet sich nach den Aufgaben dieser Beatmungsform. Sie sollte zumindest von einem Atemzug pro Minute bis etwa zur Hälfte der normalen Atemfrequenz einstellbar sein.

PEEP-/CPAP-Bereich

Der PEEP-Bereich gibt die Einstellung des positiven endexspiratorischen Drucks, der CPAP-Bereich die eines kontinuierlich positiven Atemwegsdrucks an. Für PEEP und CPAP ist eine möglichst kontinuierlich einstellbare positive Druckverschiebung von 0 bis 30 hPa vorzusehen.

NEEP-Bereich
Analog zum positiven endexspiratorischen Druck ist der NEEP-Bereich die Einstellmöglichkeit des negativen endexspiratorischen Drucks, den einige Geräte nach wie vor anbieten, obwohl er in der Regel nicht mehr verwendet wird.

Beatmungsdruckbereich
Der Beatmungsdruckbereich gibt an, zwischen welchen Druckwerten die Lunge bei der Beatmung gedehnt werden kann. Sofern die gewünschte Druckhöhe nicht eingestellt wird, kann sie sich aus den folgenden Faktoren ergeben:

- Compliance
- Höhe des eingestellten Atemzugvolumens
- Inspirationsflow (Beatmungsvolumen während der Inspirationsphase)
- Widerstände in Atemschläuchen und -wegen

Um das Lungengewebe möglichst zu schonen, sollte ein niedriger Beatmungsdruck vorgezogen werden. Dieser Druck wird an einem festgelegten Punkt im Beatmungsgerät, z. B. vor dem Tubus, gemessen. Das Ergebnis ist vom Meßort und dem Meßverfahren abhängig. Der Beatmungsdruck muß während des Beatmungszyklus angezeigt werden. Neben der fortlaufenden Anzeige des Beatmungsdrucks sind unter anderem folgende weiteren Anzeige- und Speichermöglichkeiten denkbar:

- Spitzendruck
- Plateaudruck
- endexspiratorischer Druck

Der Beatmungsdruck wird zum einen durch den maximalen Arbeitsdruck [2] zum anderen durch den maximalen Sicherheitsdruck [3] begrenzt. Der Maximalwert des Beatmungsdrucks sollte sich zwischen 60 und 100 hPa einstellen lassen.

Lungenvolumina

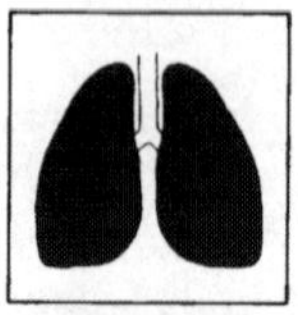

Totalkapazität (TLC)
Die Totalkapazität umfaßt die gesamte Gasmenge, die eine Lunge faßt. Die Totalkapazität der Lunge ist unter anderem von folgenden Daten des Beatmungspatienten abhängig:

- Alter
- Geschlecht
- Körpergewicht
- Körpergröße

Die Totalkapazität setzt sich aus dem Residualvolumen und der Vitalkapazität zusammen:

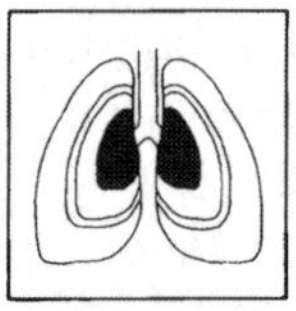

Residualvolumen (RV)
Das Residualvolumen ist der nicht mobilisierbare Anteil der Totalkapazität. Bei einigen Lungenveränderungen, wie beispielsweise dem Emphysem, einer übermäßigen Erweiterung der Lungenbläschen, ist das Residualvolumen erhöht.

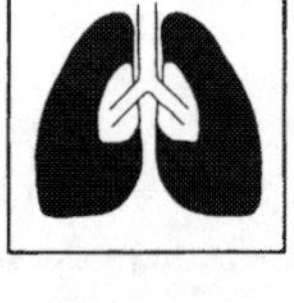

Vitalkapazität (VC)
Die Vitalkapazität ist die Summe der maximal bewegbaren Lungenvolumina. Sie besteht aus drei Komponenten:

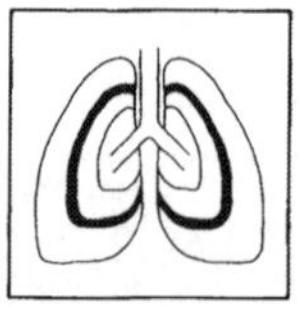

Atemzugvolumen (TV)
Mit dem Atemzugvolumen wird die Luftmenge eines normalen Atemzugs bezeichnet.

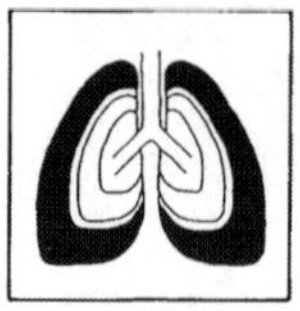

Inspiratorisches Reservevolumen (IRV)
Das inspiratorische Reservevolumen bezeichnet die Luftmenge, die nach einer normalen Einatmung zusätzlich aufgenommen werden kann.

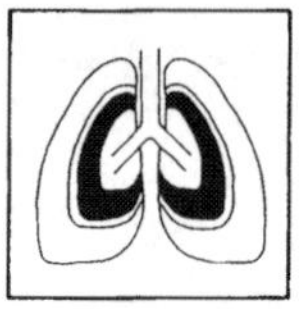

Exspiratorisches Reservevolumen (ERV)
Das expiratorische Reservevolumen umfaßt die Luftmenge, die nach einer normalen Ausatmung zusätzlich ausgeatmet werden kann.

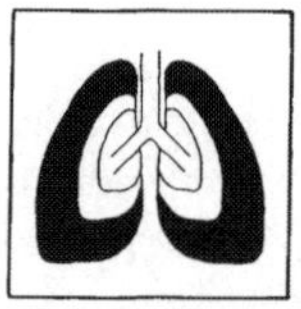

Inspirationskapazität (IC)
Die Inspirationskapazität faßt Atemzugvolumen und inspiratorisches Reservevolumen zusammen und bezeichnet die maximale Menge Atemgas, die eine Lunge nach normaler Ausatmung aufnehmen kann.

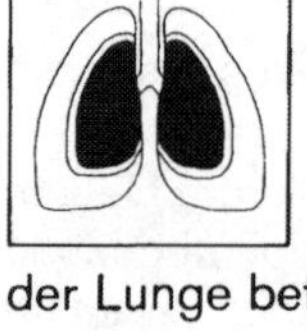

Ruhelungenvolumen (FRC)
Das Ruhelungenvolumen oder auch die funktionelle Residualkapazität ist das Volumen, das sich nach einer normalen Ausatmung noch in der Lunge befindet.

Flowbereich

Der Flowbereich oder auch Volumenstrombereich gibt an, zwischen welchen Grenzwerten der in- und exspiratorische Gasfluß pro Zeiteinheit eingestellt werden kann.

In der Regel wird der Flow in l/min angegeben. Der maximale Volumenstrom ist eine wichtige Angabe für die Leistungsfähigkeit eines Beatmungsgeräts. Die schnelle Verfügbarkeit von Atemgas bei der assistierten Beatmung sowie das maximale Atemminutenvolumen hängen eng mit dieser Größe zusammen. Neben den Verlaufsunterschieden der Flowkurve (s. o.) werden die Geräte danach unterschieden, ob der maximale Volumenstrombereich fest oder variabel ist. Für Geräte mit Festeinstellung haben sich Werte um 60 bis 80 l/min bewährt. Einstellbare Geräte sollten den Bereich von ca. 15 bis 120 l/min abdecken.

Der exspiratorische Volumenstrombereich bezeichnet die Strömungsgeschwindigkeit des Atemgases während der Exspirationsphase. In der Regel wird dieser Wert auf mehr als 100 l/min eingestellt. Bei Krankheiten, die eine langsame Beatmung erforden, kann eine niedrigere Einstellung notwendig werden. Der exspiratorische Volumenstrom darf jedoch nicht zu niedrig eingestellt sein, ansonsten könnte sich die Lunge nicht genügend entleeren.

Triggerschwellenbereich

Bei der synchronen oder assistierten Beatmung soll der Patient mit seiner restlichen Spontanaktivität einen maschinellen Beatmungszyklus auslösen. Diesen auslösenden Vorgang nennt man Triggerung. Das Gerät kann dabei auf folgende Faktoren reagieren:

- Atemwegsdruck (Triggerdruck)
- Änderung des Atemwegsdrucks (Differenz-Triggerdruck)
- Volumenstrom (Triggerflow)
- Volumen

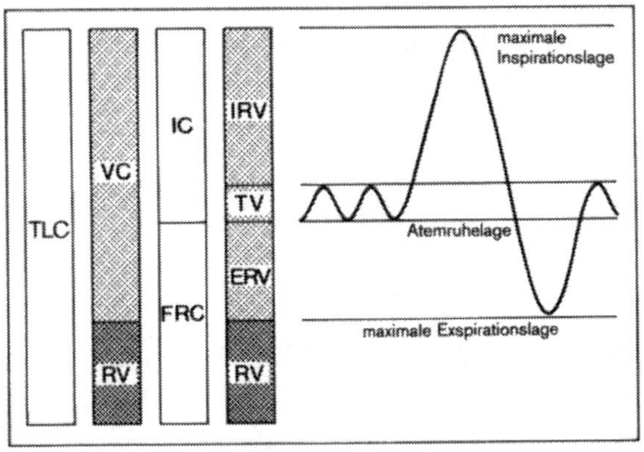

Abb. 3.5 Lungenvolumina

Verschlußvolumen (CV)

Neben den obengenannten Lungenvolumina ist das Verschlußvolumen zu beachten. Während in einer völlig gefüllten Lunge alle Atemwege offen sind, wird mit abnehmendem Lungenvolumen ein Punkt erreicht, bei dem kleinere Atemwege zu schließen beginnen. Dieser Atemwegsverschluß ist eine natürliche Erscheinung, die vom Alter abhängig ist:

- Bei Neugeborenen und älteren Menschen tritt der Atemwegsverschluß während der normalen Atmung auf
- Bei jungen, gesunden Personen sind die Atemwege während der normalen Atemzüge offen
- Im Alter von ca. 55 Jahren kommt der Atemwegsverschluß bei normalen Personen in liegender Stellung vor, das Verschlußvolumen wird größer als das Ruhevolumen

Lungenvolumina

	Bezeichnung	Englisch
TLC	Totalkapazität	Total Lung Capacity
RV	Residualvolumen	Residual Volume
VC	Vitalkapazität	Vital Capacity
TV	Atemzugvolumen	Tidal Volume
IRV	Inspitatorisches Reservevolumen	Inspiratory Reserve Volume
ERV	Exspiratorisches Reservevolumen	Exspiratory Reserve Volume
IC	Inspirations-kapazität	Inspiratory Capacity
FRC	Ruhelungen-volumen	Functional Residual Capacity

Durch den Atemwegsverschluß werden einige Teile der Lunge schlechter ventiliert. Durch eine hohe Sauerstoffkonzentration im Inspirationsgas kann die Sättigung des Bluts mit Sauerstoff auch in diesen Bereichen aufrechterhalten werden. Ist ein Teil der Lunge kontinuierlich verschlossen, kann das Blut dort nicht mit Sauerstoff gesättigt werden. In diesem Falle können Reflexmechanismen das Blut in die ventilierten Bereiche leiten.

Bei der meistverwendeten Auslösung durch den Atemwegsdruck haben sich Werte zwischen –0,5 und –5 hPa bewährt.

Triggerverzögerungszeit
Die Triggerverzögerungszeit ist die Zeitverzögerung zwischen dem Erreichen des auslösenden Schwellwerts und dem Beginn des inspiratorischen Flusses. Diese Zeit muß möglichst kurz sein (<50 ms), da sich das Wohlbefinden eines Patienten wesentlich nach der Länge der Triggerverzögerungszeit richtet.

Plateauzeitbereich
Unter einem Plateauzeitbereich versteht man eine inspiratorische Pause, d. h., daß die Lunge nach der Inspiration durch den internen Druck eine kurze Zeit (ca. 1 s bzw. 10 – 30 % der Inspirationszeit bei hoher Frequenz) weiterhin gebläht bleibt, ehe die Exspiration einsetzt.

Dadurch wird eine bessere Verteilung der Atemgase in die anfangs ungleich belüfteten Gebiete der Lunge ermöglicht. Plateauzeiten bis ca. 3 s sind sinnvoll. Eine Verlängerung dieser Zeit bringt kaum zusätzlichen Nutzen.

Seufzer
Unter Seufzern werden tiefe Atemzüge mit großem Volumen verstanden. Bei normal atmenden Patienten finden sie acht- bis zehnmal pro Stunde statt. Fehlt der tiefe Seufzer, sinkt die funktionelle Residualkapazität in wenigen Stunden (vgl. Exkurs Lungenvolumina). Bei Beatmungsgeräten mit Seufzerautomatiken kann alle 15 bis 30 min einige Male hintereinander ein erhöhtes Atemzugvolumen eingestellt werden. Dieses Volumen sollte etwa 30 ml pro Kilogramm Körpergewicht entsprechen (bei einem Patienten mit 70 kg Körpergewicht also ca. 2 l).

Bei Apparaten, die nicht über eine entsprechende Automatik verfügen, müssen diese tiefen Atemzüge häufig von Hand verabreicht werden.

Für Beatmungsgeräte mit automatischen Seufzern werden folgende Einstellbereiche empfohlen:

- Seufzer-Frequenzbereich: 1 – 20/h
- Seufzer-Volumenbereich: 100 – 2500 ml
- Seufzer-Druckbereich: 20 – 120 hPa
- Mehrfachseufzer: 1 – 3
- Seufzerauslösung manuell: ja

Compliance Gerät
Die Compliance ist das Maß für die Dehnbarkeit eines elastischen Systems. Der Wert der Compliance ist das Verhältnis von Volumen- und Druckveränderung. Die Compliance wird in ml/hPa gemessen.

Um eine möglichst harte Kopplung (vgl. Kap. 4.4.1) von Gerät und Patient zu erreichen, sollte die interne Compliance des Beatmungsgeräts möglichst klein sein. In den Wert gehen darüber hinaus alle Elastizitäten des Systems einschließlich Anfeuchter und Schlauchsystem ein. Für die Compliance des Gesamtsystems sind Werte unter 3 ml/hPa anzustreben.

Resistance Gerät
Mit Resistance werden die internen Widerstände bezeichnet, die das Beatmungssystem (primär das Schlauchsystem) dem In- bzw. dem Exspirationsflow entgegensetzt.

- Inspiratorischer Widerstand

Der inspiratorische Widerstand ergibt sich auf dem Weg des Atemgases vom Antrieb über das interne Schlauchsystem, das Druckmanometer, den Flowwandler, das Sicherheitsventil, die Filter, Luftbefeuchter und das Patienten-Schlauch-System zum Patienten. Um die schnelle Verfügbarkeit des Atemzugvolumens zu gewährleisten, sollte der inspiratorische Widerstand des Beatmungssystems möglichst gering sein. Er wird als Druckabfall bei einem bestimmten Volumenstrom angegeben (hPa bei 1 l/s). Lineare Verhältnisse vorausgesetzt, ist der Druckabfall proportional zum Volumenstrom.

- Exspiratorischer Widerstand

Äquivalent zum inspiratorischen Widerstand ist der exspiratorische der Widerstand, den das Beatmungssystem dem Exspirationsflow des Patienten entgegensetzt. Dieser Widerstand wird im Patienten-Schlauch-System, Spirometer, Ausatmungsventil usw. erzeugt. Der Widerstand sollte 3 hPa bei einem Volumenstrom von 1 l/s nicht überschreiten.

3.3 Beatmungsmonitoring

Das Beatmungsmonitoring kann neben der technischen Überwachung des Gesamtsystems (Grundfunktionen des Beatmungsgeräts, der Versorgung usw.) auch die Überwachung bestimmter Vitalwerte des Patienten umfassen. Weiterhin kann die Beurteilung der Effizienz der Beatmungstherapie durch die Erstellung von Prognoseindizes unterstützt werden. Im folgenden werden die wesentlichen pulmonalen Parameter und ihre Überwachung beschrieben. Der Einsatz von Mikroprozessoren ermöglicht schließlich die rechnerische Verknüpfung einzelner gemessener Werte zu weiteren Parametern.

Zur Beurteilung des Monitoring ist es wichtig, sich die unterschiedlichen Meßverfahren und Meßorte und damit eventuell verbundene Abweichungen zu vergegenwärtigen.

Atemzugvolumen
Zur Messung des Atemzugvolumens sind derzeit zwei Prinzipien verwirklicht worden: unmittelbar volumenmessende Geräte (z. B. Flügelzellenspirometer, Faltenbalgspirometer) sowie Atemstrommeßgeräte mit nachgeschaltetem Integrator (z. B. Pneumotachograph nach Fleisch, Blendenspirozeptor, Hitzdrahtanemometer).

Die Atemstrommeßgeräte messen jeweils während eines Atemzugs kontinuierlich den Volumenstrom und integrieren diesen zum Atemzugvolumens.

Von diesen indirekt messenden Systemen besitzt derzeit kein Rezeptor bezüglich aller wichtigen Funktionsgrößen optimale Eigenschaften:

- Meßbereich
- Genauigkeit
- Gasarten- und Temperaturfehler
- Strömungswiderstand
- Totraum
- Tauglichkeit für Langzeitmessungen

So können die wenigsten der elektronischen Spirometer das Volumen derart genau ermitteln, daß die Ergebnisse als Basis für Berechnungen des Gasaustauschs herangezogen werden können. Für eine Überwachung des eingestellen Volumens mit Genauigkeiten von ca. 10 % sind sie in der Regel jedoch geeignet.

Atemvolumina müssen in jedem Fall exspiratorisch gemessen werden, denn inspiratorisch werden falsche Werte gemessen, wenn undichte Stellen an Schläuchen, Tuben oder Kanülen auftreten.

Bei geeigneter Bauform der Strömungsgemeßgeräte und einem geeigneten Meßprinzip ist es auch möglich, die Strömungsrichtungen zu erfassen. Sie können dann auch direkt im Tubus eingesetzt werden. Bei Plazierung im Tubus muß jedoch auf ein möglichst kleines Totraumvolumen sowie kleine Resistance geachtet werden.

Atemfrequenz

Die Bestimmung der Atemfrequenz ist leicht aus dem Strömungs- bzw. Volumenverlauf ableitbar. Eine Überwachung bei assistierter Beatmung oder Spontanatmung mit CPAP (vgl. Kap. 4.2.2) ist angebracht. Hierbei wird üblicherweise nur die untere Grenzfrequenz überwacht (Apnoeüberwachung). Bei Unterschreitung der Alarmgrenze werden ein Alarm ausgelöst und kontrollierte Beatmungszüge vorgegeben.

Atemminutenvolumen

Wesentlicher Parameter für die Überwachung der Ventilationsgrößen ist das sich aus Atemzugvolumen und Atemfrequenz ergebende Atemminutenvolumen. Das notwendige Atemminutenvolumen ist hauptsächlich von der Kohlendioxydproduktion des Patienten und dem Verhältnis von Totraumventilation und totaler Ventilation (s. o.) abhängig. Fieber, Schüttelfrost, Erregungszustände usw. können zu einer Erhöhung der Kohlensäureproduktion führen.

Wird die Frequenz bei Geräten, die die Möglichkeit haben, ein konstantes Minutenvolumen einzustellen, variiert, ändert sich das Atemzugvolumen automatisch. Dabei ist zu berücksichtigen, daß die alveoläre Ventilation (Ventilation in den oberen Atemwegen und Bronchien; vgl. auch Exkurs S. 128) mit zunehmender Beatmungsfrequenz durch die erhöhte Totraumventilation, die für den Gasaustausch entscheidend ist, vermindert wird.

Beatmungsdruck

Die Anzeige und Überwachung des Beatmungsdrucks ist unabdingbare Voraussetzung der künstlichen Beatmung. Der Beatmungsdruck stellt sich entsprechend dem ventilierten Zugvolumen und der Dehnbarkeit (Compliance) des beatmeten Systems ein. Die Größe des Beatmungsdrucks oder die Beatmungsdruckkurve gibt dem Arzt wichtige Hinweise auf Veränderungen der Lungenmechanik.

Der Beatmungsdruck muß nach oben hin begrenzt werden, da der Patient bei verminderter Compliance und festgelegtem Atemzugvolumen gefährdet werden kann (Pneumothorax). Der maximale Arbeitsdruck ist patientenabhängig am Beatmungsgerät einzustellen. Zusätzlich sollte ein entsprechendes Druckbegrenzungsventil vorhanden sein. Die Druckbegrenzungseinrichtungen sollten sich von ca. 20 bis 100 hPa einstellen lassen.

Mit Hilfe der Überwachung des Beatmungsdrucks können auf einfache Weise auch technische Störungen erkannt werden. Dies sind z. B. Schlauchdiskonnektion, grobe Undichtigkeiten oder Schlauchverengungen.

Beatmungsflow

Eine Überwachung des Atemgasflows ist in der Regel nicht notwendig. Wird aber die Kurve des Volumenstroms dargestellt, kann sie dem erfahrenen Arzt wichtige Informationen über die Strömungsverhältnisse im Gesamtsystem Beatmungsgerät/Patient geben.

Der Wert des maximalen Beatmungsflows ist durch den mechanischen Aufbau des Geräts begrenzt und kann bei den meisten Beatmungsgeräten verkleinert werden.

Die Messung des Volumenstroms erfolgt mit Meßeinrichtungen, wie sie bei der indirekten Messung des Atemzugvolumens beschrieben werden.

Atemzeitverhältnis

Die Einhaltung eines voreingestellten Atemzeitverhältnisses, d. h. des Verhältnisses von In- zu Exspiration, kann überwacht werden.

Änderungen der Lungenmechanik können den gewählten Wert bei festgelegten Atemzugvolumina und maximalem Beatmungsdruck von In- zu Exspiration nicht mehr zulassen.

Bei spontan atmenden Patienten kann ebenfalls eine Überwachung des Verhältnisses angebracht sein; als Alarmgrenze ist ein Verhältnis Insp./Exsp. von ca. 1:1 sinnvoll.

Sauerstoffgehalt

Von besonderer klinischer Relevanz ist die Überwachung eines unteren Grenzwertes der inspiratorischen Sauerstoffkonzentration. Fehler an Sauerstoffmischgeräten, der Sauerstoffversorgung, falsche Einstellung eines Dosierventils oder falscher Inhalt einer Sauerstoffflasche gefährden den Patienten unmittelbar und müssen sofort erkannt werden.

Unter Berücksichtigung der individuellen Patientensituation hat die inspiratorische Sauerstoffkonzentration wesentlichen Einfluß auf den Sauerstoff-Partialdruck des arteriellen Bluts.

Sauerstoffmischgeräte können normale Luft (keimfreie Preßluft) mit reinem Sauerstoff mischen, so daß der Sauerstoffgehalt des Atemgases von 21 bis 100 % eingestellt werden kann. Die Einstellung ist auf wenige Prozente genau, so daß diese Angabe für den klinischen Einsatz ausreicht, da die Kenntnis der genauen inspiratorischen Sauerstoffkonzentration die Messung des arteriellen Sauerstoff-Partialdrucks nicht ersetzen kann. Dennoch ist ein unabhängiges Meßgerät notwendig, um den Minimalwert des Sauerstoffanteils der Atemluft zu überwachen.

Die Sauerstoffmessung kann in- oder exspiratorisch vorgenommen werden. Üblich ist eine inspiratorische Messung, da hier weniger Probleme durch Feuchtigkeit und Verschmutzung bestehen. Sicherheitstechnisch gesehen sind beide Positionen gleichwertig (zu den verschiedenen Verfahren der Sauerstoffmessung vgl. Exkurs Sauerstoffmeßgeräte).

Kohlendioxidgehalt

Die Kohlendioxidbestimmung der Exspirationsluft findet heute ebenfalls großes Interesse. Mit der Kohlendioxid-Kurve kann die Adaption vom Beatmungsgerät an den Patienten beurteilt werden, außerdem gibt sie Aufschluß über Verteilungsstörungen.

Die Meßwerte geben Auskunft über akute Perfusionsstörungen und die Totraumventilation. Erhöhter Totraum, Änderung des Ventilations- und Perfusions-Verhältnisses, obstruktive Ventilationsstörungen usw. können große Unterschiede (bis ca. 60 mm Hg) des endexspiratorischen Kohlendioxid-Partialdrucks und dem des Bluts bewirken.

Schnell ansprechende Kohlendioxid-Analysatoren, z. B. das Infrarot-Absorptionsmeßgerät, machen die kontinuierliche Messung möglich. Aus dem Kohlendioxid-Gehalt des Exspirationsgases kann anhaltspunktmäßig auf den Kohlendioxid-Partialdruck des arteriellen Bluts geschlossen werden. Blutig gemessene Werte dieses Druckwertes können zur Kalibrierung des Kohlendioxid-Analysators herangezogen werden.

Inspirationsgas

- Feuchte

Das Inspirationsgasgemisch muß dem Patienten angefeuchtet zugeführt werden. Der Feuchtigkeitsgehalt soll bei >80 % relativer Luftfeuchtigkeit liegen.

Sauerstoffmeßgeräte

Es werden derzeit vier Sauerstoff-Meßverfahren unterschieden:

- Brennstoffzellen
- polarografische Elektrode
- paramagnetisch arbeitende Geräte
- Massenspektrometer

Brennstoffzellen und polarografische Elektroden sind Verschleißteile. Sie müssen regelmäßig ausgetauscht bzw. gewartet werden. Die Anschaffungskosten für diese Geräte sind gering, die Wartungskosten relativ hoch. Von klinischer Seite wurden diese Geräte als störanfällig bezeichnet. Ein Teil der genannten Störungen ist jedoch sicherlich auch einer mangelnden Wartung der Geräte zuzuschreiben. Brennstoffzellen und polarografische Geräte zeigen ein Driftverhalten, das eine regelmäßige Kalibrierung notwendig macht. Aufgrund der längeren Lebensdauer bis zu zwei Jahren und der längeren Wartungsintervalle ist der polarografischen Elektrode der Vorzug zu geben.

Paramagnetisch arbeitende Geräte sind technisch aufwendiger als die vorgenannten. Sie sind im Bereich der Lungenfunktionsdiagnostik seit Jahrzehnten im Einsatz, arbeiten genau und sind vom Meßprinzip her verschleiß- und driftfrei. Sie ermöglichen im Gegensatz zu Brennstoffzellen und polarografischen Elektroden keine atemsynchrone Anzeige des Sauerstoff-Partialdrucks (Ansprechzeiten bis ca. 15 s). Die ersten während einer Beatmung eingesetzten Sauerstoffmeßgeräte arbeiteten nach diesem Verfahren, wurden später aber durch die in der Anschaffung preiswerteren polarografischen Geräte bzw. Brennstoffzellen verdrängt.

Der Nachteil paramagnetischer Geräte ist in der Notwendigkeit einer Gasentnahme aus dem Patientensystem zu sehen. Hierdurch treten Volumenfehler auf, sofern das entnommene Volumen nicht wieder zurückgeführt wird. Weitere Risiken bestehen bei einer Diskonnektion an den zusätzlich erforderlichen Gasentnahmestellen. Hygienischen Problemen durch Verkeimung des Geräts muß durch Anwendung von Bakterienfiltern oder Entnahme des Meßgases aus einem sterilen Frischgasstrom (z. B. inspiratorische Entnahme bei offenen Systemen oder Anschluß an einen Bakterienfilter bei Kreissystemen) begegnet werden.

Die massenspektrometrische Gasanalyse ist wegen des großen Aufwandes für den Routineeinsatz nur bedingt geeignet. Vorteilhaft ist jedoch, daß ein Massenspektrometer für mehrere Patienten gleichzeitig eingesetzt werden kann und daß neben Sauerstoff auch andere Gase (Kohlendioxid, Helium, Halothan usw.) gleichzeitig gemessen werden können. In großen Kliniken kann ein Einsatz daher durchaus von Vorteil sein.

Zum Auffüllen der Behälter darf nur steriles destilliertes Wasser verwendet werden. Die Befeuchtung wird entsprechend der technischen Konstruktion des Beatmungsgeräts nach unterschiedlichen physikalischen Prinzipien vorgenommen (vgl. Kap. 4.4.4).

Eine Überwachung der Luftfeuchte oder des Flüssigkeitspegels im Befeuchter ist notwendig.

- Temperatur

Das Atemgas wird nicht nur angefeuchtet, sondern auch erwärmt. Bei den meisten Befeuchtern wird das destillierte Wasser mit einer Heizplatte oder einem Heizstab erwärmt. Je nach Prinzip wird der erwärmte Dampf oder das erwärmte Aerosol dem Atemgas zugeführt (vgl. Kap. 4.4.4).

In der Regel muß die Wassertemperatur höher sein als die gewünschte Temperatur im Inspirationsvolumen, da es auf dem Weg zum Patienten durch das Schlauchsystem abkühlt. Wegen der Bildung von Kondenswasser sollte daher ein Wasserabscheider vorhanden sein.

Ist der Befeuchter mit einer Heizung ausgestattet, muß ein Temperaturfühler vorhanden sein und sichergestellt werden, daß sich das Atemgas nicht wesentlich über 45 °C erwärmt.

Der Temperaturfühler sollte beim Beatmungssystem am luftzuführenden Teil, d. h. möglichst nahe am Tubus des Patienten eingebaut sein. Ein Alarm bei Überschreitung der Atemgastemperatur über eine Grenze von ca. 40 °C ist unbedingt notwendig.

Totraumventilation

Der anatomische Totraum umfaßt normalerweise das Volumen der gesamten Luftwege von der Luftröhre bis zum Übergang der Bronchien zu den Alveolen. Diese Luftmenge, die auf ca. 2 ml pro kg Körpergewicht geschätzt wird, nimmt nicht am Gasaustausch der Lunge teil.

Aus den primären Meßgrößen Atemfrequenz, Flow und Volumen kann die Totraumventilation des Patienten errechnet, auf einer Trendanzeige angezeigt und bei kritischen Werten ein Alarm ausgelöst werden.

Sauerstoffverbrauch

Aus dem Unterschied der gemessenen Werte für die ein- bzw. ausgeatmete Sauerstoffmenge läßt sich der Sauerstoffverbrauch bestimmen. Aktuelle oder Trendanzeigen sind möglich.

Respiratorischer Quotient

Der respiratorische Quotient ist das Verhältnis des ermittelten Sauerstoffverbrauchs zu dem mit einem Kohlendioxid-Analysator gemessenen ausgeatmeten Kohlendioxid.

Auch hierbei können der aktuelle oder der Trendwert der letzten Minuten und Stunden angezeigt werden.

Compliance Patient

Unter dieser Compliance versteht man das Maß für die Dehnbarkeit der Lunge des beatmeten Patienten. Sie setzt sich aus den elastischen Kräften von Lunge und Thorax zusammen. Die Compliance wird in ml/hPa gemessen (s. o.).

Eine Änderung der Compliancewerte kann eine andere Einstellung der Beatmungsparameter notwendig machen. Die Berechnung der Patientencompliance kann aus den Meßgrößen Beatmungsdruck, Beatmungsflow und Atemzugvolumen vorgenommen werden.

Die Formel für die Compliance ist nur bei einer Beatmung mit einer Plateauphase anwendbar, da ausschließlich in diesem Bereich statische Zustände vorliegen. Außerdem wird vorausgesetzt, daß die Compliance eine konstante Größe ist, die sich während eines Atemzyklus nicht verändert.

Resistance Patient

Aus den Meßwerten von Druck und Flow kann auch der bronchiale Widerstand (von der Luftröhre bis zu den Alveolen) errechnet werden.

Die Atemwege stellen einen Widerstand dar, der einen Druckverlust zur Folge hat. Dieser Widerstand (Resistance) wird in einem Wert für den Druckabfall (hPa) bezogen auf den Flow in Litern pro Sekunde (l/s) angegeben.

Für die Resistance gilt, daß sie auf jeden Fall für In-und Exspiration getrennt berechnet werden muß. Innerhalb dieser Phasen wird sie als konstant angenommen.

3.4 Überwachung/Selbsttest

Leck-/Diskonnektalarm

Ist das Patientensystem undicht, nachdem beispielsweise Konusverbindungen oder Schlauchanschlüsse abgerutscht sind, sollte das Gerät eine Diskonnektionswarnung geben. Ursache eines solchen Alarms können ebenfalls ein stark verstellter PEEP (s. o.), undichte Ringdichtungen oder nicht richtig in die Aufnahmebuchsen eingesteckte Sensoren sein.

Technisch wird dieser Alarm über eine Druckmessung im Patientensystem ausgeführt, d. h., wenn der Beatmungsdruck den entsprechenden Grenzwert nicht von unten oder oben durchschritten hat und diese Bedingung auch in den nächsten ca. 10 s erfüllt, wird die Diskonnektionswarnung gegeben. Gleichzeitig kann ein Ausbleiben der gerätseitigen Beatmungsfrequenz (fail to cycle) angezeigt werden. Als unterer Grenzwert für die Diskonnektionsüberwachung hat sich ein geringer negativer Druck von ca. −10 hPa bewährt (max ca. 50 hPa).

Der Alarm muß durch eine Resettaste quittierbar sein, d. h. nach Beseitigung des Fehlers gelöscht werden können, so daß die Alarmeinrichtung reaktiviert wird. Der Alarm sollte für kurze Zeit löschbar sein (ca. 2 min), so daß kurzzeitige Eingriffe am Patienten vorgenommen werden können (z. B. das Absaugen von Sekreten).

Für bestimmte Beatmungsformen kann der Grenzwert umgeschaltet, manuell verstellt oder die ganze Lecküberwachung abgeschaltet werden.

Stenose-Alarm
Der Stenose-Alarm wird ausgelöst, wenn der Beatmungsdruck den eingestellten oberen Grenzwert erreicht. Das Gerät schaltet durch diesen Wert gesteuert auf Exspiration um.

Bei kurzzeitigen Druckerhöhungen (z. B. Hustenstoß) sollen sich dieser Alarm und die Anzeige selbsttätig löschen. Nur wenn der Fehlerfall längere Zeit bestehen bleibt (>30 s), soll die Anzeige bestehen bleiben und ein akustisches Signal ausgelöst werden. Als mögliche Grenze haben sich Werte zwischen 20 und 100 hPa bewährt.

Im Alarmfall ist zu prüfen, ob eine Stenose der Atemwege des Patienten vorliegt, oder ob andere Faktoren den Alarm ausgelöst haben können, z. B. abgeklemmte oder abgeknickte Beatmungsschläuche oder eine unbeabsichtigte Verstellung der Beatmungsparameter.

Versorgung
Folgende Versorgungsleitungen sind für Beatmungsgeräte von Bedeutung:

- Strom
- Sauerstoff
- Druckluft
- Vakuum

Der Ausfall einer Versorgungsleitung führt voraussehbar zu einer Störung der Gerätefunktion. Durch die Überwachung der Versorgung kann eine Störung daher schon vor dem Ansprechen eines nachgeschalteten Monitors angezeigt werden. Zum Beispiel kann die Beatmung bei Sauerstoffausfall aufgrund des in der Zuleitung noch gespeicherten Volumens je nach eingestellter Sauerstoffkonzentration noch eine Zeitlang fortgeführt werden. Ein Alarm würde bei fehlender Überwachung erst ausgelöst, wenn entweder die Sauerstoffkonzentration einen unteren eingestellten Grenzwert an einem Sauerstoffmonitor unterschritt oder ein Volumenmangel-Alarm aufgrund des Volumendefizits anspräche. Während dieser Zeit kann jedoch schon eine Reserveflasche herbeigeschafft werden.

Tests
Bei Inbetriebnahme des Geräts (Start) sollte ein spezieller Test mit Anzeige aller Lampen, Anzeigesegmente und Instrumente vorgesehen sein, außerdem sollten die Alarmfunktionen durch vorgegebene Werte testbar sein. Die Alarme müssen dabei optisch und akustisch ansprechen.

Selbsttest
Ein integriertes Alarmsystem muß Störungen des Beatmungsgeräts erkennen und anzeigen. Dazu müssen während des Betriebs kontinuierlich oder zyklisch elektrische und mechanische Werte des Geräts erfaßt und kontrolliert werden.

3.5 Ein- und Ausgänge

Eingänge
Steuereingänge ermöglichen es, ein Beatmungsgerät extern anzusteuern, wobei verschiedene Steuerungstiefen denkbar sind. Bei einer rechnergestützten Patientenüberwachung mit Erfassung und Verarbeitung der wesentlichen Variablen von Atmung und Kreislauf könnte das Beatmungsgerät entsprechend den errechneten Werten unter Zugrundelegung der notwendigen Therapie vom Rechner gesteuert werden (closed loop). Dieser Weg ist aber zur Zeit noch äußerst umstritten, da noch viele ungelöste, insbesondere Sicherheitsprobleme damit verbunden sind.

Eine bereits realisierte Steuerung ist die Synchronisierung zweier Beatmungsgeräte für die getrennte Beatmung der beiden Lungenflügel. Dabei steuert das eine Beatmungsgerät (Master) das andere (Slave), wobei eine Phasenverschiebung beider Geräte einstellbar sein sollte.

Ausgänge
Moderne Beatmungsgeräte besitzen meist eine Reihe von analogen oder digitalen Ausgängen, an die andere Geräte angeschlossen werden können, so zum Beispiel:

- Sichtgeräte
- Schreiber
- Drucker
- Plotter
- Patienten-Überwachungsgeräte
- Lungenfunktionsrechner

Diese Kopplung darf die Sicherheit des Beatmungsgeräts nicht beeinflussen.

Soweit die gefahrlose Kopplung an die Datenbuchse des Geräts nicht ohne weiteres aus den Gerätedaten ersichtlich ist, muß der Anwender von Fall zu Fall, z. B. durch Rückfrage bei den beteiligten Herstellern oder durch Befragen eines Sachverständigen, feststellen, ob die Sicherheit für den Patienten, den Bediener und die Umgebung durch die vorgesehene Kopplung nicht beeinträchtigt wird.

Die Angaben zu den Ausgängen sollten folgende Daten beinhalten:

- Art des Analogausgangs (Gleichspannungsausgang, offener Kollektor usw.)

- Parameter des Ausgangs mit Angabe der Zuordnung zum Spannungsbereich (z. B. entsprechen 0 bis 100 hPa Beatmungsdruck einem Ausgangsspannungsbereich von 0 bis 1 V)
- Innenwiderstand oder Belastbarkeit
- Digitalausgänge (definierte Schnittstellen für Rechner, Datendrucker usw.)
- galvanische Kopplung oder Trennung mit Angabe der Durchschlagsfestigkeit

3.6 Allgemeine Parameter

Strom

- Versorgung

Neben den Beatmungsgeräten, die ihre Energie für den Antrieb und die Steuerung direkt dem Atemgasdruck entnehmen, benötigen viele, insbesondere moderne Geräte elektrische Energie für den Antrieb oder die elektronischen Steuerungen. Die elektrische Energie wird in der Regel dem Netz entnommen. Da Beatmungsgeräte eine lebenserhaltende Funktion haben, sind sie an die Netzsteckdosen mit Absicherung durch die Besondere Ersatzstromversorgung (BEV) anzuschließen (meist rote Kennzeichnung). Für elektrisch betriebene Geräte, die mobil eingesetzt werden sollen, ist ein Akku, gegebenenfalls mit nachgeschaltetem Spannungswandler, erforderlich.

- Verbrauch

Die maximale Stromaufnahme der Beatmungsgeräte kann bei der Planung der Installation, insbesondere für die Dimensionierung der Besonderen Ersatzstromversorgung (BEV) eine wichtige Größe darstellen.

Akku

- Betrieb

Ist ein Gerät für den Akkubetrieb geeignet, sollte die minimale Betriebsdauer, möglichst unter ungünstigsten Bedingungen, angegeben sein. Bei der Berechnung dieser Betriebsdauer sind Maximalwerte der Beatmungsparameter sowie ein Akku von ca. 80 % der Maximalkapazität anzunehmen.

- Ladezeit

Unter der Ladezeit wird die Zeit verstanden, die ein vollständig entladener Akku benötigt, um die maximale Kapazität zu erreichen.

Sauerstoffanschluß

Die für den einwandfreien Betrieb des Beatmungsgeräts benötigten Anschlußwerte sowohl in bezug auf den Druck als auch den Volumenstrom (Flow) sind anzugeben.

Druckluftanschluß

Auch für den Druckluftanschluß sind die Werte des Drucks und des Volumenstroms anzugeben.

Spezialanschlüsse

Weitere notwendige Anschlüsse mit den entsprechenden Anschlußwerten sind hier angegeben.

Abmessungen

Die äußeren Abmessungen, insbesondere der mobilen Geräte, spielen für Handhabung, Transport, Platzbedarf und Unterbringung im Krankenhaus bzw. im Außeneinsatz eine wesentliche Rolle. Die Angaben in den vergleichenden Geräteübersichten sind in cm (B x H x T: Breite x Höhe x Tiefe) angegeben.

Gewicht

Das Gewicht eines Beatmungsgeräts kann zu einem entscheidenden Faktor werden, wenn der mobile Einsatz einen leichten Transport erfordert; insbesondere bei tragbaren Geräten ist dieser Angabe große Bedeutung beizumessen. Das in der vergleichenden Übersicht der Gerätedaten angegebene Gewicht ist das Gesamtgewicht des Geräts mit allem zum Betrieb erforderlichen Zubehör. Für größere und schwerere Geräte wird in der Regel ein Gerätewagen angeboten bzw. die Geräte sind selbst fahrbar.

Temperaturbereich

Die für elektromedizinische Geräte geltenden Bestimmungen DIN IEC 601 Teil 1 und VDE 750 Teil 1 fordern, daß Geräte im klinischen Bereich eine ordnungsgemäße Funktion bei einer Umgebungstemperatur von +10 bis + 40 °C gewährleisten müssen. Einige Hersteller geben einen größeren Bereich an, etwa 0 bis 55 °C, was gerade bei mobilen Geräten für den Außeneinsatz einen zuverlässigen Betrieb auch bei extremen Temperaturen verspricht.

Arbeitsgeräusch

Da sich Beatmungsgeräte direkt neben dem Patientenbett befinden, hängt das Wohlbefinden des Patienten auch unmittelbar vom Arbeitsgeräusch des Geräts ab. In den Gerätedatenlisten wird der Wert in Dezibel, bewertet nach der sogenannten A-Kurve (Hörkurve; dBA), gemessen in 1 m Abstand, angegeben.

Transport

Die Beatmungsgeräte werden, ihrem Verwendungszweck entsprechend, in drei Ausführungsvarianten angeboten:

- tragbar
- fahrbar
- installierbar

Tragbare Geräte sollten ein Gewicht von ca. 10 kg nicht überschreiten und sind teilweise mit Tragegriff oder -tasche ausgerüstet. Fahrbare Geräte lassen sich entweder mit einem Gerätewagen oder einem Fahrgestell bewegen. Installierbare Beatmungsgeräte lassen sich an Wandschienensysteme in der Klinik oder im Rettungfahrzeug befestigen.

Explosionsschutz
Beatmungsgeräte werden in der Regel entsprechend ihrem hauptsächlichen Einsatz (z. B. auf Intensivstationen) in nicht explosionsgeschützter Ausführung und Ausstattung aufgebaut. Einige Geräte, die bei entsprechender Ausrüstung für die Anästhesie geeignet sind, können auch in den explosionsgefährdeten Bereichen eingesetzt werden.

Sterilisation
Wiederverwendbare Patientensysteme müssen vollständig sterilisierbar bzw. autoklavierbar sein. In den Gerätedatenlisten und -beschreibungen ist dies vermerkt oder ein Hinweis gegeben, daß es sich um Einmalartikel handelt.

Desinfektion
Bei Beatmungsgeräten ist besonders darauf zu achten, daß sie so gebaut und anwendbar sind, daß Gefahren durch die Übertragung von Krankheitserregern von einem Patienten auf andere bzw. die Umgebung vermieden werden. Sie müssen also so konstruiert sein, daß sie von außen möglichst leicht zu reinigen und zu desinfizieren sind. Glatte Flächen, Folienschalter usw. sind hier vorteilhaft. Die Geräteoberfläche einschließlich der Beschriftung muß den üblichen Reinigungs- und Desinfektionsmitteln standhalten. Die Angabe in den Gerätedatenlisten gibt die Aussage der Firma wieder, ob dies der Fall ist.

1 Diese sogenannten Freiheitsgrade sind Beatmungsparameter, die nicht direkt eingestellt werden, sondern deren Größe sich als Folge der Einstellung anderer Beatmungsparameter in Abhängigkeit vom Lungenzustand ergibt.

2 Der maximale Arbeitsdruck ist als der höchste Überdruck definiert, der im Patientensystem während der Inspirationsphase bei bestimmungsgemäßer Funktion des Beatmungsgeräts erreicht werden kann. Der maximale Arbeitsdruck kann beispielsweise durch eine Begrenzung des Antriebs realisiert werden.

3 Der maximale Sicherheitsdruck ist der höchste Überdruck, der im Patienten bei Auftreten eines Fehlers am Beatmungsgerät erreicht werden kann. In der Regel wird er durch ein Sicherheitsventil festgelegt.

GSD Gerätedaten

Atemtherapiegeräte			**Medicap** Fluidic mi 3	**Hospal** H 505	**Medicap** Fluidic mi 2
Gerätetyp					
Generatorart			Druck	Druck	Druck
Strömungsmuster			dezelerierend	dezelerierend	dezelerierend
Begrenzungsart			Druck	Druck/Flow	Druck
Steuerung	Insp./Exsp.		Druck	Druck	Druck
	Exsp./Insp.		Trigger	Trigger	Trigger
Beatmungsform	spontan		-	-	-
	manuell		-	-	-
	kontrolliert		-	-	-
	assistiert		S-IPPV	S-IPPV	S-IPPV
	kombiniert		-	-	-
	sonstiges		-	-	-
Druckniveau			-	-	-
Betriebsdaten					
Atemzugvolumenbereich		*ml*	patientenabhg.	patientenabhg.	patientenabhg.
Atemfrequenzbereich		min^{-1}	patientenabhg.	patientenabhg.	patientenabhg.
Atemminutenvolumenbereich		*l/min*	patientenabhg.	patientenabhg.	patientenabhg.
Atemzeitverhältnis			patientenabhg.	patientenabhg.	patientenabhg.
IMV-Frequenz		min^{-1}	-	-	-
PEEP-/CPAP-Bereich		*hPa*	-	-	-
NEEP-Bereich		*hPa*	-	-	-
Beatmungsdruckbereich		*hPa*	5 – 35	5 – 40	5 – 35
Flowbereich		*l/min*	20 – 60	20 – 60	20 – 60
Triggerschwellenbereich		*hPa*	–0,5 bis –5	–1 bis –6	–0,5 bis –5
Triggerverzögerungszeit		*ms*	o. A.	o. A.	o. A.
Plateauzeitbereich		*s*	-	-	-
Seufzer	Frequenz	h^{-1}	-	-	-
	Volumen	*ml*	-	-	-
	Druck	*hPa*	-	-	-
	mehrfach		-	-	-
	manuell		-	-	-
Compliance	gesamt	*ml/hPa*	o. A.	o. A.	o. A.
	Gerät	*ml/hPa*	o. A.	o. A.	o. A.
	Schlauch	*ml/hPa*	o. A.	o. A.	o. A.
Resistance	Insp.	*hPa*	o. A.	o. A.	o. A.
	Exsp.	*hPa*	o. A.	o. A.	o. A.
Beatmungsmonitoring					
Atemzugvolumen			-	-	-
Atemfrequenz			-	-	-
Atemminutenvolumen			-	-	-
Beatmungsdruck			analog	analog	analog
Beatmungsflow			-	-	-
Atemzeitverhältnis			-	-	-

Hospal H 515	**Dräger** Inhalog 1	**Weinmann** Chemomat WE	**Heyer** Sekundant S2K	**bird** Minibird 6403 G
Druck	Druck	Druck	Flow	Druck
dezelerierend	dezelerierend	dezelerierend	dezelerierend	konstant
Druck/Flow	Druck/Flow	Druck/Flow	Druck/Flow	Druck/Flow
Druck	Druck	Druck	Druck	Druck
Trigger	Druck/Trigger	Trigger	Trigger	Trigger
-	-	-	-	-
-	-	-	-	-
-	-	-	-	-
S-IPPV	S-IPPV	S-IPPV	S-IPPV	S-IPPV
-	-	-	-	-
-	-	-	-	-
-	-	-	-	-
patientenabhg.	patientenabhg.	patientenabhg.	patientenabhg.	patientenabhg.
patientenabhg.	patientenabhg.	patientenabhg.	patientenabhg.	patientenabhg.
patientenabhg.	patientenabhg.	patientenabhg.	patientenabhg.	patientenabhg.
patientenabhg.	patientenabhg.	patientenabhg.	patientenabhg.	patientenabhg.
-	-	-	-	-
-	-	-	-	-
-	-	-	-	-
5 – 40	10 – 45	5 – 50	5 – 40	max. 60
20 – 60	15 – 40	10 – 60	10 – 50	60 – 70
–1 bis –6	–1,5 bis –5	–0,5 bis –6	–0,5 bis –5	–0,5 bis –5
o. A.	o. A.	o. A.	o. A.	o. A.
-	-	-	-	-
-	-	-	-	-
-	-	-	-	-
-	-	-	-	-
-	-	-	-	-
-	-	-	-	-
o. A.	o. A.	o. A.	o. A.	o. A.
o. A.	o. A.	o. A.	o. A.	o. A.
o. A.	o. A.	o. A.	o. A.	o. A.
o. A.	o. A.	o. A.	o. A.	o. A.
o. A.	o. A.	o. A.	o. A.	o. A.
-	-	-	-	-
-	-	-	-	-
-	-	-	-	-
analog	analog	analog	analog	analog
-	-	-	-	-
-	-	-	-	-

Gerätedaten

Atemtherapiegeräte			**Medicap** Fluidic mi 3	**Hospal** H 505	**Medicap** Fluidic mi 2
Sauerstoffgehalt			-	-	-
Kohlendioxidgehalt			-	-	-
Inspirationsgas	Feuchte		-	-	-
	Temperatur		-	-	-
Totraumventilation			-	-	-
Sauerstoffverbrauch			-	-	-
Respiratorischer Quotient			-	-	
Compliance Patient			-	-	-
Resistance Patient			-	-	-

Überwachung/Selbsttest

Leck-/Diskonnektalarm			-	-	-
Stenose-Alarm			-	-	-
Versorgung	Strom		-	-	-
	Sauerstoff		-	-	-
	Druckluft		-	-	-
	Vakuum		-	-	-
Tests			-	-	-
Selbsttest bei	Start		-	-	-
	Betrieb		-	-	-

Ein- und Ausgänge

Eingänge			-	-	-
Ausgänge			-	-	-

Allgemeine Parameter

Strom	Versorgung	*V*	-	-	220
	Verbrauch	*A*	-	-	0,8
Akku	Betrieb	*h*	-	-	-
	Ladezeit	*h*	-	-	-
Sauerstoffanschluß	Druck	*hPa*	2000 – 6000	3500 – 8000	-
	Flow	*l/min*	o. A.	o. A.	-
Druckluftanschluß	Druck	*hPa*	2000 – 6000	3500 – 8000	-
	Flow	*l/min*	o. A.	o. A.	-
Spezialanschlüsse			-	-	-
Abmessungen	B x H x T	*cm*	27 x 17 x 19	16,5 x 18 x 11,5	27 x 17 x 38
Gewicht		*kg*	2,5	2	7,5
Temperaturbereich		°C	o. A.	o. A.	o. A.
Arbeitsgeräusch		*dBA*	o. A.	o. A.	o. A.
Transport	tragbar		●	●	●
	fahrbar		●	●	-
	installierbar		●	●	-
Explosionsschutz			-	●	-
Sterilisation			Einmalartikel	Einmalartikel	Einmalartikel
Desinfektion			●	●	●

Hospal H 515	**Dräger** Inhalog 1	**Weinmann** Chemomat WE	**Heyer** Sekundant S2K	**bird** Minibird 6403 G
-	-	-	-	-
-	-	-	-	-
-	-	-	-	-
-	-	-	-	-
-	-	-	-	-
-	-	-	-	-
-	-	-	-	-
-	-	-	-	-
-	-	-	-	-
-	-	-	-	-
-	-	-	-	-
-	-	-	-	-
-	-	-	-	-
-	-	-	-	-
-	-	-	-	-
-	-	-	-	-
-	-	-	-	-
-	-	-	-	-
-	-	-	-	-
-	-	-	-	-
220, o: 12	-	220	220	-
0,8	-	1	1	-
-	-	-	-	-
-	-	-	-	-
-	2000 – 6000	o. A.	-	3500
-	80	o. A.	-	o. A.
-	2000 – 6000	-	-	3500
-	80	-	-	o. A.
-	-	-	-	-
30 x 30 x 15	15 x 25 x 18	33 x 25 x 42	o. A.	22 x 15 x 20
9,1	3,5	8,8	o. A.	2,7
o. A.	o. A.	o. A.	o. A.	o. A.
o. A.	o. A.	>54	o. A.	o. A.
●	●	●	●	●
-	●	-	-	-
-	●	-	-	●
-	-	-	-	-
Einmalartikel	●	●, Einmalartikel	Einmalartikel	●
●	●	●	●	●

Gerätedaten

Atemtherapiegeräte			**Dräger** Inhalog 2	**B + P** CPAP FDF2	**Hoyer** Solvet
Gerätetyp					
Generatorart			Druck	Flow	Flow
Strömungsmuster			dezelerierend	konstant	konstant
Begrenzungsart			Druck/Flow	Flow	Druck/Flow
Steuerung	Insp./Exsp.		Druck	-	-
	Exsp./Insp.		Druck/Trigger	-	-
Beatmungsform	spontan		-	●	●
	manuell		-	-	-
	kontrolliert		-	-	-
	assistiert		S-IPPV	-	-
	kombiniert		-	-	-
	sonstiges		-	-	HF
Druckniveau			-	CPAP	-
Betriebsdaten					
Atemzugvolumenbereich		*ml*	patientenabhg.	patientenabhg.	patientenabhg.
Atemfrequenzbereich		*min*$^{-1}$	patientenabhg.	patientenabhg.	patientenabhg.
Atemminutenvolumenbereich		*l/min*	patientenabhg.	patientenabhg.	patientenabhg.
Atemzeitverhältnis			patientenabhg.	patientenabhg.	patientenabhg.
IMV-Frequenz		*min*$^{-1}$	-	-	-
PEEP-/CPAP-Bereich		*hPa*	-	10 – 20	-
NEEP-Bereich		*hPa*	-	-	-
Beatmungsdruckbereich		*hPa*	10 – 45	o. A.	o. A.
Flowbereich		*l/min*	15 – 40	0 – 75	15/30
Triggerschwellenbereich		*hPa*	–1,5 fest	-	-
Triggerverzögerungszeit		*ms*	o. A.	-	-
Plateauzeitbereich		*s*	entfällt	-	-
Seufzer	Frequenz	*h*$^{-1}$	-	-	-
	Volumen	*ml*	-	-	-
	Druck	*hPa*	-	-	-
	mehrfach		-	-	-
	manuell		-	-	-
Compliance	gesamt	*ml/hPa*	o. A.	o. A.	o. A.
	Gerät	*ml/hPa*	o. A.	o. A.	o. A.
	Schlauch	*ml/hPa*	o. A.	o. A.	o. A.
Resistance	Insp.	*hPa*	o. A.	o. A.	o. A.
	Exsp.	*hPa*	o. A.	o. A.	o. A.
Beatmungsmonitoring					
Atemzugvolumen			-	-	-
Atemfrequenz			-	-	-
Atemminutenvolumen			-	-	-
Beatmungsdruck			analog	analog	-
Beatmungsflow			-	-	-
Atemzeitverhältnis			-	-	-

bird Minibird II 4050 G	**Bennett** PV–3P	**Bennett** AP–5B	**Bird** IPV–1	**Bird** IPV–2
Druck	Druck/Flow	Druck/Flow	Flow	Flow
konstant	dezelerierend	dezelerierend	konstant	konstant
Druck/Flow	Druck/Flow	Druck/Flow	Druck/Zeit	Druck/Zeit
Druck/Zeit	Flow	Flow	Zeit	Zeit
Trigger	Trigger	Trigger	Zeit	Zeit
-	-	-	●	●
-	-	-	-	-
-	-	-	-	-
S-IPPV	S-IPPV, S-CPPV	S-IPPV, S-CPPV	-	-
-	-	-	-	-
-	-	-	HFJV	HFJV
-	CPAP	-	CPAP	CPAP
patientenabhg.	patientenabhg.	patientenabhg.	o. A.	o. A.
patientenabhg.	patientenabhg.	patientenabhg.	bis 400	bis 400
patientenabhg.	patientenabhg.	patientenabhg.	o. A.	o. A.
patientenabhg.	patientenabhg.	patientenabhg.	[2]	[2]
-	-	-	-	-
-	o. A.	-	0 – 30 bzw. 60	0 – 30 bzw. 60
-	-	-	-	-
max. 60	<60	<60	1400 – 3200 [1]	1400 – 3200 [1]
60 – 70	o. A.	o. A.	0 – 100	0 – 100
–0,5 bis –5	o. A.	o. A.	-	-
o. A.	o. A.	o. A.	-	-
0,3 – 3 [3]	o. A.	-	-	-
-	-	-	-	-
-	-	-	-	-
-	-	-	-	-
-	-	-	-	-
-	-	-	-	-
o. A.	o. A.	o. A.	o. A.	o. A.
o. A.	3	o. A.	o. A.	o. A.
o. A.	o. A.	o. A.	o. A.	o. A.
o. A.	o. A.	o. A.	o. A.	o. A.
o. A.	o. A.	o. A.	o. A.	o. A.
-	-	-	-	-
-	-	-	-	-
-	-	-	-	-
analog	analog	analog	analog	analog
-	-	-	-	-
-	-	-	-	-

1 Perkussionsdruck
2 Inspirationszeit: 0,05 – 15, Exspirationszeit: 0,05 – 1,5 s
3 mit zusätzlichem Flow von 150 – 200 ml/s

GSD Gerätedaten

Atemtherapiegeräte			Dräger Inhalog 2	B + P CPAP FDF2	Hoyer Solvet
Sauerstoffgehalt			-	-	-
Kohlendioxidgehalt			-	-	-
Inspirationsgas	Feuchte		-	-	-
	Temperatur		-	-	-
Totraumventilation			-	-	-
Sauerstoffverbrauch			-	-	-
Respiratorischer Quotient			-	-	
Compliance Patient			-	-	-
Resistance Patient			-	-	-

Überwachung/Selbsttest

Leck-/Diskonnektalarm			-	-	-
Stenose-Alarm			-	-	-
Versorgung	Strom		-	-	-
	Sauerstoff		-	-	-
	Druckluft		-	-	-
	Vakuum		-	-	-
Tests			-	-	-
Selbsttest bei	Start		-	-	-
	Betrieb		-	-	-

Ein- und Ausgänge

Eingänge			-	-	-
Ausgänge			-	-	-

Allgemeine Parameter

Strom	Versorgung	*V*	220	für Heizung	220
	Verbrauch	*A*	0,5	-	o. A.
Akku	Betrieb	*h*	-	-	-
	Ladezeit	*h*	-	-	-
Sauerstoffanschluß	Druck	*hPa*	-	2000 – 6000	o. A.
	Flow	*l/min*	-	75	o. A.
Druckluftanschluß	Druck	*hPa*	-	2000 – 6000	o. A.
	Flow	*l/min*	-	75	o. A.
Spezialanschlüsse			-	-	-
Abmessungen	B x H x T	*cm*	15 x 33 x 45	30 x 45 x 15	24 x 8 x 24
Gewicht		*kg*	9	3,0	2,1
Temperaturbereich		*°C*	o. A.	36	o. A.
Arbeitsgeräusch		*dBA*	o. A.	o. A.	o. A.
Transport	tragbar		●	-	●
	fahrbar		-	-	-
	installierbar		-	●	-
Explosionsschutz			-	-	-
Sterilisation			Einmalartikel	Einmalartikel	●
Desinfektion			●	●	●

bird Minibird II 4050 G	**Bennett** PV-3P	**Bennett** AP-5B	**Bird** IPV-1	**Bird** IPV-2
-	-	-	-	-
-	-	-	-	-
-	-	-	-	-
-	-	-	-	-
-	-	-	-	-
-	-	-	-	-
-	-	-	-	-
-	-	-	-	-
-	-	-	-	-
-	-	-	o. A.	o. A.
-	-	-	o. A.	o. A.
-	-	-	-	-
-	-	-	o. A.	o. A.
-	-	-	o. A.	o. A.
-				
-	-	-	-	-
-	-	-	-	-
-	-	-	-	-
	-	-	-	-
-				
-	-	-	-	-
	-	-	-	-
-	-	220	-	-
-	-	o. A.	-	-
-	-	-	-	-
-	-	-	-	-
3500	o. A.	-	1700 – 4100	1700 – 4100
o. A.	o. A.	-	100	100
3500	o. A.	●[1]	1700 – 4100	1700 – 4100
o. A.	o. A.	-	100	100
-	-	-	-	-
22 x 15 x 20	20 x 20 x 10	35 x 20 x 20	38 x 18 x 23	38 x 18 x 23
2,7	2,5	7	3,9	3,9
o. A.	o. A.	o. A.	o. A.	o. A.
o. A.	o. A.	o. A.	o. A.	o. A.
●	-	●	●	●
-	o	-	o	o
o	o	-	o	o
-	-	-	-	-
●	Einmalartikel	●; Einmalartikel	●	●
●	-	●	●	●

1 eingebauter Kompressor

GSD Gerätedaten

Atemtherapiegeräte			Dräger ASB 800	Notfall-Beatmungsgerät – Weinmann Medumat
Gerätetyp				
Generatorart			Druck, Flow	Druck
Strömungsmuster			akzel., dezel.	konstant
Begrenzungsart			Druck	Druck/Flow
Steuerung	Insp./Exsp.		Druck	Zeit
	Exsp./Insp.		Druck/Trigger	Zeit
Beatmungsform	spontan		●	-
	manuell		-	-
	kontrolliert		-	IPPV, CPPV [4]
	assistiert		-	-
	kombiniert		-	-
	sonstiges		ASV	-
Druckniveau			CPAP	PEEP [4]
Betriebsdaten				
Atemzugvolumenbereich		*ml*	o. A.	100 – 1500
Atemfrequenzbereich		min^{-1}	o. A.	15 und 25
Atemminutenvolumenbereich		*l/min*	30	o. A.
Atemzeitverhältnis			o. A.	1:1,7
IMV-Frequenz		min^{-1}	-	-
PEEP-/CPAP-Bereich		*hPa*	0 – 20 [2]	10 [4]
NEEP-Bereich		*hPa*	-	-
Beatmungsdruckbereich		*hPa*	60	0 – 30
Flowbereich		*l/min*	80	o. A.
Triggerschwellenbereich		*hPa*	1	-
Triggerverzögerungszeit		*ms*	≦100	-
Plateauzeitbereich		*s*	-	-
Seufzer	Frequenz	h^{-1}	-	-
	Volumen	*ml*	-	-
	Druck	*hPa*	-	-
	mehrfach		-	-
	manuell		-	-
Compliance	gesamt	*ml/hPa*	2	o. A.
	Gerät	*ml/hPa*	o. A.	o. A.
	Schlauch	*ml/hPa*	o. A.	o. A.
Resistance	Insp.	*hPa*	o. A.	o. A.
	Exsp.	*hPa*	2,5 [1]	o. A.
Beatmungsmonitoring				
Atemzugvolumen			analog [3]	o: analog
Atemfrequenz			analog [3]	-
Atemminutenvolumen			analog, überw.[3]	o: analog
Beatmungsdruck			analog	-
Beatmungsflow			-	-
Atemzeitverhältnis			-	-

1 bei 50 l/min
2 ASV-Bereich: 0 – 25
3 mit Spirolog 1 weitere möglich
4 mit PEEP-Ventil

Weinmann Medumat Ambulanz Mark 4	**Weinmann** Medumat Control	**Weinmann** Medumat Ambulanz Mark 3/Mark 1	**Weinmann** Medumat Control 4	**Weinmann** Medumat Control 3
Druck	Druck	Druck	Druck	Druck
konstant	konstant	konstant	konstant	konstant
Druck/Flow	Druck/Flow	Druck/Flow	Druck/Flow	Druck/Flow
Zeit	Zeit	Zeit	Zeit	Zeit
Zeit	Zeit	Zeit	Zeit	Zeit
-	-	-	-	-
-	-	-	-	-
IPPV, CPPV [1]	IPPV, CPPV [1]	IPPV, CPPV [1]	IPPV, CPPV [1]	IPPV, CPPV [1]
-	-	-	-	-
-	-	-	-	-
-	-	-	-	-
PEEP [1]	PEEP [1]	PEEP [1]	PEEP [1]	PEEP [1]
100 – 1500	o. A.	100 – 1500	o. A.	o. A.
15 und 25	15 und 25	15 und 25	15 und 25	15 und 25
o. A.	5 – 20	o. A.	5 – 20	5 – 20
1:1,7	1:1,7	1:1,7	1:1,7	1:1,7
-	-	-	-	-
10 [1]	10	10 [1]	10 [1]	10
-	-	-	-	-
0 – 30	20 – 60	0 – 30	20 – 60	20 – 60
o. A.	o. A.	o. A.	o. A.	o. A.
-	-	-	-	-
-	-	-	-	-
-	-	-	-	-
-	-	-	-	-
-	-	-	-	-
-	-	-	-	-
-	-	-	-	-
-	-	-	-	-
o. A.	o. A.	o. A.	o. A.	o. A.
o. A.	o. A.	o. A.	o. A.	o. A.
o. A.	o. A.	o. A.	o. A.	o. A.
o. A.	o. A.	o. A.	o. A.	o. A.
o. A.	o. A.	o. A.	o. A.	o. A.
o: analog	o: analog	o: analog	o: analog	o: analog
-	-	-	-	-
o: analog	o: analog	o: analog	o: analog	o: analog
-	-	-	analog	analog
-	-	-	-	-
-	-	-	-	-

1 mit PEEP-Ventil

GSD Gerätedaten

Atemtherapiegeräte			Dräger ASB 800	Notfall-Beatmungsgeräte: Weinmann Medumat
Sauerstoffgehalt			dig.,überw.[1]	-
Kohlendioxidgehalt			ana.,dig.,überw.[2]	-
Inspirationsgas	Feuchte		-	-
	Temperatur		dig.,überw.[3]	-
Totraumventilation			-	-
Sauerstoffverbrauch			-	-
Respiratorischer Quotient			-	-
Compliance Patient			-	-
Resistance Patient			-	-
Überwachung/Selbsttest				
Leck-/Diskonnektalarm			●	-
Stenose-Alarm			●	-
Versorgung	Strom		-	-
	Sauerstoff		●[4]	-
	Druckluft		●[4]	-
	Vakuum		-	-
Tests			o. A.	-
Selbsttest bei	Start		o. A.	-
	Betrieb		o. A.	-
Ein- und Ausgänge				
Eingänge			-	-
Ausgänge			[5]	-
Allgemeine Parameter				
Strom	Versorgung	*V*	-	-
	Verbrauch	*A*	-	-
Akku	Betrieb	*h*	-	-
	Ladezeit	*h*	-	-
Sauerstoffanschluß	Druck	*hPa*	2000 – 6000	4500
	Flow	*l/min*	<80	o. A.
Druckluftanschluß	Druck	*hPa*	2000 – 6000	o. A.
	Flow	*l/min*	<80	o. A.
Spezialanschlüsse			-	-
Abmessungen	B x H x T	*cm*	21 x 9 x 30	11 x 9 x 7
Gewicht		*kg*	3	1,1
Temperaturbereich		*°C*	o. A.	o. A.
Arbeitsgeräusch		*dBA*	o. A.	o. A.
Transport	tragbar		-	●
	fahrbar		o	-
	installierbar		●	-
Explosionsschutz			-	-
Sterilisation			●	●
Desinfektion			●	●

1 mit Oxydig
2 mit Capnolog
3 mit AWT 01
4 mit Polymed-Mischer
5 Spirolog 1 und Capnolog haben entsprechende Ausgänge

Weinmann Medumat Ambulanz Mark 4	**Weinmann** Medumat Control	**Weinmann** Medumat Ambulanz Mark 3/Mark 1	**Weinmann** Medumat Control 4	**Weinmann** Medumat Control 3
-	-	-	-	-
-	-	-	-	-
-	-	-	-	-
-	-	-	-	-
-	-	-	-	-
-	-	-	-	-
-	-	-	-	-
-	-	-	-	-
-	-	-	-	-
-	-	-	-	-
-	-	-	-	-
-	-	-	-	-
-	-	-	-	-
-	-	-	-	-
-	-	-	-	-
-	-	-	-	-
-	-	-	-	-
-	-	-	-	-
-	-	-	-	-
-	-	-	-	-
-	-	-	-	-
-	-	-	-	-
-	-	-	-	-
-	-	-	-	-
4500	4500	4500	4500	4500
o. A.	o. A.	o. A.	o. A.	o. A.
o. A.	o. A.	o. A.	o. A.	o. A.
o. A.	o. A.	o. A.	o. A.	o. A.
-	-	-	-	-
16,5 x 9 x 7	21 x 7 x 12	20/27 x 13 x 8,5	20 x 12 x 7	28 x 12 x 8,5
1,5	2,5	2,1/2,6	2,8	3,8
o. A.	o. A.	o. A.	o. A.	o. A.
o. A.	o. A.	o. A.	o. A.	o. A.
●	●	●	●	●
-	-	-	-	-
●	●	●	●	●
-	-	-	-	-
●	●	●	●	●
●	●	●	●	●

Gerätedaten

Notfall-/Kurzzeit-Beatmungsgeräte			Weinmann Medumat Control 1	Dräger Oxylog	bird Mark 7 7100 G
Gerätetyp					
Generatorart			Druck	Flow	Druck
Strömungsmuster			konstant	konstant	konstant
Begrenzungsart			Druck/Flow	Druck/Flow	Druck/Flow
Steuerung	Insp./Exsp.		Zeit	Zeit	Druck
	Exsp./Insp.		Zeit	Zeit	Zeit, Trigger
Beatmungsform	spontan		-	o	-
	manuell		-	-	-
	kontrolliert		IPPV, CPPV [1]	IPPV, CPPV	IPPV, CPPV
	assistiert		-	S-IPPV, S-IPPV [3]	S-IPPV, S-CPPV
	kombiniert		-	-	-
	sonstiges		-	-	-
Druckniveau			PEEP [1]	PEEP [1]	PEEP
Betriebsdaten					
Atemzugvolumenbereich		*ml*	o. A.	o. A.	o. A.
Atemfrequenzbereich		*min^{-1}*	15 und 25	10 – 35	o. A.
Atemminutenvolumenbereich		*l/min*	5 – 20	2 – 20	o. A.
Atemzeitverhältnis			1:1,7	1:1,5	o. A.
IMV-Frequenz		*min^{-1}*	-	-	-
PEEP-/CPAP-Bereich		*hPa*	10 [1]	0 – 10 [1]	0 – 35
NEEP-Bereich		*hPa*	-	-	-
Beatmungsdruckbereich		*hPa*	20 – 60	45 – 75	5 – 60
Flowbereich		*l/min*	o. A.	<50	0 – 80
Triggerschwellenbereich		*hPa*	-	-	–0,5 bis –5
Triggerverzögerungszeit		*ms*	-	-	o. A.
Plateauzeitbereich		*s*	-	-	-
Seufzer	Frequenz	*h^{-1}*	-	-	-
	Volumen	*ml*	-	-	-
	Druck	*hPa*	-	-	-
	mehrfach		-	-	-
	manuell		-	-	-
Compliance	gesamt	*ml/hPa*	o. A.	o. A.	o. A.
	Gerät	*ml/hPa*	o. A.	o. A.	o. A.
	Schlauch	*ml/hPa*	o. A.	o. A.	o. A.
Resistance	Insp.	*hPa*	o. A.	o. A.	o. A.
	Exsp.	*hPa*	o. A.	o. A.	o. A.
Beatmungsmonitoring					
Atemzugvolumen			o: analog	[2]	-
Atemfrequenz			-	-	-
Atemminutenvolumen			o: analog	[2]	-
Beatmungsdruck			analog	analog	analog
Beatmungsflow			-	-	-
Atemzeitverhältnis			-	-	-

1 mit Zusatz-PEEP-Ventil
2 mit zusätzlichem Volumeter
3 mit Oxylog LA

bird Mark 7A 7150 G	Medco Assistojet	Acutronic VS 150 S	Heyer Stephan Respirator ABV	Bennet PR–2
Druck	Flow	Flow	Flow	Flow
konstant	konstant	konstant	konstant, akzel.	dezelerierend
Druck/Flow	Druck/Flow	Druck	Druck/Flow	Druck/Flow/Zeit
Druck	Zeit	Zeit	Zeit	Zeit, Flow [2]
Zeit/Trigger	Zeit	Zeit	Zeit	Zeit, Trigger
-	●	●	●	●
-	-	-	●	-
IPPV, CPPV	-	-	IPPV, CPPV	IPPV, CPPV
S-IPPV, S-CPPV	-	-	S-IPPV, S-CPPV	S-IPPV, S-CPPV
-	-	-	IMV	IMV
-	HFJV	HFJV	Narkosebeatmung	-
PEEP	-	o. A.	CPAP, PEEP	CPAP,PEEP[3],NEEP
o. A.	o. A.	o. A.	1 – 2000	o. A.
o. A.	0 – 700 [1]	20 – 500	6 – 60	0 – 45 [4]
o. A.	o. A	5 – 60	1 – 25	o. A.
o. A.	beliebig	[6]	1:4 bis 2:1	1:1,5 bis 1:10
-	-	-	6 – 60	o. A.
0 – 35	-	< 40 – 60	0 – 10	0 – 15 [3]
-	-	-	-	0 bis -9
5 – 60	0 – 6000	< 40 – 60	15 – 60	0 – 45
0 – 80	o. A.	o. A.	1 – 25	o. A.
-0,5 bis -5	-	-	0,5 bis -10	0 – 0,5
o. A.	-	-	24	o. A.
0,3 – 3 [7]	-	-	-	o. A.
-	-	o. A.	-	-
-	-	o. A.	-	-
-	-	o. A.	-	-
-	-	o. A.	-	-
-	-	o. A.	-	-
o. A.	o. A.	o. A.	10	o. A.
o. A.	o. A.	o. A.	10	o. A.
o. A.	o. A.	o. A.	6	3
o. A.	o. A.	o. A.	0,15	o. A.
o. A.	o. A.	o. A.	0,15	o. A.
-	-	-	-	-
-	digital	-	-	-
-	-	-	-	-
analog	analog [5]	überwacht	analog, überw.	analog
-	-	-	-	-
-	digital	-	-	-

1 bei geeigneter Insp.:Exsp.- und Druckeinstellung: 0 – 950
2 bei Vorgabe einer Flow-Steuerung
3 mit PEEP/CPAP-Zusatz
4 bei Pädiatrie-Modell: 0 – 80
5 mit Druckmonitor
6 Inspirationszeit: 20, 30, 40 oder 50 s des Atemzyklus
7 mit zusätzlichem Flow von 150 – 200 ml/s

Gerätedaten

Notfall-/Kurzzeit-Beatmungsgeräte			**Weinmann** Medumat Control 1	**Dräger** Oxylog	**bird** Mark 7 7100 G
Sauerstoffgehalt			-	-	-
Kohlendioxidgehalt			-	-	-
Inspirationsgas	Feuchte		-	-	-
	Temperatur		-	-	-
Totraumventilation			-	-	-
Sauerstoffverbrauch			-	-	-
Respiratorischer Quotient			-	-	-
Compliance Patient			-	-	-
Resistance Patient			-	-	-
Überwachung/Selbsttest					
Leck-/Diskonnektalarm			-	-	-
Stenose-Alarm			-	-	-
Versorgung	Strom		-	-	-
	Sauerstoff		-	-	-
	Druckluft		-	-	-
	Vakuum		-	-	-
Tests			-	-	-
Selbsttest bei	Start		-	-	-
	Betrieb		-	-	-
Ein- und Ausgänge					
Eingänge			-	-	-
Ausgänge			-	-	-
Allgemeine Parameter					
Strom	Versorgung	*V*	-	-	-
	Verbrauch	*A*	-	-	-
Akku	Betrieb	*h*	-	-	-
	Ladezeit	*h*	-	-	-
Sauerstoffanschluß	Druck	*hPa*	4500	2000 – 6000	3500
	Flow	*l/min*	o. A.	<50	o. A.
Druckluftanschluß	Druck	*hPa*	o. A.	2000 – 6000	3500
	Flow	*l/min*	o. A.	<50	o. A.
Spezialanschlüsse			-	-	-
Abmessungen	B x H x T	*cm*	34 x 12 x 8,5	20 x 8 x 20	30 x 21 x 16
Gewicht		*kg*	4,2	2	2,7
Temperaturbereich		*°C*	o. A.	o. A.	o. A.
Arbeitsgeräusch		*dBA*	o. A.	o. A.	o. A.
Transport	tragbar		●	●	●
	fahrbar		-	-	o
	installierbar		●	o	o
Explosionsschutz			-	-	-
Sterilisation			●	●	●
Desinfektion			●	●	●

bird Mark 7A 7150 G	**Medco** Assistojet	**Acutronic** VS 150 S	**Heyer** Stephan Re-spirator ABV	**Bennet** PR–2
-	-	-	o	o. A.
-	-	-	o	o. A.
-	-	-	-	-
-	-	-	digital, überw.	o [1]
-	-	-	-	-
-	-	-	-	-
-	-	-	-	-
-	-	-	-	-
-	-	-	-	-
-	-	-	●	-
-	-	●	-	-
-	-	o. A.	●	-
-	-	o. A.	●	-
-	-	o. A.	●	-
-	-	-	-	-
-	-	-	-	-
-	-	-	-	-
-	-	o. A.	-	-
-	-	Synchron.	-	-
-	-	-	-	-
-	220	220 oder Akku	220, 12	-
-	0,1	0,2	2	-
-	-	o. A.	-	-
-	-	o. A.	-	-
3500	4000 – 6000	0 – 5000	1000 – 5000	3500 – 4000
o. A.	o. A.	<60	1 – 30	100
3500	4000 – 6000	0 – 5000	1000 – 5000	3500 – 4000
o. A.	o. A.	<60	1 – 30	100
-	-	-	Lachgas	-
30 x 21 x 16	40 x 19 x 30	32 x 12 x 32	35 x 30 x 20	20 x 30 x 20
2,7	5	7	15	5
o. A.	o. A.	10 – 40	1 – 40	o. A.
o. A.	o. A.	o. A.	o. A.	o. A.
●	●	●	-	-
o	-	-	o	o
o	-	-	●	o
-	-	-	●	-
●	●	●	●	●
●	●	●	●	●

1 mit Cascade I

GSD Gerätedaten

Kurzzeit-Beatmungsgeräte			Dräger Pulmolog	Reanimationsgeräte: Heyer Stephan CPAP-System
Gerätetyp				
Generatorart			Flow	Flow
Strömungsmuster			konstant	konstant
Begrenzungsart			Druck/Flow	Druck/Flow
Steuerung	Insp./Exsp.		Zeit	-
	Exsp./Insp.		Zeit, Trigger	-
Beatmungsform	spontan		●	●
	manuell		●	●
	kontrolliert		IPPV, CPPV	-
	assistiert		S-IPPV, S-CPPV	-
	kombiniert		-	-
	sonstiges		-	-
Druckniveau			PEEP	CPAP
Betriebsdaten				
Atemzugvolumenbereich		*ml*	o. A.	patientenabhg.
Atemfrequenzbereich		min^{-1}	6 – 40	patientenabhg.
Atemminutenvolumenbereich		*l/min*	1 – 25	patientenabhg.
Atemzeitverhältnis			1:2	patientenabhg.
IMV-Frequenz		min^{-1}	-	-
PEEP-/CPAP-Bereich		*hPa*	0 – 20	0 – 15
NEEP-Bereich		*hPa*	-	-
Beatmungsdruckbereich		*hPa*	10 – 80	15 – 60
Flowbereich		*l/min*	3 – 75	1 – 20
Triggerschwellenbereich		*hPa*	–1 bis –5	o. A.
Triggerverzögerungszeit		*ms*	≦100	o. A.
Plateauzeitbereich		*s*	[3]	o. A.
Seufzer	Frequenz	h^{-1}	-	-
	Volumen	*ml*	-	-
	Druck	*hPa*	-	bis 60
	mehrfach		-	-
	manuell		-	●
Compliance	gesamt	*ml/hPa*	2,1	o. A.
	Gerät	*ml/hPa*	o. A.	o. A.
	Schlauch	*ml/hPa*	o. A.	o. A.
Resistance	Insp.	*hPa*	o. A.	o. A.
	Exsp.	*hPa*	2,5 [1]	o. A.
Beatmungsmonitoring				
Atemzugvolumen			analog [2]	-
Atemfrequenz			analog [2]	-
Atemminutenvolumen			analog, überw. [2]	-
Beatmungsdruck			analog	analog
Beatmungsflow			-	-
Atemzeitverhältnis			-	-

1 bei 50 l/min
2 mit Spirolog 1 weitere möglich
3 ⅓ der Inspirationszeit

Wisap Spontan	**Weyer** Reanimat M	**Wisap** Reanimat	**Dräger** Babylog 2	**Heyer** Stephan Reanimator
Druck	Druck	Druck	Flow	Flow
konstant	konstant	konstant	konstant	konstant
Druck/Flow	Druck/Flow	Druck/Flow	Druck/Flow	Druck/Flow
Zeit, manuell	Zeit	Zeit	Zeit	Zeit
Zeit, manuell	Zeit, manuell	Zeit, manuell	Zeit, manuell	Zeit, manuell
-	●	●	●	●
●	●	-	●	●
IPPV	IPPV, CPPV	IPPV, CPPV	IPPV, CPPV	IPPV, CPPV
-	-	-	-	-
-	-	-	-	-
[2]	-	-	-	-
o. A.	CPAP, PEEP	CPAP, PEEP	CPAP, PEEP	CPAP, PEEP
o. A.	o. A.	o. A.	o. A.	o. A.
[3]	[1]	[1]	10 – 60	6 – 60
o. A.	. A.	o. A.	o. A.	1 – 10
[3]	[1]	[1]	1:1 oder 1:2	1:4 bis 2:1
-	-	-	-	-
-	0 – 15	0 – 10	0 – 10	0 – 10
-	-	-	-	-
0 – 30	20 – 50	0 – 50	10 – 60	0 – 60
o. A.	9	9	7	1 – 20
-	-	-	-	-
-	-	-	-	-
-	-	o. A.	o. A.	-
-	-	-	-	-
-	-	-	-	-
0 – 30	-	-	-	bis 60
-	-	-	-	-
●	-	-	-	●
o. A.	o. A.	o. A.	0,3	o. A.
o. A.	o. A.	o. A.	o. A.	o. A.
o. A.	o. A.	o. A.	o. A.	o. A.
o. A.	o. A.	o. A.	o. A.	o. A.
o. A.	o. A.	o. A.	o. A.	o. A.
-	-	-	-	-
-	-	-	-	-
-	-	-	-	-
analog	analog	analog	analog	analog
-	-	-	-	-
-	-	-	-	-

1 Inspirationszeit: 0,4 – 3 s; Exspirationszeit: 0,4 – 3 s
2 Blähen der Lunge: z. B. 25 hPa über 10 s
3 Inspirationszeit: 0,5 – 1,5 s; Exspirationszeit: 0,5 – 3 s

Gerätedaten

Kurzzeit-Beatmungsgeräte			Dräger Pulmolog	Reanimationsgeräte: Heyer Stephan CPAP-System
Sauerstoffgehalt			digital, überw.[1]	-
Kohlendioxidgehalt			ana.,dig.,überw.[2]	-
Inspirationsgas	Feuchte		-	-
	Temperatur		digital, überw.[3]	überwacht
Totraumventilation			-	-
Sauerstoffverbrauch			-	-
Respiratorischer Quotient				
Compliance Patient			-	-
Resistance Patient			-	-
Überwachung/Selbsttest				
Leck-/Diskonnektalarm			o. A.	-
Stenose-Alarm			o. A.	-
Versorgung	Strom		-	-
	Sauerstoff		●[4]	-
	Druckluft		●[4]	-
	Vakuum		-	-
Tests			-	-
Selbsttest bei	Start		-	-
	Betrieb		-	-
Ein- und Ausgänge				
Eingänge			-	-
Ausgänge			[5]	-
Allgemeine Parameter				
Strom	Versorgung	*V*	-	220
	Verbrauch	*A*	-	o. A.
Akku	Betrieb	*h*	-	-
	Ladezeit	*h*	-	-
Sauerstoffanschluß	Druck	*hPa*	2000 – 6000	3500 – 5000
	Flow	*l/min*	o. A.	o. A.
Druckluftanschluß	Druck	*hPa*	2000 – 6000	3500 – 5000
	Flow	*l/min*	o. A.	o. A.
Spezialanschlüsse			-	-
Abmessungen	B x H x T	*cm*	21 x 17 x 30	24 x 15 x 14
Gewicht		*kg*	5	6
Temperaturbereich		*°C*	o. A.	o. A.
Arbeitsgeräusch		*dBA*	o. A.	o. A.
Transport	tragbar		-	-
	fahrbar		o	o
	installierbar		●	●
Explosionsschutz			-	-
Sterilisation			●	●
Desinfektion			●	●

1 mit Oxydig
2 mit Capnolog
3 mit AWT 01
4 mit Polymed-Mischer
5 Spirolog 1 und Capnolog haben entsprechende Ausgänge

Wisap Spontan	**Weyer** Reanimat M	**Wisap** Reanimat	**Dräger** Babylog 2	**Heyer** Stephan Reanimator
-	-	-	digital, überw.[3]	-
-	-	-	-	-
-	-	-	-	-
-	-	-	-	überwacht
-	-	-	-	-
-	-	-	-	-
-	-	-	-	-
-	-	-	-	-
-	-	-	-	-
-	-	-	-	-
-	-	-	-	-
-	-	-	-	-
●	-	-	●[2]	-
-	-	-	●[2]	-
-	-	-	-	-
-	-	-	-	-
-	-	-	-	-
-	-	-	-	-
-	-	-	-	-
-	-	-	-	-
220	-	-	-	220
0,5	-	-	-	o. A.
-	-	-	-	-
-	-	-	-	-
o. A.	3000 – 6000	4500 – 5000	2000 – 6000	3500 – 5000
o. A.	9	o. A.	o. A.	o. A.
-	o. A.	-	2000 – 6000	3500 – 5000
-	o. A.	-	o. A.	o. A.
-	-	-	-	-
53 x 27 x 42	32 x 11 x 18	25 x 18 x 33	12 x 20 x 20	36 x 15 x 14
14,5	4,5	5	2,5	6
o. A.	o. A.	o. A.	o. A.	o. A.
o. A.	o. A.	o. A.	o. A.	o. A.
-	●	●	●	-
o[1]	o[1]	o[1]	o	o
●	o	●	o	●
-	-	-	-	-
●	●	●	●	●
●	●	●	●	●

1 auf Reanimationstisch installiert
2 mit Mischer Babymix
3 mit Oxydig

GSD Gerätedaten

Langzeit-- Beatmungsgeräte Pädiatrie			Bio-Med Devices MVP-10	Heyer Stephan Pädiatrie Respirator	Dräger Babylog 1 HF
Gerätetyp					
Generatorart			Flow	Flow	Flow
Strömungsmuster			konstant	konstant	konstant
Begrenzungsart			Druck/Flow	Druck/Flow	Druck/Flow
Steuerung	Insp./Exsp.		Zeit	Zeit	Zeit
	Exsp./Insp.		Zeit	Zeit	Zeit, manuell
Beatmungsform	spontan		●	●	●
	manuell		-	-	●
	kontrolliert		IPPV, CPPV	IPPV, CPPV	IPPV, CPPV
	assistiert		-	-	-
	kombiniert		IMV	IMV	IMV
	sonstiges		-	-	-
Druckniveau			CPAP, PEEP	CPAP, PEEP	CPAP, PEEP

Betriebsdaten

Atemzugvolumenbereich		*ml*	0 – 400	10 – 300	o. A.
Atemfrequenzbereich		*min⁻¹*	0 – 120	3 – 75	0 – 150
Atemminutenvolumenbereich		*l/min*	o. A.	1 – 20	10 [4]
Atemzeitverhältnis			[1]	beliebig	[5]
IMV-Frequenz		*min⁻¹*	2 – 24	3 – 75	1 – 75
PEEP-/CPAP-Bereich		*hPa*	0 – 18	0 – 10	0 – 10
NEEP-Bereich		*hPa*	-	-	-
Beatmungsdruckbereich		*hPa*	0 – 80	15 – 60	10 – 60
Flowbereich		*l/min*	0 – 12	0 – 20	2 – 20
Triggerschwellenbereich		*hPa*	-	-	-
Triggerverzögerungszeit		*ms*	-	-	-
Plateauzeitbereich		*s*	o. A.	[3]	o. A.
Seufzer	Frequenz	*h⁻¹*	-	-	-
	Volumen	*ml*	-	-	-
	Druck	*hPa*	-	<60	-
	mehrfach		-	-	-
	manuell		-	●	-
Compliance	gesamt	*ml/hPa*	0,3	6	0,85
	Gerät	*ml/hPa*	0,1	5	0,05
	Schlauch	*ml/hPa*	o. A.	4	0,8
Resistance	Insp.	*hPa*	o. A.	0,15	o. A.
	Exsp.	*hPa*	o. A.	0,15	o. A.

Beatmungsmonitoring

Atemzugvolumen	-	-	-
Atemfrequenz	-	-	digital [6]
Atemminutenvolumen	-	-	-
Beatmungsdruck	analog, überw. [2]	analog, überw.	analog, überw. [7]
Beatmungsflow	analog	-	-
Atemzeitverhältnis	-	-	digital [6]

1 Inspirationszeit: 0,2 – 2 s; Exspirationszeit: 0,25 – 2,5 s
2 mit Atemdruckmonitor SSP 920
3 indirekt über Druckbegrenzung
4 bei 1:1
5 Inspirationszeit: 0,1 – 2 s; Exspirationszeit: 0,2 – 3 s bzw. 2 – 30 s
6 mit Babylog-Monitor
7 mit Barolog P

Heyer Stephan Pädiatrie Respirator HF 300	**Kontron** Sechrist IV–100-B-M	**Heyer** Stephan SIMV-Monitor-Respirator	**Heyer** Stephan Pädiatrie Resp. HF 300 SIMV	**Bear** BP 2001
Flow	Flow	Flow	Flow	Flow
konstant	konstant,sinusf.[1]	konstant	konstant	konstant
Druck/Flow	Druck/Flow	Druck/Flow	Druck/Flow	Druck/Flow
Zeit	Zeit	Zeit	Zeit	Zeit
Zeit	Zeit	Zeit, Trigger	Zeit	Zeit
●	●	●	●	●
-	-	-	-	-
IPPV, CPPV	IPPV, CPPV	IPPV, CPPV	IPPV, CPPV	IPPV, CPPV
-	-	S-IPPV, S-CPPV	S-IPPV, S-CPPV	-
IMV	IMV	IMV, SIMV	IMV, SIMV	IMV
HF	HF[2]	-	HF	-
CPAP,PEEP,NEEP	CPAP, PEEP	CPAP, PEEP	CPAP,PEEP,NEEP	CPAP, PEEP
5 – 300	o. A.	o. A.	5 – 300	o. A.
3 – 300[4]	1 – 200[2]	6 – 60	3 – 300[4]	1 – 150
1 – 20	o. A.	0 – 10	1 – 20	o. A.
beliebig	14:1 bis 1 :600	1:4 bis 2:1	beliebig	[3]
3 – 300	o. A.	1 – 24	3 – 300	o. A.
0 – 10	0 – 15	0 – 10	0 – 10	-2 bis 20
-2 bis 0	-2 bis 0	-	-2 bis 0	-
15 – 60	-2 bis 70	15 – 60	15 – 60	0 – 72
0 – 20	0 – 12 bzw. 32	1 – 20	0 – 20	3 – 30
-	-	0,1	0,1 – 1	-
-	-	20	24	-
o. A.	-	o. A.	o. A.	o. A.
-	-	-	-	-
-	-	-	-	-
-	-	-	-	-
-	-	-	-	-
-	-	-	-	-
6	o. A.	o. A.	6	o. A.
5	o. A.	o. A.	5	o. A.
4	o. A.	o. A.	4	o. A.
0,15	o. A.	o. A.	0,15	o. A.
0,15	o. A.	o. A.	0,15	o. A.
-	-	-	-	-
digital, überw.	digital	-	digital, überw.	digital, überw.
-	-	-	-	-
analog, überw.	analog, überw.	analog	analog, überw.	ana.,dig.,überw.
-	analog	-	-	analog
digital, überw.	digital	-	digital, überw.	digital, überw.

1 kontinuierlich zwischen konstant und sinusförmig einstellbar
2 o: 1 – 2000
3 Inspirationszeit: 0,1 – 3 s
4 Syper-High-Frequenz-Generator SHF 3000: 300 – 3000

Gerätedaten

Langzeit-Beatmungsgeräte Pädiatrie			Bio-Med Devices MVP-10	Heyer Stephan Pädiatrie Respirator	Dräger Babylog 1 HF
Sauerstoffgehalt			-	o	digital, überw.[2]
Kohlendioxidgehalt			-	o	-
Inspirationsgas	Feuchte		-	-	digital, überw.[3]
	Temperatur		-	-	-
Totraumventilation			-	-	-
Sauerstoffverbrauch			-	-	-
Respiratorischer Quotient			-	-	
Compliance Patient			-	-	-
Resistance Patient			-	-	-
Überwachung/Selbsttest					
Leck-/Diskonnektalarm			-	●	●[4]
Stenose-Alarm			-	-	●[4]
Versorgung	Strom		-	●	-
	Sauerstoff		-	●	●[1]
	Druckluft		-	●	●[1]
	Vakuum		-	-	-
Tests			-	-	-
Selbsttest bei	Start		-	-	-
	Betrieb		-	-	-
Ein- und Ausgänge					
Eingänge			-	-	-
Ausgänge			-	-	-
Allgemeine Parameter					
Strom	Versorgung	*V*	-	220	-
	Verbrauch	*A*	-	2	-
Akku	Betrieb	*h*	-	-	-
	Ladezeit	*h*	-	-	-
Sauerstoffanschluß	Druck	*hPa*	3500	3500 – 5000	2000 – 6000
	Flow	*l/min*	o. A.	30	o. A.
Druckluftanschluß	Druck	*hPa*	3500	3500 – 5000	2000 – 6000
	Flow	*l/min*	o. A.	30	o. A.
Spezialanschlüsse			-	-	-
Abmessungen	B x H x T	*cm*	20 x 23 x 7,4	35 x 15 x 22	20 x 24 x 30
Gewicht		*kg*	2,3	6,5	5
Temperaturbereich		*°C*	o. A.	1 – 40	o. A.
Arbeitsgeräusch		*dBA*	o. A.	-	o. A.
Transport	tragbar		●	●	-
	fahrbar		o	o	o
	installierbar		o	-	o
Explosionsschutz			●	●	-
Sterilisation			●	●	●
Desinfektion			●	●	●

1 mit Polymed-Mischer P
2 mit Oxydig
3 mit AWT 01
4 mit Barolog P

Heyer Stephan Pädiatrie Respirator HF 300	**Kontron** Sechrist IV–100-B-M	**Heyer** Stephan SIMV-Monitor-Respirator	**Heyer** Stephan Pädiatrie Resp. HF 300 SIMV	**Bear** BP 2001
o	o	-	o	-
o	-	-	o	-
digital	-	-	digital	-
digital	[1]	überwacht	digital	-
-	-	-	-	-
-	-	-	-	-
-	-	-	-	-
-	-	-	-	-
-	-	-	-	-
●	●	●	●	●
-	●	-	-	●
●	●	●	●	●
●	●	●	●	●
●	●	●	●	●
-	-	-	-	-
-	●	-	-	-
-	●	-	-	-
-	●	-	-	-
				-
-	-	-	-	
-	-	-	-	● [2]
220	220, 12	220	220	220
2	0,15	o. A.	2	0,3
-	-	-	-	-
-	-	-	-	-
3500 – 5000	o. A.	3500 – 5000	3500 – 5000	2000 – 5000
30	o. A.	o. A.	30	o. A.
3500 – 5000	o. A.	3500 – 5000	3500 – 5000	2000 – 5000
30	o. A.	o. A.	30	o. A.
-	-	-	-	-
36 x 13 x 18	36 x 33 x 23	36 x 13 x 18	35 x 15 x 22	25 x 25 x 36
11	10	7,5	15	12,3
1 – 40	o. A.	o. A.	1 – 40	o. A.
o. A.	o. A.	o. A.	o. A.	o. A.
-	-	-	-	●
o	o	o	o	●
●	o	●	●	-
●	-	-	●	-
●	●	●	●	●
●	●	●	●	●

1 Befeuchter mit beheizbarer Befeuchterkammer und beheiztem Inspirationsschlauch (doppelt temperaturgeregelt) erhältlich
2 Atemwegsdruck, analog

GSD Gerätedaten

Langzeit-Beatmungsgeräte			Dräger Modul-System Münster	Dräger SIMV-Pulmolog	Heyer Ohmeda CPU 1
Gerätetyp					
Generatorart			Druck, Flow	Flow	Flow
Strömungsmuster			akz., dez., konst.	konstant	konstant
Begrenzungsart			Druck	Druck/Flow	Druck/Flow
Steuerung	Insp./Exsp.		Zeit, Druck	Zeit	Zeit
	Exsp./Insp.		Zeit, Trigger	Zeit, Trigger	Zeit, Trigger
Beatmungsform	spontan		●	●	●
	manuell		●	●	●
	kontrolliert		IPPV, CPPV	IPPV, CPPV	IPPV, CPPV
	assistiert		S-IPPV, S-CPPV	S-IPPV, S-CPPV	S-IPPV, S-CPPV
	kombiniert		IMV, SIMV	IMV, SIMV	IMV, SIMV
	sonstiges		ASV	-	MMV
Druckniveau			CPAP, PEEP	CPAP, PEEP	CPAP, PEEP
Betriebsdaten					
Atemzugvolumenbereich		*ml*	o. A.	o. A.	20 – 6000
Atemfrequenzbereich		*min⁻¹*	6 – 40	6 – 40	0,5 – 66
Atemminutenvolumenbereich		*l/min*	1 – 30	1 – 30	1 – 50
Atemzeitverhältnis			1:2	1:2	5:1 – 1:99 [5]
IMV-Frequenz		*min⁻¹*	2 – 15	2 – 15	o. A.
PEEP-/CPAP-Bereich		*hPa*	0 – 20 [2]	0 – 20	0 – 30
NEEP-Bereich		*hPa*	-	-	-
Beatmungsdruckbereich		*hPa*	10 – 90	10 – 90	5 – 100
Flowbereich		*l/min*	≅3 – 90	≅3 – 90	3 – 120
Triggerschwellenbereich		*hPa*	1	–1 bis –5	0 – 10
Triggerverzögerunszeit		*ms*	≦100	≦100	o. A.
Plateauzeitbereich		*s*	- [4]	[4]	0 – 1
Seufzer	Frequenz	*h⁻¹*	-	-	[6]
	Volumen	*ml*	-	-	o. A.
	Druck	*hPa*	-	-	5 – 100
	mehrfach		-	-	-
	manuell		-	-	●
Compliance	gesamt	*ml/hPa*	2,1	2,1	o. A.
	Gerät	*ml/hPa*	o. A.	o. A.	o. A.
	Schlauch	*ml/hPa*	o. A.	o. A.	o. A.
Resistance	Insp.	*hPa*	o. A.	o. A.	o. A.
	Exsp.	*hPa*	2,5 [1]	2,5 [1]	o. A.
Beatmungsmonitoring					
Atemzugvolumen			analog [3]	analog [3]	dig., überw.
Atemfrequenz			analog [3]	analog [3]	dig., überw.
Atemminutenvolumen			analog, überw. [3]	analog, überw. [3]	dig., überw.
Beatmungsdruck			analog	analog	analog, überw.
Beatmungsflow			-	-	überw.
Atemzeitverhältnis			-	-	digital

1 bei 50 l/min
2 ASV-Bereich: 0 – 25
3 mit Spirolog 1, weitere Überwachung mit Spirolog 2 und anderen Geräten möglich
4 ⅓ der Inspirationszeit
5 Inspirationszeit: 0,3 – 3 s; Exspirationszeit: 0,6 – 30 s
6 jeder 100. Atemzug

Bird VDR–1	**Acutronic** MK 800	**Engström** ER 300	**Engström** ECS 2000 [3]	**Bird** VDR–2
Flow	Flow	Flow	Flow	Flow
konstant	konstant	akzelerierend	akzelerierend	konstant
Druck/Flow	Druck/Flow	Druck/Flow	Druck/Flow	Druck/Flow
Zeit	Zeit	Zeit	Volumen, Zeit	Zeit
Zeit, Trigger	Zeit	Zeit	Zeit,Trigger,man.	Zeit, Trigger
●	●	●	●	●
-	-	-	●	-
IPPV, CPPV	-	IPPV, CPPV	IPPV, CPPV	IPPV, CPPV
S-IPPV, S-CPPV	-	-	S-IPPV, S-CPPV	S-IPPV, S-CPPV
IMV	-	IMV, o: CPAP	IMV [4]	IMV
HFDV	HFJV	-	Narkosebeatmung	HFDV
CPAP, PEEP	PEEP [1]	PEEP, o: CPAP	PEEP, NEEP[4]	CPAP, PEEP
0 – 3000	o. A.	o. A.	30 – 2000	0 – 3000
0 – 40/400 – 900[8]	20 – 600	12 – 35 [2]	6 – 60	0 – 40/400 – 900[8]
>70	5 – 60	0 – 30	>30	>70
[9]	[7]	1:2	1:3 bis 1:1	[9]
o. A.	-	-	o. A.	o. A.
0 – 30 bzw. 60	0 – 20 [1]	0 – 20	0 – 10 [4]	0 – 30 bzw. 60
-	-	0 bis –10	0 bis –10 [5]	-
o. A.	0 – 5000 (Impulse)	30 – 90	10 – 100	o. A.
bis 125	bis 120	o. A.	o. A.	bis 125
o. A.	-	-	–1 bis –20	o. A.
o. A.	-	-	o. A.	o. A.
o. A.	-	-	o. A.	o. A.
o. A.	-	-	[6]	o. A.
o. A.	-	-	2 x AZV	o. A.
o. A.	-	-	<100	o. A.
o. A.	-	-	2	o. A.
●	●	-	●	●
o. A.	o. A.	o. A.	o. A.	o. A.
o	o. A.	o. A.	o. A.	o
o. A.	o. A.	o. A.	o. A.	o. A.
o. A.	o. A.	o. A.	o. A.	o. A.
o. A.	o. A.	o. A.	o. A.	o. A.
-	-	analog	digital	-
-	-	-	digital	digital
-	digital	-	digital, überw.	-
analog	digital	analog, überw.	analog, überw.	analog, überw.
-	-	-	-	-
-	-	-	-	-

1 mit PEEP-Ventil
2 o: 16 – 58
3 Bausteinsystem aus Überwachungs-/Anzeige-Monitor, Vernebler, Mischer, Ventilator
4 und CPAP; mit IMV, CPAP-Einheit
5 nur ECS 2031
6 zwei Atemzüge mit 2 x AZV alle 100 oder 400 Atemzüge, nur ECS 2032
7 Inspirationszeit: 10 – 70 %
8 konventionell/Hochfrequenz
9 konventionell/Hochfrequenz; Inspirationszeit: 0,5 – 3 /0,03 – 1 s, Exspirationszeit: 0,5 /0,03 – 2 s

GSD Gerätedaten

Langzeit-Beatmungsgeräte			**Dräger** Modul-System Münster	**Dräger** SIMV-Pulmolog	**Heyer** Ohmeda CPU 1
Sauerstoffgehalt			dig. überw.[1]	dig. überw.[1]	digital [7]
Kohlendioxidgehalt			ana.,dig.,überw.[2]	ana.,dig.überw.[2]	digital [7]
Inspirationsgas	Feuchte		-	-	überwacht
	Temperatur		dig., überw.[3]	dig., überw.[3]	überwacht
Totraumventilation			-	-	-
Sauerstoffverbrauch			-	-	-
Respiratorischer Quotient			-	-	
Compliance Patient			-	-	analog, dig. [8]
Resistance Patient			-	-	analog, dig. [8]
Überwachung/Selbsttest					
Leck-/Diskonnektalarm			●	●[6]	●
Stenose-Alarm			●	●	●
Versorgung	Strom		-	-	●
	Sauerstoff		● [4]	●[4]	●
	Druckluft		● [4]	●[4]	●
	Vakuum		-	-	-
Tests			-	-	●
Selbsttest bei	Start		-	-	●
	Betrieb		-	-	●
Ein- und Ausgänge					
Eingänge			-	-	-
Ausgänge			[5]	[5]	o. A.
Allgemeine Parameter					
Strom	Versorgung	*V*	-	-	220
	Verbrauch	*A*	-	-	o. A.
Akku	Betrieb	*h*	-	-	-
	Ladezeit	*h*	-	-	-
Sauerstoffanschluß	Druck	*hPa*	2000 – 6000	2000 – 6000	3000 – 6000
	Flow	*l/min*	<80	o. A.	o. A.
Druckluftanschluß	Druck	*hPa*	2000 – 6000	2000 – 6000	3000 – 6000
	Flow	*l/min*	<80	o. A.	o. A.
Spezialanschlüsse			-	-	-
Abmessungen	B x H x T	*cm*	ab 21 x 26 x 30	21 x 26 x 30	[9]
Gewicht		*kg*	ab 10	10	[9]
Temperaturbereich		*°C*	o. A.	o. A.	10 – 40
Arbeitsgeräusch		*dBA*	o. A.	o. A.	o. A.
Transport	tragbar		-	-	-
	fahrbar		o	o	o
	installierbar		-●	●	-
Explosionsschutz			-	-	-
Sterilisation			●	●	●
Desinfektion			●	●	●

1 mit Oxydig
2 mit Capnolog
3 mit AWT 01
4 mit Polymed-Mischer
5 Spirolog 1 und Capnolog haben entsprechende Ausgänge
6 z. B. mit Precom
7 mit CO_2-Modul
8 mit CPU-Monitor
9 CPU 1: o. A.; CPU-Monitor: 30 x 15 x 30 / 15 kg; CO_2-Modul: 15 x 30 x 30 / 7,5 kg; Kompressor: 48 x 70 x 78 / 87 kg

Bird VDR-1-	**Acutronic** MK 800	**Engström** ER 300	**Engström** ECS 2000	**Bird** VDR-2
-	-	analog	o. A.	-
-	-	-	o. A.	-
-	überwacht[4]	0 – 100 % [1]	-	-
-	dig., überw.[4]	-	analog	-
-	-	-	-	-
-	-	-	-	-
-	-	-	-	-
-	-		-	-
-	-		-	-
●	●	o. A.	●	●
●	●	o. A.	●	●
-	●	●	●	-
●	●	●	●	●
●	●	●	●	●
-	-	-	-	-
-	o. A.	-	-	-
-	o. A.	-	-	-
-	o. A.	-	-	-
-	Synchronisation	-	-	-
	20V-Gleichspg.	-	Analogschreiber	-
-	220, Akku	220	220	-
-	o. A.	1,5	1	-
-	1	-	-	-
-	o. A.	-	-	-
2000 – 4000	3500 – 5000	o. A.	2400 – 6000	2000 – 4000
10 – 56	<120	o. A.	o. A.	10 – 56
2000 – 4000	3500 – 5000	o. A.	3000 – 10 000	2000 – 4000
10 – 56	<120	o. A.	o. A.	10 – 56
-	-	Lachgas	Lachgas	-
39 x 18 x 24	29 x 20 x 29[5]	65 x 114 x 51	33 x 60 x 26 [2]	39 x 34 x 24
6,4	7 [5]	130	36,5 [3]	10,7
o. A.	10 – 40	o. A.	o. A.	o. A.
o. A.	o. A.	o. A.	o. A.	o. A.
●	-	-	-	-
o	o	●	●	●
-	-	-	-	-
-	-	●	●	-
●	●	●	●	●
●	●	●	●	●

1 mit Engström Ultraschallvernebler 341
2 ein Modul
3 alle Module
4 mit Befeuchter HH 812
5 MK 800; Befeuchter HH 812: 29 x 20 x 29 cm / 11 kg

GSD Gerätedaten

Langzeit-Beatmungsgeräte			Dräger UV-1	Dräger UV-2	Bennett MA-1B
Gerätetyp					
Generatorart			Flow	Flow	Flow
Strömungsmuster			konst., dezel.	konst., dezel.	konstant
Begrenzungsart			Druck/Flow	Druck/Flow	I:E, Druck
Steuerung	Insp./Exsp.		Zeit, Druck	Zeit, Druck	Volumen, Zeit
	Exsp./Insp.		Zeit, Trigger	Zeit, Trigger	Volumen, Trigger
Beatmungsform	spontan		●	●	-
	manuell		●	●	-
	kontrolliert		IPPV, CPPV	IPPV, CPPV	IPPV, CPPV [4]
	assistiert		S-IPPV, S-CPPV	S-IPPV, S-CPPV	S-IPPV,S-CPPV [4]
	kombiniert		IMV, SIMV	IMV, SIMV	IMV
	sonstiges		o: ASV	ASV	-
Druckniveau			CPAP, PEEP	CPAP, PEEP	CPAP, PEEP
Betriebsdaten					
Atemzugvolumenbereich		*ml*	50 – 1600	50 – 1600	0 – 2200
Atemfrequenzbereich		*min⁻¹*	7 – 70	7 – 70	6 – 60
Atemminutenvolumenbereich		*l/min*	1,5 – 30	1,5 – 30	o. A.
Atemzeitverhältnis			2:1 bis 1:4	2:1 bis 1:4	o. A. [5]
IMV-Frequenz		*min⁻¹*	0,7 – 7	1 – 14	o. A.
PEEP-/CPAP-Bereich		*hPa*	0 – 20	0 – 20	o. A. [4]
NEEP-Bereich		*hPa*	-	-	o. A. [6]
Beatmungsdruckbereich		*hPa*	20 – 100	20 – 100	20 – 80
Flowbereich		*l/min*	10 – 120	10 – 120	15 – 100
Triggerschwellenbereich		*hPa*	–2 bis +25	–2 bis +25	o. A.
Triggerverzögerungszeit		*ms*	80	80	o. A.
Plateauzeitbereich		*s*	[1]	[1]	o. A.
Seufzer	Frequenz	*h⁻¹*	20	20	4, 6, 8, 10, 15
	Volumen	*ml*	o. A.	o. A.	0 – 2200 [7]
	Druck	*hPa*	0 – 35 [2]	0 – 35 [2]	20 – 80
	mehrfach		2	2	1, 2, 3
	manuell		●	●	●
Compliance	gesamt	*ml/hPa*	2,7	2,7	o. A.
	Gerät	*ml/hPa*	o. A.	o. A.	o. A.
	Schlauch	*ml/hPa*	o. A.	o. A.	3
Resistance	Insp.	*hPa*	o. A.	o. A.	o. A.
	Exsp.	*hPa*	≦5	≦5	o. A.
Beatmungsmonitoring					
Atemzugvolumen			analog [3]	analog, dig. [3]	analog, überw.
Atemfrequenz			analog [3]	analog, dig. [3]	-
Atemminutenvolumen			analog, überw. [3]	analog, überw. [3]	-
Beatmungsdruck			analog, überw.	analog, überw.	analog, überw.
Beatmungsflow			-	-	-
Atemzeitverhältnis			-	-	überwacht

1 indirekt einstellbar
2 intermittierender PEEP-Seufzer
3 mit Spirolog 1, andere Überwachung mit Spirolog 2 und anderen Geräten möglich
4 mit PEEP-Zusatz
5 o: 1:3 bis 3:1
6 mit NEEP-Zusatz
7 mit Pädiatrie-Zusatz: 30 – 140

Engström Erica	**Siemens** Servoventilator 900 D	**Hamilton Medical** Veolar	**Megamed** Assistomat	**Siemens** Servoventilator 900 C
Flow	Druck, Flow	Flow	Flow	Druck, Flow
konst.,akz.,dez.	konst., dezel.	konst.,akzel.[12]	konstant	konst,.akz.,dez.
Druck/Flow	Druck, Flow, Zeit	Volumen, Zeit	Druck/Flow	Druck,Flow,Zeit
Volumen	Druck,Trigger[5]	Zeit, Flow	Vol.,Druck,Zeit	Druck, Zeit [5]
Zeit,Trigger,man.	Zeit, Trigger	Zeit, Druck	Zeit, Trigger	Zeit, Trigger
●	●	●	●	●
-	●	-	o	●
IPPV, CPPV	IPPV, CPPV	IPPV, CPPV	IPPV, CPPV	IPPV, CPPV
S-IPPV, S-CPPV	S-IPPV, S-CPPV	S-IPPV, S-CPPV	S-IPPV, S-CPPV	S-IPPV, S-CPPV
SIMV	-	SIMV	IMV, SIMV	SIMV
EMMV, IHS	[16]	AID, MMV	Narkosebeatmung	[6]
CPAP, PEEP	CPAP, PEEP [7]	CPAP,PEEP [9]	CPAP, PEEP	CPAP, PEEP [7]
100 – 2000	5 – 1999	20 – 2000	50 – 1800	5 – 1999
0,4 – 40	5 – 120	0,5 – 60	5 – 65	5 – 120
3 – 30	0,5 – 40	0 – 50	0 – 30 bzw. 85[1]	0,5 – 40
[18]	1:1,9 – 1,5:1	4:1 bis 1:4	1:4 bis 4:1	4:1 – 1:4
-	-	0,5 – 30	1 – 30	0,4 – 4/4 – 40
0 – 30	0 – 50	0 – 30 (0 – 50)	0 – 20	0 – 50
-	0 bis –10[7]	-	-	0 bis –10 [7]
0 – 120	20 – 120	10 – 110	0 – 100	20 – 120
o. A.	0 – 100 [17]	1,8 – 180	0 – 90	0 – 100 [8]
0,1 l/s	0 bis –20	–1 bis –18	<0,1	0 bis –20
o. A.	40	<100 [15]	70	40
o. A.	[11]	0 – 3	0 – 2 [2]	[9]
[10]	[10]	-	7,5/15/30 [3]	[10]
2 x AZV	2 x AZV	-	o. A.	2x AZV
<120	0 – 120	-	o. A.	0 – 120
-	-	-	-	-
●	-	●	-	-
o. A.	0,17	1,8	2,5	0,17
0,15	0,02	0,15	0,4	0,02
o. A.	0,15	1,7	2,1	0,15
2	1,17	2 – 3	o. A	1,17
4	1,24	5	<2	1,24
digital	digital	digital	digital, überw.	digital
digital [19]	digital [13]	dig., überw. [14]	digital	digital [13]
digital [19]	ana.,dig.,überw.	dig., überw. [14]	digital	ana.,dig.,überw.
analog	ana.,dig.,überw.	ana.,dig.,überw.	ana.dig.überw.[4]	analog, überw.
-	überwacht	überwacht	-	überwacht
-	-	digital	-	-

1 bei CPAP 0 – 30 über Reservoir, bis 80 l/min bei demand ventilation
2 ⅓ der Inspirationszeit
3 wahlweise; IPEEP-Option
4 Spitzen-, Plateaudruck, PEEP, Compl.
5 sowie Volumen und manuell
6 bei SB Trendanzeige: 15 min bzw. 2h
7 o: NEP mit Ejektor
8 bei SB: 0 – 180
9 0 – 30 % vom Atemzyklus
10 jeder 100. Atemzug
11 10 % vom Atemzyklus fest
12 5 weitere Flowformen programmierbar
13 Apnoe-Überwachung
14 Trendanzeige: 15 min oder 2 h
15 Ventilansprechzeit: 20 ms
16 druckunterstützte SB, für HFV vorbereitet, Narkosebeatmung möglich; Mod. C: SIMV mit Druckunterstützung
17 bei CPPV, bei SB: 0 – 180
18 1:3, 1:2, 1:1, 2:1, 3:1

Gerätedaten

Langzeit-Beatmungsgeräte			Dräger UV-1	Dräger UV-2	Bennett MA-1B
Sauerstoffgehalt			ana., überw.[4]	digital [4]	-
Kohlendioxidgehalt			ana., überw.[5]	dig., überw.[7]	-
Inspirationsgas	Feuchte		-	-	-
	Temperatur		dig., überw.[6]	digital [6]	[2]
Totraumventilation			-	-	-
Sauerstoffverbrauch			-	-	-
Respiratorischer Quotient			-	-	
Compliance Patient			digital [7]	digital [7]	-
Resistance Patient			digital [7]	digital [7]	-
Überwachung/Selbsttest					
Leck-/Diskonnektalarm			●	●	●
Stenose-Alarm			●	●	●
Versorgung	Strom		●	●	●
	Sauerstoff		●	●	●
	Druckluft		●	●	●
	Vakuum		-	-	-
Tests			o. A.	o. A.	Lampen
Selbsttest bei	Start		o. A.	o. A.	-
	Betrieb		o. A.	o. A.	-
Ein- und Ausgänge					
Eingänge			-	-	-
Ausgänge			Drucksignal[3]	Drucksignal[3]	-
Allgemeine Parameter					
Strom	Versorgung	*V*	220	220	220
	Verbrauch	*A*	0,6	0,6	3,2
Akku	Betrieb	*h*	-	-	-
	Ladezeit	*h*	-	-	-
Sauerstoffanschluß	Druck	*hPa*	3000 – 6000	3000 – 6000	3450 – 4100
	Flow	*l/min*	45	45	15 – 100
Druckluftanschluß	Druck	*hPa*	3000 – 6000	3000 – 6000	3450 – 4100 [1]
	Flow	*l/min*	45	45	15 – 100
Spezialanschlüsse			-	-	-
Abmessungen	B x H x T	*cm*	57 x 31 x 35	57 x 31 x 35	51 x 107 x 51
Gewicht		*kg*	35	35	90
Temperaturbereich		*°C*	15 – 40	15 – 40	o. A.
Arbeitsgeräusch		*dBA*	<45	<45	o. A.
Transport	tragbar		-	-	-
	fahrbar		o	o	●
	installierbar		o	o	-
Explosionsschutz			-	-	-
Sterilisation			●	●	●
Desinfektion			●	●	●

1 eingebauter Kompressor
2 mit Cascade 1
3 und Zentralalarm
4 z. B. mit Oxydig
5 z. B. mit Capnolog
6 z. B. mit AWT 01
7 mit Spirolog 2

S. 121:
1 O_2-Monitor 021F
2 mit CO_2-Analysator 930
3 mit CO_2-Monitor 170 oder CO_2-Analyser 930
4 mit Lungenfunktionsrechner 940
5 nur bei Lachgasbeimischer 962
6 sowie Segmente, Instrumente und Alarme
7 mit Power-Pack 160
8 abhängig vom Akkutyp

Engström Erica	Siemens Servoventilator 900 D	Hamilton Medical Veolar	Megamed Assistomat	Siemens Servoventilator 900 C
dig., Trend [14]	dig., überw.	digital, überw.	[1]	dig., überw.
dig., überw.[15]	digital [2]	-	o	digital [3]
dig., überw.[15]	-	-	-	-
-	-	-	-	-
digital [16]	digital [4]	-	-	-
digital [16]	-	-	o [17]	-
digital	-	-	o [17]	-
digital	digital [4]	digital, Trend	digital	digital [4]
digital	digital [4]	digital, Trend	o: digital	digital [4]
●	●	●	●	●
●	●	●	●	●
●	●	●	●	●
●	●	●	●	●
●	●	●	●	●
-	-	-	-	-
●	●	Lampen [6]	-	●
●	●	●	-	●
o. A.	●	●	Indikatorlampen	●
Synchronisation	[12]	-	-	[12]
Analog-/Digital-	[13]	[11]	Sichtgerät [10]	[13]
220	220, Akku [7]	220	220, o: Akku	220, Akku [7]
0,5	0,2	ca. 0,5	0,3	0,2
-	[8]	-	o: 2 – 4 [2]	[8]
-	[8]	-	o: ca. 5 [2]	[8]
2900 – 5800	[9]	2000 – 8000	3500 – 7000	[9]
30	<40	o. A.	<80	<40
3400 – 9810	[9]	2000 – 8000	3500 – 7000	[9]
50	<40	o. A.	<80	<40
-	[5]	-	-	[5]
47 x 46 x 31	50 x 32 x 23	52 x 43 x 42	43 x 27 x 32	50 x 32 x 23
32	19	35	17	19
o. A.	<45	10 – 40	o. A.	<45
45	43	45	o. A.	43
-	-	-	-	-
o	●	●	●	●
●	-	-	o	●
-	-	●	-	-
●	●	●	●	●
●	●	●	●	●

9 Mischer 961: 4000 – 6000, Mischer 960: 2800 – 4200 10 und Zentralalarm
11 analog-digitales Interface für Drucker, Schreiber und Datenverarbeitung
12 Steuerung des insp. Minutenvolumens, Master-Slave-Betrieb, PEEP-Steuerung, Triggersteuerung – z. B. EEG, Atemfrequenzsteuerung, SIMV-Steuerung, Steuerung des insp. Druckniveaus
13 Beatmungsströmung, Beatmungsdruck und Atemzugvolumen, in- und exsp., O_2- Konzentration, Atemfrequenz, Pausendruck, Spitzendruck, exsp. Minutenvolumen, Triggerschwelle, PEEP, Mitteldruck 14 mit Sauerstoffmonitor, Trendanzeige: 15 min oder 2 h 15 mit Engström Eliza
16 mit Engström Grundumsatz-Computer 17 mit Analyser 0577

GSD Gerätedaten

Langzeit-Beatmungsgeräte			Bear 2E	Megamed 700 B	Bennett 7200
Gerätetyp					
Generatorart			Flow	Flow	Flow
Strömungsmuster			konstant, dezel.	konstant	konst.,dez.,sin.
Begrenzungsart			Flow	Druck, Flow	Druck/Flow
Steuerung	Insp./Exsp.		Volumen/Zeit	Vol., Druck, Zeit	Volumen, Zeit
	Exsp./Insp.		Volumen/Trigger	Zeit, Trigger	Volumen, Trigger
Beatmungsform	spontan		●	●	●
	manuell		-	●	●
	kontrolliert		IPPV, CPPV	IPPV, CPPV	IPPV, CPPV
	assistiert		S-IPPV, S-CPPV	S-IPPV, S-CPPV	S-IPPV, S-CPPV
	kombiniert		IMV, SIMV	IMV	SIMV
	sonstiges		HFJV [57]	Narkosebeatmung	ASV
Druckniveau			CPAP, PEEP	CPAP, PEEP	CPAP, PEEP
Betriebsdaten					
Atemzugvolumenbereich		*ml*	100 – 2000	70 – 1450	100 – 2500
Atemfrequenzbereich		*min^{-1}*	0,5 – 60(x0,1;x1)	5 – 65	0,5 – 70
Atemminutenvolumenbereich		*l/min*	o. A.	2 – 25	0 – 60
Atemzeitverhältnis			o. A.	1:4 – 4:1	1:3 bis 3:1
IMV-Frequenz		*min^{-1}*	o. A.	o. A.	o. A.
PEEP-/CPAP-Bereich		*hPa*	0 – 50	0 – 20	0 – 45
NEEP-Bereich		*hPa*	-	-	-
Beatmungsdruckbereich		*hPa*	0 – 120	110	0 – 120
Flowbereich		*l/min*	10 – 120	0 – 90	10 – 120 [1]
Triggerschwellenbereich		*hPa*	o. A.	–5 bis –20	–0,5 bis –20
Triggerverzögerungszeit		*ms*	o. A.	50	20
Plateauzeitbereich		*s*	0 – 2	0,1 – 2	0 – 2
Seufzer	Frequenz	*h^{-1}*	2 – 60	-	einstellbar
	Volumen	*ml*	150 – 3000	-	[2]
	Druck	*hPa*	0 – 120	-	[2]
	mehrfach		1, 2, 3	-	●
	manuell		●	-	●
Compliance	gesamt	*ml/hPa*	o. A.	3,5	o. A.[3]
	Gerät	*ml/hPa*	3	0,5	0
	Schlauch	*ml/hPa*	o. A.	3	o. A.[3]
Resistance	Insp.	*hPa*	o. A.	3	o. A.
	Exsp.	*hPa*	o. A.	3,5	o. A.
Beatmungsmonitoring					
Atemzugvolumen			dig. [6], überw.	digital, überw.	überwacht[4]
Atemfrequenz			digital	digital	digital
Atemminutenvolumen			dig. [6], überw.	digital	umschaltbar [4]
Beatmungsdruck			analog	ana.,dig.,überw.	überwacht[4]
Beatmungsflow			-	-	-
Atemzeitverhältnis			digital	-	digital, überw.

1 bei Spontanatmung: bis 180
2 Volumen und Druck max. 50 % höher
3 wird automatisch berücksichtigt
4 umschaltbar; analog: Atemwegsdruck/exsp. Volumen, digital: mittlerer Atemwegsdruck, Spitzendruck, PEEP, CPAP, Plateaudruck
5 mit Bear Jet-Ventilator, Frequenz: 40 – 150 min^{-1}
6 umschaltbar

Carburos Metalicos Pulmosystem S/11	**Megamed** 077 A	**Bear** 5	**Dräger** EV–A	**Acutronic** AMS 1000
Flow	Flow	Flow	Flow	Flow
konst.,akz.,dez.	sinus	kons.dez.akz.sin.	konstant, dezel.	konstant
Druck/Flow	Druck/Flow	Druck/Flow	Druck/Flow	Druck
Zeit, Volumen	Vol.,Druck,Zeit	Zeit	Zeit, Druck	Zeit
Zeit, Trigger	Zeit	Zeit, Trigger	Zeit, Trigger	Zeit
●	●	●	●	-
-	●	-	●	●
IPPV, CPPV	IPPV, CPPV	IPPV, CPPV	IPPV, CPPV	-
S-IPPV, S-CPPV	-	S-PPV, S-CPPV	S-IPPV, S-CPPV	-
SIMV	o: IMV	IMV, SIMV	IMV, SIMV	-
-	Narkosebeatmung	AMV	DMMV, ASV	HFJV
CPAP, PEEP	CPAP,PEEP [5]	CPAP, PEEP	CPAP, PEEP	PEEP
200 – 2500	o. A.	50 – 2000	100 – 2000	o. A.
1 – 60	9 – 40	0 – 150	5 – 60	10 – 50/100 – 600
0 – 35	0 – 20	5 – 40	0,5 – 35	5 – 60
beliebig	1:1, 1:2, 1:3	beliebig [3]	1:5 – 4:1	[6]
1 – 60	1 – 9	o. A.	0,5 – 15	-
0 – 32	0 – 20	0 – 50	0 – 35	o. A.
-	o: 0 bis -9	-	-	-
bis 120	20 – 100	0 – 150	10 – 100	5 – 90
10 – 90 [8]	0 – 90	5 – 150	10 – 120	o. A.
-0,5 bis -15	-	-0,5 bis -5	0,5 – 5	-
<70	-	o. A.	80	-
0 – 30 % [9]	-	0 – 2	[1]	-
0,25 – 60	-	2 – 60	20	o. A.
200 – 2500	-	65 – 3000	o. A.	o. A.
bis 120	-	0 – 150	0 – 35 [2]	o. A.
-	-	0; 1,2; od. 3	2	o. A.
o. A.	-	●	●	-
o. A.	o. A.	o. A. [4]	2	o. A.
o	o. A.	o. A. [4]	o. A.	o. A.
o. A.	o. A.	o. A. [4]	o. A.	o. A.
o. A.	o. A.	o. A.	≤3,5	o. A.
3,85 [10]	<3,2	o. A.	≤3,5	o. A.
ana.,dig.,überw.	o: überwacht	digital, überw.	digital	-
digital	-	digital, überw.	digital	digital
digital, überw.	-	digital, überw.	ana.,dig.,überw.	-
ana.,dig.,überw.	analog	digital, überw.	dig.,Kurve,überw.	dig.,überw. [7]
analog	-	überwacht	Kurve	-
digital, überw.	-	digital, überw.	-	digital

1 indirekt einstellbar
2 intermittierender PEEP-Seufzer
3 Insprationszeit: 0,1 – 3 s
4 Compliance Compensation: 0 – 7,5 ml/hPa
5 o: NEEP
6 Inspirationszeit: 20, 30, 40, 50 oder 60 % des Atemzyklus
7 endexspiratorischer Druck, in- und exsp. Spitzendruck
8 bei akzel. und dezel. Flow: bis 120; bei Spontanatmung: 127
9 vom Atemzyklus
10 bei einem Flow von 50 l/min

Gerätedaten

Langzeit-Beatmungsgeräte			Bear 2E	Megamed 700 B	Bennett 7200
Sauerstoffgehalt			o	überwacht	o
Kohlendioxidgehalt			o	o	o
Inspirationsgas	Feuchte		-	-	o [5]
	Temperatur		-	-	o [5]
Totraumventilation			-	-	-
Sauerstoffverbrauch			-	o [8]	o
Respiratorischer Quotient			o	o	
Compliance Patient			-	digital	-
Resistance Patient			-	o [8]	-
## Überwachung/Selbsttest					
Leck-/Diskonnektalarm			●	●	●
Stenose-Alarm			●	●	●
Versorgung	Strom		●	●	●
	Sauerstoff		●	●	●
	Druckluft		●	-	●
	Vakuum		-	●	-
Tests			Lampen [7]	-	Lampen [1]
Selbsttest bei	Start		●	-	●
	Betrieb		●	-	●
## Ein- und Ausgänge					
Eingänge			-	-	Steuereingänge
Ausgänge			Druck,Flow,Alarm	Sichtgerät [6]	Druck, Flow [2]
## Allgemeine Parameter					
Strom	Versorgung	*V*	220	220, 24	220
	Verbrauch	*A*	o. A.	0,4	3
Akku	Betrieb	*h*	-	-	-
	Ladezeit	*h*	-	-	-
Sauerstoffanschluß	Druck	*hPa*	2000 – 7000	3000 – 7000	2500 – 6800
	Flow	*l/min*	o. A.	o. A.	190
Druckluftanschluß	Druck	*hPa*	2000 – 7000 [3]	3000 – 7000	2500 – 6800
	Flow	*l/min*	o. A.	o. A.	190,o: Kompr.
Spezialanschlüsse			-	Lachgas	-
Abmessungen	B x H x T	*cm*	50 x 134 x 52	54 x 137 x 60	57 x 42 x 56
Gewicht		*kg*	90	80	50,8 [4]
Temperaturbereich		*°C*	o. A.	o. A.	o. A.
Arbeitsgeräusch		*dBA*	o. A.	o. A.	o. A.
Transport	tragbar		-	-	-
	fahrbar		●	●	●
	installierbar		-	●	●
Explosionsschutz			-	o. A.	-
Sterilisation			●	●	●
Desinfektion			●	●	●

1 sowie Funktion, Instrumente, Alarme
2 analog; sowie Schwesternruf und RS-232
3 interner Kompressor
4 mit Gerätewagen: 62,5 kg
5 mit Cascade II
6 sowie Zentralalarm
7 sowie Segmente und Alarm
8 Analyzer 0577

Carburos Metalicos Pulmosystem S/11	**Megamed** 077 A	**Bear** 5	**Dräger** EV–A	**Acutronic** AMS 1000
digital, überw.	überwacht	o. A.	digital, überw.	-
dig,überw,Trend	o	o. A.	digital	-
-	-	o. A.	-	-
-	-	o. A.	digital, überw.	überw.[4]
-	-	o. A.	digital	-
-	-		-	-
-	-		-	-
-	-	digital überw.	digital	-
-	-	digital überw.	digital	-
●	●	●	●	●
●	●	●	●	●
●	●	●	●	●
●	●	●	●	●
●	-	●	●	●
-	-	-	-	-
Alarm	-	●	●	-
●	-	●	●	-
●	-	●	-	●
-	-	-	Sichtgerät	EKG-Synchron.
Graphikplotter	Sichtgerät [2]	[3]	[1]	o [5]
220, Akku	220	220	220	220
350 W	1,3	ca. 2,5	0,75	o. A.
0,25	-	-	-	-
o. A.	-	-	-	-
2800 – 6000	o. A.	2000 – 7000	3000 – 6000	6000 ±500 [6]
max. 65	o. A.	80	35	15 – 150 [6]
2800 – 6000	Kompressor	2000 – 7000	3000 – 6000	6000 ±500 [6]
max. 65	Kompressor	80	35	15 – 150 [6]
-	Lachgas	-	-	Lachgas
[7]	51 x 57 x 146	50 x 75 x 55	43 x 62 x 30	32 x 12 x 29
[7]	130	60	60	7
o. A.	o. A.	o. A.	15 – 40	10 – 40
o. A.	o. A.	o. A.	≤45	o. A.
-	-	-	-	-
●	●	●	●	●
-	-	-	-	-
-	o. A.	-	-	-
●	●	●	●	●
●	●	●	●	●

1 Datenausgänge für alle Parameter und Signale
2 und Zentralalarm
3 analog: Druck, Flow, Volumen; digital: Drucker, RS-232 C
4 mit Befeuchter Modell 1020
5 Synchronisation von Slave-Ventilator 1005
6 mit Mischer Modell 1025
7 Control-Modul: 50 x 40 x 38 / 47 kg; Pneumatik-Modul: 50 x 22 x 48 / 22 kg; Fahrgestell: 59 x 147 x 61 / 25 kg

4
Medizinische und technische Grundlagen

4.1 Medizinische Grundlagen

4.1.1 Atemwege

Die Atemwege umfassen den Nasen-Rachen-Raum, den Kehlkopf, die Luftröhre und den Bronchialbaum (Abb. 4.1). Das Volumen der Atemwege liegt zwischen 150 und 200 ml und wird auch als physiologischer Totraum bezeichnet (vgl. Exkurs Totraum).

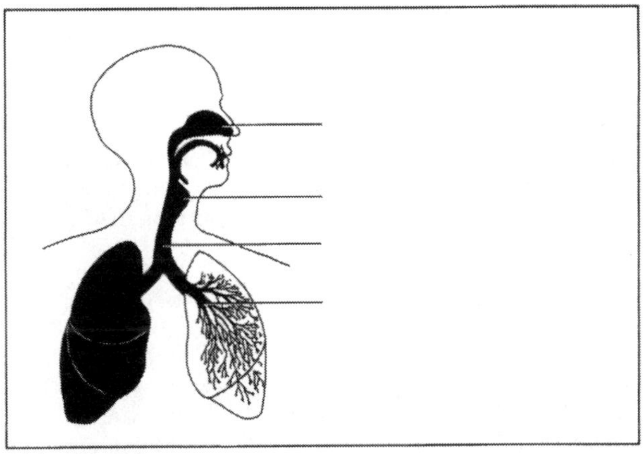

Abb. 4.1 Atemwege

Hinsichtlich der eingeatmeten Luft erfüllt die Nase im wesentlichen drei Funktionen:

- Reinigung
- Erwärmung
- Anfeuchtung

Die Haare auf der Innenseite der Nase reinigen die Atemluft von größeren Partikeln. Dünnwandige Blutgefäße dicht unter der Oberfläche der Nasenhöhle erwärmen die eingeatmete Luft auf ca. 32 °C unabhängig von der Außentemperatur. Die Befeuchtung erfolgt durch Drüsensekrete.

Bei Atmung durch den Mund trocknen die Schleimhäute von Luftröhre und Bronchialbaum aus und werden anfälliger für Infektionen. Daher ist es besonders für Beatmungspatienten wichtig, daß die Einatmungsluft gut befeuchtet und erwärmt wird, besonders, wenn sie dem Patienten über entsprechende Tubusse durch die Nase, den Mund oder direkt in die Luftröhre (Tracheotomie) eingeführt zukommt (Abb. 4.2).

Über den Rachen gelangt die Luft in den Kehlkopf. Die engste Stelle der Atemwege außerhalb der Lungen liegt in Höhe der Stimmbänder, wo jede weitere Verengung eine starke Beeinträchtigung der Patientenbeatmung mit sich bringt. Nach Passieren der Stimmbänder gelangt der Luftstrom in die Luftröhre. Dort werden eingeatmete Fremdkörper und Schleim mit Hilfe der Flimmerhärchen zur Stimmbandsöffnung transportiert, wo sie ausgehustet werden können.

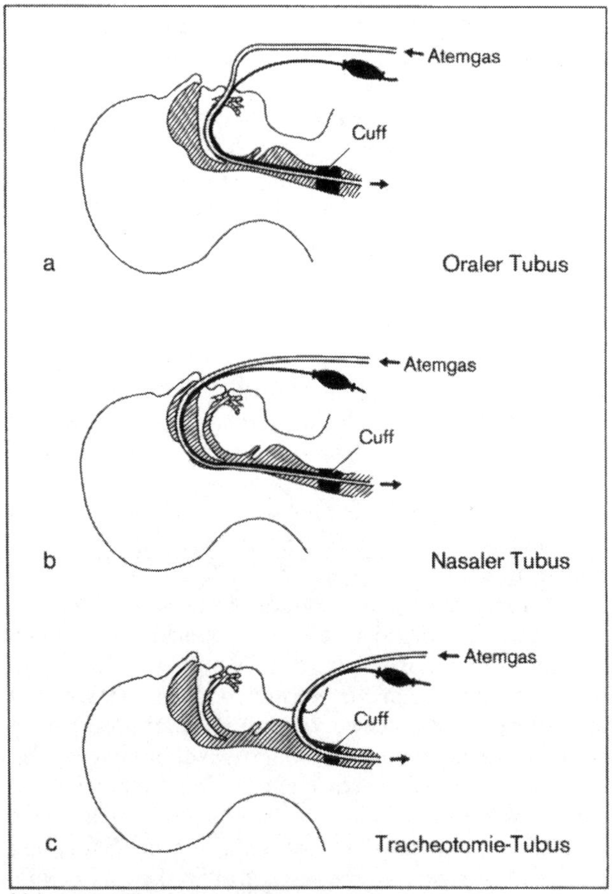

Abb. 4.2 ***Beatmungswege***
a Mund
b Nase
c Luftröhrenschnitt

Totraum

Der Totraum ist das Volumen der Atemwege, deren Wandungen keinen Gasaustausch zulassen. Er besteht zum einem aus dem rein anatomisch bedingten Totraum von Nase, Rachen, Kehlkopf, Luftröhre und Bronchialraum (anatomischer Totraum), zum anderen aus dem Gasvolumen, das in Alveolen strömt (alveolärer Totraum), die nicht oder nur wenig am Gasaustausch beteiligt sind – beispielsweise bei ungenügender Blutströmung der sie umgebenden Kapillargefäße.

Anatomischer und alveolärer Totraum bilden zusammen den sogenannten physiologischen Totraum.

Der Totraum führt zu einer Verminderung des Atemzugvolumens (Tidalvolumen), was eine Verringerung des Atemminutenvolumens zur Folge hat.

Nach der Ausatmung ist der Totraum mit alveolärer Luft gefüllt, die bei der Inspiration zurückgeatmet wird. Nach der Einatmung ist der Totraum mit angefeuchteter und erwärmter atmosphärischer Luft angefüllt. Diese wird mit dem nächsten Atemzug wieder ausgeatmet.

Die alveoläre Belüftung je Atemzug (V_A) ist also gleich der Differenz aus dem Atemzugvolumen (V_T) und dem Totraumvolumen (V_D):

$$V_A = V_T - V_D$$

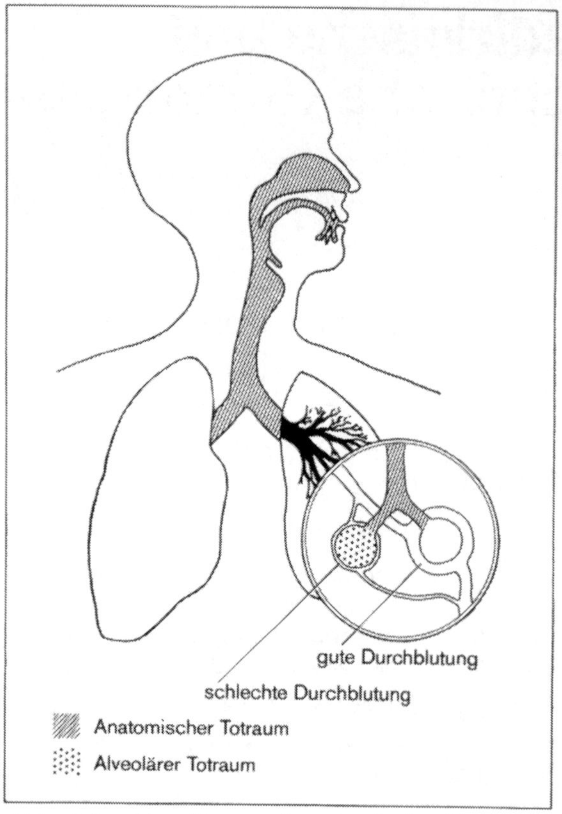

Abb. 4.3 Alveolärer und anatomischer Totraum

Zur Bestimmung des alveolären Atemminutenvolumens (AMV) wird das alveoläre Volumen jedes einzelnen Atemzugs (V_A) mit der Atemfrequenz (AF) multipliziert:

$$AMV = AF \times V_A$$

Im Brustkorb teilt sich die Luftröhre in die zwei Hauptbronchien, die zum rechten Lungenflügel (aus 3 Lappen bestehend) bzw. linken Lungenflügel (aus 2 Lappen bestehend) führen. Die Bronchien verzweigen sich in die kleineren Stamm-, Lappen-, Segmentbronchien bis zu den Bronchiolen (insgesamt 23 Generationen) und enden schließlich in den Lungenbläschen (Alveolen).

Bei der Einatmung werden die Rippen durch die Muskelkraft aktiv gehoben und das Zwerchfell gesenkt, so daß sich der Brustkorb vergrößert. Diese Bewegung überträgt sich über den sogenannten Pleuraraum, der ein enger, flüssigkeitsgefüllter Raum zwischen den Rippen und der Lunge ist und in dem ein geringer Unterdruck auf die Lunge ausgeübt wird, die sich dadurch weitet.

Bei der Einatmung (Inspiration) gelangt der Sauerstoff des Atemgases in die Alveolen und diffundiert in das venöse, nicht sauerstoffgesättigte Blut, während Kohlendioxid den umgekehrten Weg vom venösen Blut zum Exspirationsgas geht. Dieser Vorgang wird passive Diffusion genannt, da der in den Lungen vorhandene Sauerstoff passiv durch eine Membran ins venöse Blut gelangt. Die Membranfläche bilden die Alveolen, von denen es in der Lunge ca. 300 Millionen gibt. Sie haben eine Oberfläche von 50 bis 100 m^2 mit einer Dicke von ca. 0,2 µm.

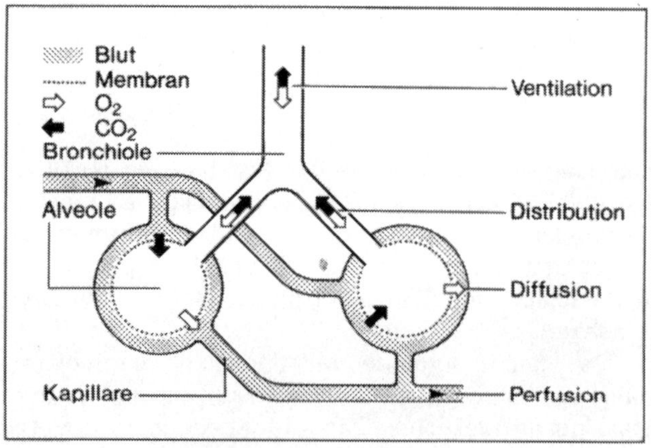

Abb. 4.4 Arterialisierung des Bluts

Während die Inspiration eine aktive Bewegung ist, da die Elastizität der Lungen und der Brustwand durch die Atmungsmuskeln überwunden werden muß, ist die Exspiration eine passive Bewegung, bei der die Luft durch die Elastizität von Lungen und Brustkorb aus den Lungen gepreßt wird.

4.1.2 Arterialisierung des Bluts

Unter der Arterialisierung des Bluts versteht man die Anreicherung sauerstoffarmen Bluts mit dem Sauerstoff der Einatmungsluft (Abb. 4.4). Der Grad der Arterialisierung wird durch folgende Faktoren bestimmt:

- Ventilation
- Perfusion
- Diffusion
- Distribution

Ventilation ist die Belüftung der Alveolen mit Sauerstoff, Perfusion die Durchströmung der die Alveolen umgebenden Blutgefäße mit roten Blutkörperchen, Diffusion die Durchströmung des Sauerstoffs von der Alveole durch die Membran in die umliegenden Blutgefäße. Die Distribution ist das Maß für die Verteilung dieser Größen in den einzelnen Lungenbläschen. Besonders bei Lungenkranken ist zu beachten, daß Ventilation, Perfusion und Diffusion nicht gleichmäßig auf die einzelnen Lungenabschnitte verteilt sind. Diese ungleichmäßige Verteilung (Distribution) mindert daher den Arterialisierungseffekt, d. h., sie führt zu einer Herabsetzung des arteriellen Sauerstoff-Partialdrucks [1].

Das Verhältnis von Ventilation zu Perfusion wird auch als respiratorischer Quotient bezeichnet. Die folgende Tabelle gibt ein Beispiel.

Rechenbeispiel Ventilations-Perfusionsverhältnis

Atemzugvolumen:	AZV
Totraumventilation:	V_D
Atemfrequenz:	AF
Alveoläre Ventilation:	$\mathring{V}$
Pulmonalkapillarblut:	V_C
Herzfrequenz:	HF
Herzminutenvolumen:	$\mathring{Q}$
Ventilations-Perfusions-Verhältnis:	$\mathring{V}/\mathring{Q}$

$$(AZV - V_D) \times AF = \mathring{V}$$
$$V_C \times HF = \mathring{Q}$$

$$(500\ ml - 200\ ml) \times 12\ min^{-1} = 3600\ ml/min$$
$$75\ ml \times 60\ min^{-1} = 4500\ ml/min$$

$$\mathring{V}/\mathring{Q} = \frac{3500\ ml}{4500\ ml} = 0{,}8$$

Das normale Ventilations-Perfusionsverhältnis, also das zwischen dem Atemminutenvolumen und dem Herzminutenvolumen, beträgt in der Regel ca. 0,8.[2] Bei einem höheren Ventilations-Perfusionsverhältnis steigt der Sauerstoff-Partialdruck im Blut an, während der Kohlendioxiddruck sinkt. Bei niedrigem Verhältnis fällt der Sauerstoffdruck, während der Kohlendioxiddruck ansteigt.

Die Regulation der Atmung erfolgt durch das Atemzentrum im verlängerten Rückenmark. Von dort aus werden Volumen und Frequenz der Atemzüge durch Impulse gesteuert.

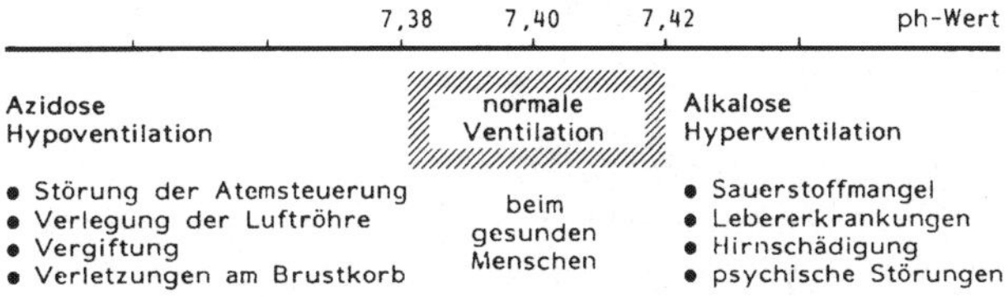

Abb. 4.5 Säure-Basen-Gleichgewicht

Die Impulse werden hauptsächlich vom Kohlendioxidgehalt des Bluts bestimmt, der als Kohlendioxid-Partialdruck bezeichnet wird. Dieser Druck beeinflußt den pH-Wert in der Flüssigkeit, die Gehirn und Rückenmark umgibt. Der pH-Wert in dieser Flüssigkeit hat einen direkten Einfluß auf das Atemzentrum.

Mit Hilfe von drei Mechanismen wird der pH-Wert des Bluts konstant gehalten:

- Puffersysteme
- Atmung
- Nieren

Als Puffer bezeichnet man chemische Verbindungen, die den pH-Wert in wäßrigen Lösungen durch Zugabe von Säuren oder Basen konstant halten. Das wichtigste Puffersystem des menschlichen Organismus ist das sogenannte Kohlensäure-Bikarbonat-System.[3]

Der Kohlendioxid-Partialdruck und damit auch der pH-Wert werden weiterhin durch die Atmung beeinflußt: Insbesondere die zu schwache Beatmung der Lunge bei Verminderung der Atemfrequenz oder des Atemvolumens (Hypoventilation) und die zu starke Beatmung der Lunge (Hyperventilation) führen zur Verminderung oder Vermehrung des Sauerstoffgehalts im Blut und zur Verschiebung des Säure-Basen-Gleichgewichts (siehe Abb. 4.5).

Die Nieren nehmen insofern auf den pH-Wert Einfluß, als Säuren durch sie ausgeschieden werden können, während Kohlendioxid als „respiratorische Säure" durch die Lungen ausgeschieden wird.

4.1.3 Störungen der Atmung

Folgende Funktionsstörungen können den Atemzyklus beeinträchtigen:

- Ventilationsstörungen
- Diffusionsstörungen
- Perfusionsstörungen

Störungen der Ventilation und der Diffusion betreffen die Atmung direkt, Störungen der Perfusion sind primär dem Kreislauf zuzuordnen.

Ventilationsstörungen
Ventilationsstörungen können durch das Atemzentrum oder durch direkte Veränderungen in den Bronchien und Lungen bedingt sein. Bronchio-pulmonale Veränderungen werden in restriktive und obstruktive Störungen unterteilt.

- Restriktive Störungen

Liegt ein Hindernis für die Ausweitung der Lungen während der Inspiration vor, spricht man von einer restriktiven Störung.

Diese verminderte Dehnbarkeit [4] des Lungengewebes oder der Thoraxwand wird hauptsächlich durch entzündliche Vermehrungen des Bindegewebes bzw. Brustfellverdickungen verursacht. Restriktive Störungen machen sich dadurch bemerkbar, daß der Patient die Lungen bei normaler Aufwendung der Muskelkraft nicht genügend dehnen und damit auch nicht genügend Luft einatmen kann. Um dennoch das gleiche Atemzugvolumen zu erreichen, ist eine größere Kraft bzw. eine größere Muskelanstrengung notwendig.

- Obstruktive Störungen

Bei obstruktiven Störungen, etwa durch Sekret oder Schleimhautschwellungen, bekommen die Atemwege eine verminderte Durchtrittsfläche, was einen erhöhten Widerstand [5] für die Luftströmung zur Folge hat. Dieser Widerstand macht sich in der Regel bei der Exspiration mehr bemerkbar als bei der Inspiration, da die natürliche Exspiration schneller und dadurch mit höherem Flow vonstatten geht.

Der Widerstand wird zum einen durch folgende geometrische Größen der Atemwege bestimmt:

- Länge
- Durchmesser
- Verzweigungs- und Wandstruktur

Darüber hinaus wird der Wert durch die Art des Flows bestimmt. Bei höheren Strömungsgeschwindigkeiten entstehen, angeregt durch eine unebene Wandstruktur und andere Unregelmäßigkeiten der Atemwege wie beispielsweise Verzweigungen, Wirbel, die den Widerstand erhöhen (turbulenter Flow). Bei geringen Strömungsgeschwindigkeiten kann in der Regel ein geradliniger, sogenannter laminarer Flow vorausgesetzt werden.

Diffusions- und Perfusionswiderstand

Diffusionswiderstand
Bei der Inspiration gelangt Sauerstoff in die Nähe der alveolo-kapillaren Membran, durch die seine Diffusion in das Blut stattfinden soll. Obwohl Sauerstoff relativ schlechte Diffusionseigenschaften hat, ist die Diffusion auf Grund des höheren Sauerstoff-Partialdrucks in der Luft normalerweise ausreichend. Ein erhöhter Diffusionswiderstand kann jedoch auf Grund folgender Ursachen auftreten:

- Verlängerung der Diffusionsstrecke
- Verdickung der Membran
- Verkleinerung der Membranfläche

Die Gasmenge, die durch die Membran diffundiert, ist von verschiedenen Faktoren abhängig:

- Zeit

Je länger die Diffusion dauert, desto mehr Moleküle können diffundieren.

- Weg

Je kürzer der Weg ist, desto schneller diffundiert der Sauerstoff.

- Temperatur

Je höher die Temperatur ist, um so beweglicher sind die Moleküle.

- Konzentrationsdifferenz

Je größer der Konzentrationsunterschied ist, um so schneller erfolgt die Diffusion.

- Austauschfläche

Je größer die Membranfläche ist, desto mehr Teilchen können zugleich diffundieren.

- Poren

Je größer die Poren sind und je weniger Ablagerungen den Diffusionsprozeß behindern, desto mehr Sauerstoffmoleküle können diffundieren.

Perfusionswiderstand
Perfusionswiderstand ist der Strömungswiderstand, den das Blut in der Lunge überwinden muß. Je höher dieser Widerstand ist, desto geringer kann die Lunge durchblutet werden. Der Blutdruck erhöht sich, und der Gasaustausch wird behindert. Diese Beeinträchtigung des Bluttransports kann durch eine Verengung der Blutkapillare verursacht werden und führt zur schlechten Versorgung der Zellen mit Sauerstoff.

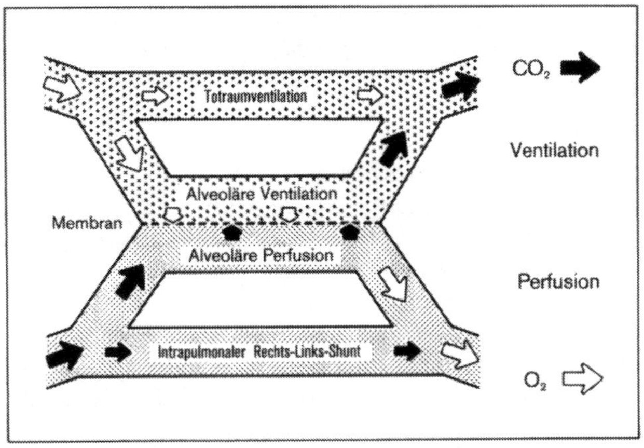

Abb. 4.6 Schematische Darstellung des Gasaustauschs

Der Hauptwiderstand tritt normalerweise in den größeren Bronchien bis zur fünften Verzweigungsgeneration auf, weil hier nur wenige Luftwege mit relativ geringen Durchmessern vorhanden sind.

Diffusionsstörungen
Diffusionsstörungen haben ihre Ursache zum Beispiel darin, daß der Diffusionsweg länger wird (vgl. Exkurs Diffusions- und Perfusionswiderstand). Diese Schwierigkeiten können in der Alveolarwand, der Kapillarwand oder im Bindegewebe auftreten.

Perfusionsstörungen
Perfusionsstörungen werden durch einen erhöhten Strömungswiderstand der kapillaren Blutgefäße verursacht. Sie sind in Abhängigkeit von der pathologischen Veränderung und der Lage des Patienten auf unterschiedliche Bereiche der Lunge verteilt.

Nicht durchblutete Lungenbezirke entsprechen einem alveolären Totraum.

Andererseits kann das Blut durch ventilatorische Störungen an Lungenbläschen vorbeifließen, die keine Sauerstoffdiffusion ermöglichen. Der sogenannte Shunt drückt aus, wie groß der Anteil von nicht oxygeniertem Blut zu der Gesamtdurchblutung ist.

Abbildung 4.6 stellt den Gasaustausch schematisch dar. Die totale Ventilation, d. h. das Atemminutenvolumen, setzt sich aus der alveolären und der Totraumventilation zusammen. Die totale Perfusion – das Herzminutenvolumen – faßt alveoläre Perfusion und intrapulmonalen Rechts-links-Shunt zusammen.

Die Tabelle gibt die Indikationen für eine Beatmung im Vergleich zu den Normalwerten an.

Indikationen für eine Beatmung

		Normalwert	Indikation
Atemfrequenz	*min −1*	12- 20,0	35,0
Vitalkapazität	*ml/kg*	65- 75,0	15,0
Atemzugstärke	*hPa*	75-100,0	25,0
Oxygenation PaO_2	*mmHg*	100- 75,0	<60,0
Ventilation $PaCO_2$	*mmHg*	35- 45,0	>55,0
V_D/V_T		0,25- 0,4	0,6

4.2 Technische Grundlagen der konventionellen Beatmung

4.2.1 Atemzyklus

Der Atemzyklus T (Abb. 4.7) umfaßt die Inspirations- (T_I) und Exspirationsphase (T_E):

$$T = T_I + T_E$$

Die Atemfrequenz (AF) gibt die Atemzyklen pro Minute an. Bei einem Atemzyklus von beispielsweise sechs Sekunden ergibt sich die Atemfrequenz von 10/min.

Das Atemzeitverhältnis (Q) ist der Quotient von In-und Exspirationsdauer (Insp.:Exsp.).

$$Q = \frac{T_I}{T_E}$$

Druck-Zeit-Diagramm
Im Druck-Zeit-Diagramm (vgl. Abb. 4.7) ist der Atemwegsdruck über der Zeit aufgetragen. Höhe und Verlauf des Atemwegsdrucks während der Inspirationsphase sind bei vorgegebenem Inspirationsvolumen pro Zeit von den atemmechanischen Eigenschaften der zu beatmenden Lunge abhängig.

Der erste Druckanstieg erfolgt aufgrund des Druckabfalls an den Atemwegen bei entsprechendem Inspirationsflow (Resistance).

Die Steigung des weiteren linearen Verlaufs ist vom Quotienten aus Strömung und Compliance abhängig. Je größer der Inspirationsflow und je kleiner die Compliance ist, desto höher wird also der Anstieg.

Der Druckabfall, der durch die Strömung an den Atemwegswiderständen hervorgerufen wird, bricht mit dem Inspirationsflow ab. Dadurch sinkt der Spitzendruck auf den sogenannten Plateaudruck ab. Die Druckdifferenz zwischen Plateaudruck und endexspiratorischem Druck ist das Maß für die Dehnbarkeit (Compliance) der Lunge. Bei kleiner Compliance ist die Druckdifferenz groß, bei großer Compliance ist sie klein. Die Druckdifferenz zwischen dem Spitzen- und dem Plateaudruck ist ein Maß für den Strömungswiderstand in den Atemwegen des Patienten. Je größer der Widerstand (Resistance), desto größer ist auch die Druckdifferenz.

Nach Freigabe der Exspiration ergibt sich aufgrund der Druckdifferenz zwischen den Alveolen und der Umgebungsatmosphäre der Exspirationsfluß. Der Exspirationsfluß ist beendet, wenn die Druckdifferenz zwischen dem Lungeninneren und der Umgebung Null wird. Ist der Atemwegsdruck am Ende der Exspirationsphase gleich dem Atmosphärendruck, spricht man von einer Beatmung mit endexspiratorischem Druck gleich Null (ZEEP). Wird das Druckniveau mit Hilfe besonderer Einrichtungen auf ein höheres Niveau gebracht, spricht man von einer Beatmung mit positivem endexspiratorischem Druck (PEEP).

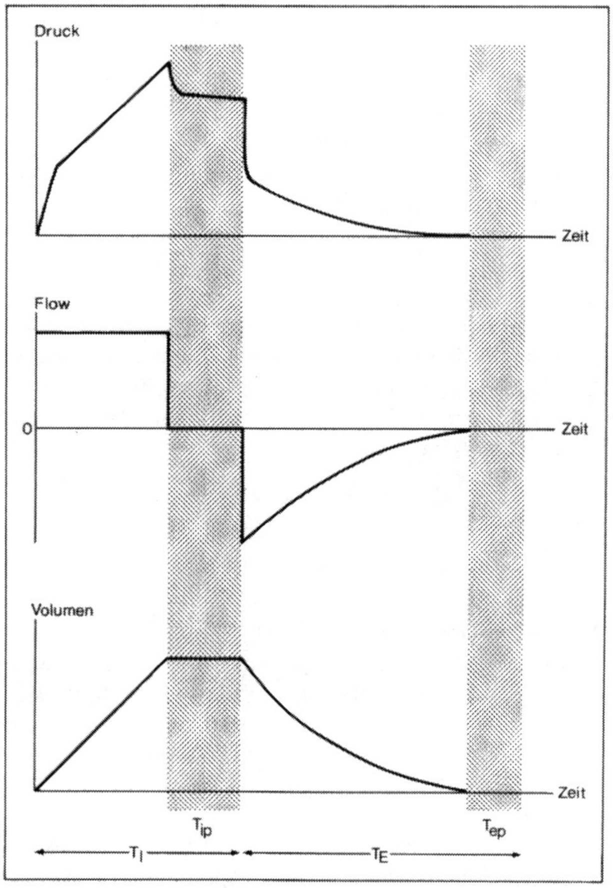

Abb. 4.7 Druck-, Flow- und Volumen-Zeit-Diagramm

Flow-Zeit-Diagramm

In der Praxis findet man meist vier verschiedene Flow-Zeit-Diagramme, die sich in charakteristischen Flowverläufen während der Inspiration unterscheiden (vgl. Abb. 3.1).

Damit ein bestimmtes eingeatmetes Volumen pro Zeit in die Lunge des Patienten gelangt, muß der inspiratorische Flow entsprechend groß sein. Da der Flow als Volumen pro Zeit definiert ist, ist das inspirierte Volumen um so größer, je höher der Flow und je länger er vorhanden ist.

Nach Aufnahme der Luft in die Lunge setzt die Pause ein. Die Lunge bleibt dabei eine bestimmte Zeit gebläht, so daß das verabreichte Volumen in der Lunge verteilt werden kann. Nach Freigabe der Exspiration ergibt sich ein Flow vom Patienten zur Umgebungsluft. Aufgrund der Richtungsumkehr stellt sich der Exspirationsflow negativ dar.

Volumen-Zeit-Diagramm

Gemäß dem Volumen-Zeit-Diagramm nimmt das Volumen während der Inspiration zu. In der Pause bleibt das verabreichte Volumen konstant und nimmt nach Freigabe der Exspiration wieder ab.

Druck-Zeit-, Flow-Zeit- und Volumen-Zeit-Diagramme sind nicht voneinander unabhängig, sondern als Ergebnis der Wechselwirkung zwischen Beatmungsgerät und Lunge zu verstehen (Abb. 4.7).

4.2.2 Beatmungsformen

Die Bezeichnung Beatmungsform beschreibt die Art und Weise, in der die Beatmung durchgeführt wird. Die Auslösung der einzelnen Atemzyklen und deren zeitlicher Abstand sowie die Druck- und Flowverhältnisse bei den Zyklen sind für eine Beatmungsform charakteristisch.

Während die Unterscheidung der einzelnen Beatmungsformen innerhalb des Kapitels 3.1 aus der Sicht des Patienten erfolgte, läßt sich aus der Gegenüberstellung von mandatorischer Beatmung (s. u.) und Spontanatmung sowie der Berücksichtigung ihrer Mischformen eine Unterscheidung gemäß der Atemgaslieferung vornehmen.

In der Fachliteratur werden hierfür eine Vielzahl von Begriffen und Abkürzungen verwendet, mit denen diese Beatmungsformen charakterisiert werden. Leider ist die Verwendung nicht immer einheitlich. Die hier gewählte Klassifizierung geht auf mehrere in jüngster Zeit erschienene Veröffentlichungen zurück (vgl. Anhang V).

Mandatorische Beatmung

Die mandatorische Beatmung erfolgt hauptsächlich entsprechend der Einstellung der Parameter am Beatmungsgerät. Der Patient hat beispielsweise keinen Einfluß auf das verabreichte Volumen.

Für die weitere Klassifizierung spielen zum einen die

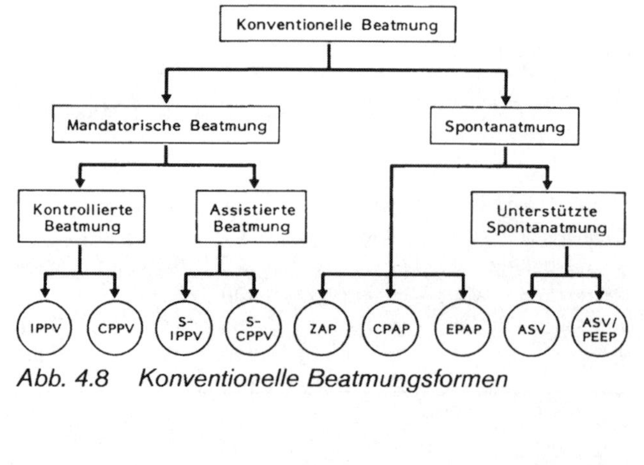

Abb. 4.8 Konventionelle Beatmungsformen

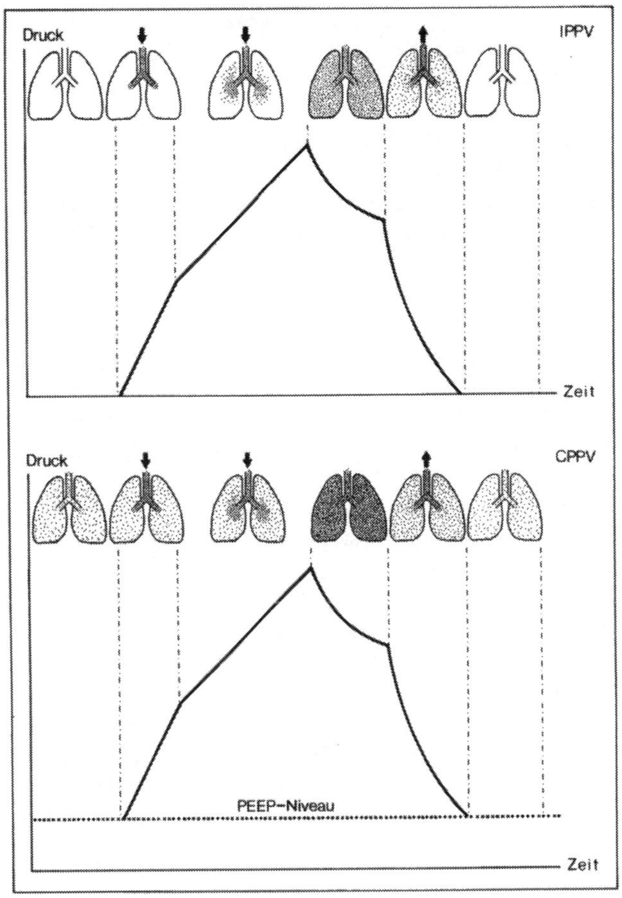

Abb. 4.9 IPPV und CPPV

Synchronisation der Beatmung, zum anderen der endexspiratorische Druck (EEP) eine Rolle.

Kontrollierte Beatmung
Bei den kontrollierten Beatmungsvarianten der mandatorischen Beatmung werden sowohl die Atemarbeit als auch die Atemsteuerung durch das Beatmungsgerät vorgegeben. Der Patient hat keinen Einfluß auf die Beatmungsparameter und darf auch nicht versuchen, gegen das Beatmungsgerät zu atmen. Er muß ggf. bei verbliebener Restatmung relaxiert werden.

Erfolgt keine Atemsynchronisation und ist der EEP gleich Null, nennt man die Beatmungsform Beatmung mit intermittierendem positivem Druck (IPPV). Ist der EEP größer Null, wird die Beatmungsform Beatmung mit kontinuierlichem positivem Druck genannt (CPPV). Abbildung 4.9 zeigt die IPPV und CPPV im Vergleich.

Wird ein negativer EEP gewählt, was heutzutage selten der Fall ist, bezeichnet man die Beatmungsform als Wechseldruckbeatmung mit positivem und negativem Druck (PNPV).

Assistierte Beatmung
Ist der Patient in der Lage, selbst einzuatmen und damit einen Trigger auszulösen, kann er synchron zu seiner spontanen Atembemühung beatmet werden.

Ist der EEP dabei gleich Null, wird die Beatmungsform neuerdings synchronisierte Beatmung mit intermittierendem positivem Druck genannt (S-IPPV). Der Patient bestimmt dabei den Zeitpunkt der Inspiration sowie die Atemfrequenz.

Atmet der Patient auf einem positiven Druckniveau, ergibt sich für die synchronisierte Beatmung mit kontinuierlichem positivem Druck (S-CPPV) ein Druck-Zeit-Diagramm gemäß Abbildung 4.10.

Spontanatmung
Spontanatmungsformen kennzeichnen sich dadurch, daß der Patient fähig ist, den Impuls für die Inspiration auszulösen und einen Teil oder sogar die gesamte Atemarbeit selbst zu leisten. Charakteristisch für diese Art der Beatmung ist es, daß der Patient den Zeitpunkt bestimmt, an dem er das aufbereitete Frischgas einatmen möchte. Über ein spezielles Ventil werden Beginn, Verlauf und Ende der Inspiration bestimmt. Außerdem legt der Patient fest, wieviel Volumen und wie schnell er es benötigt. Diese inspiratorische Flow-Assistenz regelt den verabreichten Flow so, daß anfangs ein großer, zum Ende der Inspiration immer geringer werdender Flow verabreicht wird.

Benutzt man kein Ventil zur Regelung der Gasmenge, kann der Patient seinen Bedarf ebenfalls bei Geräten, die einen kontinuierlichen Gasstrom zur Verfügung stellen, aus diesem Gasstrom decken. Der Patient bestimmt dabei seinen Bedarf nicht über ein Ventil, sondern wählt aktiv Zeitpunkt, Dauer und Menge der Gaszufuhr.

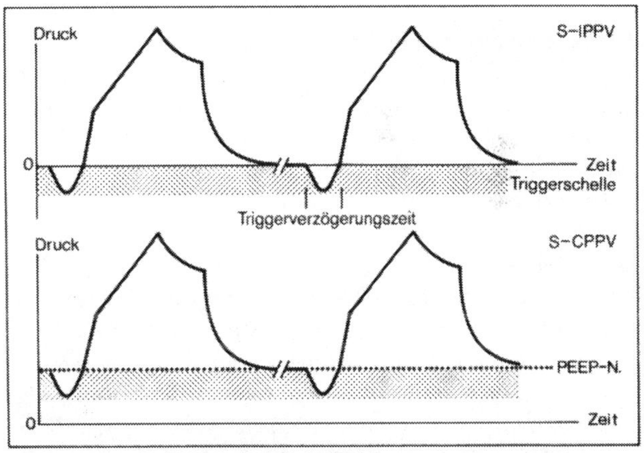

Abb. 4.10 S-IPPV und S-CPPV

Charakteristisch für den Unterschied zwischen der Spontanatmung und den verschiedenen Formen mandatorischer Beatmung ist der umgekehrte Verlauf der Druckkurven. Bei der Spontanatmung herrscht in den Alveolen während der Inspiration ein Unterdruck und während der Exspiration ein Überdruck.

Spontanatmung auf verschiedenen Druckniveaus
Wird bei Atmosphärendruck geatmet, spricht man von einer Spontanatmung unter Atmosphärendruck (ZAP).

Läßt man den Patienten sowohl in der In- als auch in der Exspirationsphase unter erhöhtem Druck atmen, handelt es sich um eine Spontanatmung unter kontinuierlichem positivem Druck in den Atemwegen (CPAP). Mit

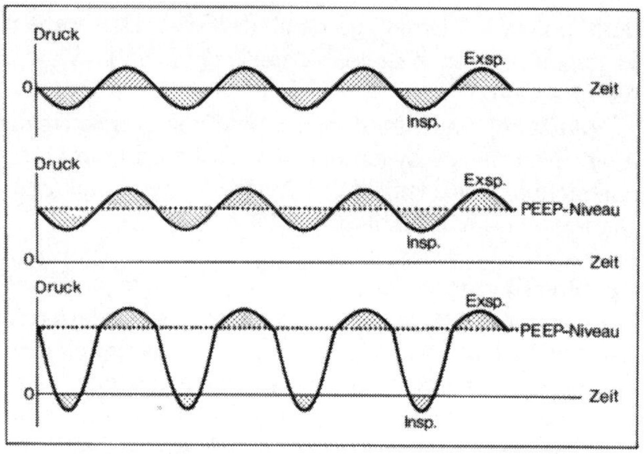

Abb. 4.11 ***Spontanatmung***
a ZAP
b CPAP
c EPAP

der Spontanatmung unter erhöhtem Atemwegsdruck sollen die Entfaltung der Lunge und die gleichmäßige Verteilung der Inspirationsluft gefördert werden.

Erfolgt die Druckanhebung nur während der Exspiration, spricht man von einer Spontanatmung unter positivem exspiratorischem Druck in den Atemwegen (EPAP). Bei EPAP ist die Atemarbeit gegenüber der normalen Spontanatmung erhöht, weil gegen ein höheres Druckniveau bzw. einen erhöhten Widerstand ausgeatmet werden muß. Abb. 4.11 zeigt die Spontanatmungsformen.

Assistierte Spontanatmung

ZAP und CPAP können mit einer Atemhilfe (inspiratorische Flowunterstützung) kombiniert werden, was eine Verminderung der vom Patienten aufzubringenden Arbeit bewirkt (assistierte Spontanatmung, ASV). Ist der EEP dabei positiv, spricht man von ASV/PEEP.

Mischformen

Wechseln mandatorische Beatmung und Spontanatmung ab, entstehen unterschiedliche Ventilations-Mischformen. Die Zeitdauer zwischen den mandatorischen Atemzügen wird aufgrund zwei unterschiedlicher Kriterien bestimmt: zum einen durch die vorgegebene Zeit, zum anderen durch ein vorgegebenes Atemminutenvolumen.

Durch getrennte Volumenmessung der mandatorischen Beatmung und der Spontanatmungsphase kann der Spontanatmungsanteil quantitativ bestimmt werden.

Um eine Mischform benennen zu können, müssen also folgende Angaben gemacht werden:

- EEP der mandatorischen Beatmung
- Synchronisation der mandatorischen Beatmung
- EEP der Spontanatmung
- Flow-Unterstützung der Spontanatmung

Intermittierende mandatorische Beatmung

Die intermittierende mandatorische Beatmung (IMV) ist eine Mischform zwischen Spontanatmung und kontrollierter Beatmung. Der Patient atmet spontan, beispielsweise aber nicht mit ausreichendem Minutenvolumen. Das fehlende Volumen wird durch das Beatmungsgerät verabreicht. Dabei ist die Frequenz des Beatmungsgeräts kleiner als die Spontanatmungsfrequenz.

Abbildung 4.12 zeigt die maschinellen Ventilationshübe des Geräts, zwischen denen der Patient spontan atmet. Da der Patient bei der Spontanatmung dabei auf einem endexspiratorischen Druckniveau gleich Null atmet, wird diese Beatmungsform auch IMV + ZAP genannt.

Abbildung 4.13 dagegen zeigt eine IMV-Variante, bei der das Druckniveau sowohl für die Inspiration als auch für die Exspiration bei mandatorischer Beatmung und Spontanatmung erhöht wurde (IMV + CPAP; vgl. Abb. 4.13).

IMV ist das Beatmungsverfahren zur Entwöhnung des Patienten vom Beatmungsgerät. Da die IMV-Frequenz fest eingestellt wird und die kontrollierte Beatmung automatisch abläuft, hat dieses Verfahren aber den Nachteil, daß der Patient gegen die Maschine atmen kann, wenn sie gerade eine Inspiration vornimmt und der Patient ausatmen möchte.

Die S-IMV-Beatmung unterscheidet sich von der IMV durch die zusätzliche Möglichkeit, den Atemhub der Maschine mit dem Atemzug des Patienten zu synchronisieren. Der maschinelle Atemhub wird getriggert, sofern

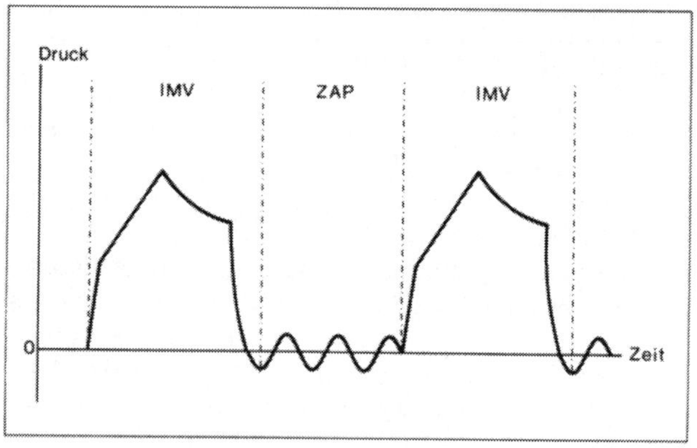

Abb. 4.12 Druckverlauf IMV + ZAP

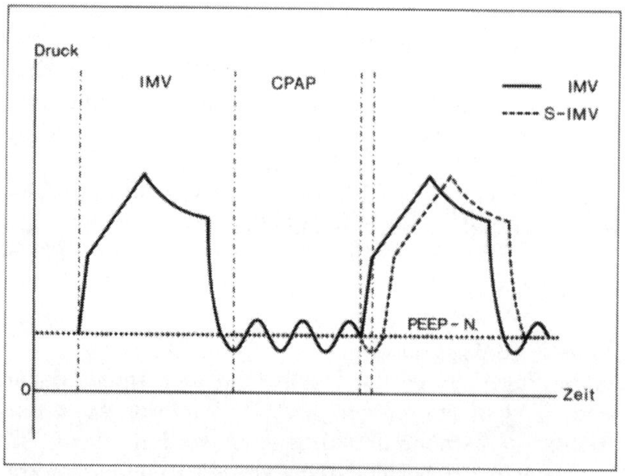

Abb. 4.13 Druckverlauf S-IMV und CPAP

der Patient nach einer Spontanatemphase eine neuerliche Einatemanstrengung unternimmt. Da die Auslösung des maschinellen Atemhubs bis zu einigen Sekunden früher erfolgen kann, als es dem Ablauf der IMV-Zeit entspricht, wird die Frequenz erhöht.

Das Konzept der S-IMV besteht darin, den Patienten im wesentlichen spontan atmen zu lassen und nur Beatmungshübe mit einer relativ niedrigen Sicherheitsfrequenz dazuzugeben. Dadurch wird eine Mindestventilation gewährleistet.

Die S-IMV hat sich als eine wirksame Form zur Entwöhnung von Langzeit-Beatmungspatienten bewährt. Zunehmend wird sie auch während der Langzeitbeatmung selbst eingesetzt, da sie den Kreislauf bei einem geringeren Beatmungsmitteldruck weniger belastet. Außerdem bleibt der Spontanatemantrieb des Patienten weitgehendst erhalten, so daß sich der Patient nicht so an die Maschine gewöhnen kann wie bei der kontrollierten Beatmung.

Mandatorische Minutenbeatmung

IMV und S-IMV gehen davon aus, daß sich Patient und Maschine das Atemminutenvolumen teilen. Hört der Patient plötzlich auf zu atmen, erhält er ein kleineres Atemminutenvolumen, weil er seinen Volumenanteil nicht aufzubringen vermag.

Die mandatorische Minutenbeatmung (MMV bzw. S-MMV) will dies vermeiden, indem nicht die Zeit, sondern das Atemminutenvolumen zum Beatmungskriterium wird.

Das Beatmungsgerät prüft beispielsweise alle 10 s das aktuell geatmete Volumen und vergleicht es mit dem Soll-Atemminutenvolumen. Entspricht die Differenz zwischen dem Ist- und dem Soll-Wert dem eingestellten Hubvolumen, wird ein Atemzug ausgelöst und die Differenz hinzugegeben, so daß ein Mindest-Minutenvolumen garantiert bleibt.

Beatmungsformen

EEP	CMV	AMV	SB
ZEEP	IPPV	S-IPPV	ZAP
PEEP	CPPV	S-CPPV	CPAP

4.3 Technische Grundlagen der Hochfrequenzbeatmung

Hochfrequenzbeatmung ist der Sammelbegriff für eine Anzahl von Beatmungsverfahren, deren Konzepte mit den klassischen Kriterien der Lungenphysiologie nicht vereinbar zu sein scheinen.

Während bei den konventionellen Verfahren der künstlichen Beatmung eine Steigerung der Atemfrequenz bei Konstanterhaltung der Gesamtventilation zur ausschließlichen Totraumventilation und damit zum Erliegen der alveolären Ventilation führt, zeigt der Einsatz der Hochfrequenzventilation, daß der Gasaustausch auch bei Frequenzen, die weit über denen konventioneller Methoden liegen, bei gleichzeitig stark minimierten Gasmengen, zufriedenstellend unterstützt werden kann. Dies wird unter anderem durch eine Intensivierung der Diffusionsvorgänge in den peripheren Atemwegen erreicht.

Eingehende Modellstudien und experimentelle Untersuchungen bei Tieren bescheinigen dem derzeitigen Stand der Hochfrequenzbeatmung einen erfolgreichen Einsatz. Insbesondere bei ausgedehnten thorax-chirurgischen Eingriffen und Operationen im Oberbauchbereich sind wesentliche Erfahrungen – auch zur Optimierung der Beatmungsparameter – gemacht worden.

Infolge der schnellen Aggregation kleinster Atemgasmengen ist die Hochfrequenzbeatmung besonders geeignet, Gasvolumenverluste durch Undichtigkeiten im Brustfell zu minimieren. Überdies kann sie den Operationskomfort verbessern. Auch unter Anwendung sehr kleiner Atemzugvolumina mit hohen Atemfrequenzen (bis 1500/min) ist es möglich, den Beatmungspatienten erfolgreich zu behandeln. Das entspricht weitestgehend einer für die Operation notwendigen Ruhigstellung von Lunge und Brustkorb.

Darüber hinaus ergeben sich infolge der gegen die Atmosphäre offenen Systeme weitere wesentliche Aspekte, die die Anwendung der Hochfrequenzbeatmung insbesondere bei Patienten mit problematischen Lungen rechtfertigen:

Absaugmanöver sind ohne Unterbrechung der Beatmung möglich. Die Entwöhnungsphase nach dem Operationsende ist infolge fehlender Interferenz dieses Beatmungssystems mit der beginnenden Spontanatmung unproblematisch. Hustenstöße bedingen keine übermäßigen Druckbelastungen im Brustkorb.

Die Kombination der HFV mit konventionellen Beatmungstechniken ist in der Praxis relativ einfach zu handhaben und wird sich wahrscheinlich als zusätzliche Standardbeatmungsform durchsetzen.

Folgende Tabelle bietet eine Übersicht der Vor- und Nachteile von konventioneller und Hochfrequenzbeatmung bei unterschiedlichen Atemstörungen.

Möglichkeiten der Beatmung

Im folgenden sollen folgende Hochfrequenzbeatmungen vorgestellt werden:[6]

- Hochfrequenzbeatmung mit positivem Druck (HFPPV)
- Hochfrequenzoszillation (HFO)
- Hochfrequenz-Jet-Beatmung (HFJV)
- Forcierte Diffusionsventilation (FDV)

GSD Beatmungsmöglichkeiten

Atemstörung	Konventionelle Beatmung	Hochfrequenz-Beatmung
Ventilationsstörungen	Ersatz der Atemarbeit durch Druck-/Flowgenerator	Ersatz der Atemarbeit durch schwingenden Gasflow oder Atemgasimpulse
Restriktionen	Flowform; druckbegrenzte Beatmung	durch relativ geringes Impulsvolumen und hohen Druck bessere Überwindung von Hindernissen, so auch Beatmung über Endoskope und Kanülen möglich
Obstruktionen	volumenkonstante Beatmung	
Diffusionsstörungen	Konzentrationsgefälle größer durch Sauerstoffkonzentration > 21 %	Konzentrationsgefälle größer durch Sauerstoffkonzentration > 21 %
	Kontaktzeit größer durch große Inspirationszeit	evtl. Aktivierung der Diffusion durch schwingende Membran
	Kontaktfläche größer durch Blähung der Lunge mit PEEP	evtl. Entstehung eines peripheren PEEP
Verstellungsstörungen	Beatmung mit umgekehrtem Atemzeitverhältnis (IRV)	homogenere Gasverteilung bei pathologisch veränderten Lungen
	(+) gute Übereinstimmung der Gerätedaten mit den Patientenwerten (+) exakte Beatmung mit umfangreichem Monitoring möglich	(+) Ruhigstellung der Lunge (+) evtl. geringerer alveolärer Druck (+) weniger Probleme bei Spontanatmung, Husten, Absaugen, Entwöhnen und bronchopleuralen Fisteln (+) kein Barotrauma
	(−) durch unphysiologische Beatmung Einflüße auf venösen Rückfluß, Blutdruck, intrakraniellen Druck (−) evtl. Sedierung oder Relaxierung notwendig (−) Schierigkeiten beim Entwöhnen (−) Tubusmanschetten-Schäden	(−) Befeuchtung des Atemgases noch nicht hinreichend geklärt (−) CO_2-Elimination problematisch (−) Monitoring schwieriger

Hochfrequenzbeatmung mit positivem Druck (HFPPV)

Die 1971 entwickelte Hochfrequenzbeatmung mit positivem Druck (HFPPV) ist der IPPV-Beatmung (s. o.) am meisten verwandt. Das System besteht aus einem auf den Tubus aufsetzbaren asymmetrischen Y-Stück, in dessen einmündenden Schenkel Frischgas über ein Magnetventil mit Frequenzen zwischen 60 und 100/min eingeblasen wird (Abb. 4.14). Der Querschnitt des Y-Stücks liegt zwischen 8 und 10 mm, so daß der Patient voll durchatmen kann. Der unter einem Winkel einströmende Frischgasfluß bildet ein pneumatisches Ventil, das den Aufbau eines positiven Beatmungsdrucks erlaubt. In den Pausen wird ausgeatmet, indem sich die Lungen zusammenziehen.

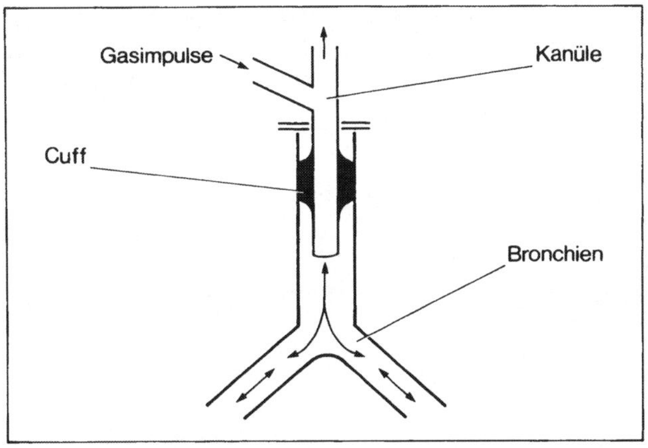

Abb. 4.14 Hochfrequenzbeatmung mit positivem Druck (HFPPV)

Hochfrequenzoszillation (HFO)

Kennzeichnend für die Hochfrequenzoszillation ist ein oszillierender, d. h. pulsierender Gasstrom in Richtung des Patiententubus und ein dazu quer verlaufender Frischgasstrom (Abb. 4.15).

Die Gasschwingungen werden mit Hilfe einer elektromagnetisch angetriebenen Membran, eines Kolbens oder eines Ventils erzeugt. Im Falle des Einsatzes eines Ventils spricht man auch von Hochfrequenzpulsation (HFP; Abb. 4.16).

Die Oszillationen werden dem Atemgasstrom in einem kreuz- bzw. t-förmigen Anschlußstück überlagert. Das System ist ausatemseitig offen, zum Teil setzt eine Strömungsimpedanz den hochfrequenten Oszillationen einen entsprechenden Widerstand entgegen.

Die Frequenzbereiche und Einzelgasportionen sind folgender Tabelle zu entnehmen:

HFO und HFP

		HFO	HFP
Frequenzbereich	*min*$^{-1}$	600 – 3000	200 – 600
Einzelgasportion	*ml*	2 – 20	80 – 150

Hochfrequenz-Jet-Beatmung (HFJV)

Alle Verfahren der Hochfrequenz-Jet-Beatmung setzen Hochdruck-Gasimpulse ein (150 – 600/min), die der Lunge über eine am distalen Ende des Tubus angeordnete Düse verabreicht werden. Dazu sind spezielle Ausführungsformen des Inkubationstubus notwendig. Ein Beispiel zeigt Abbildung 4.17.

Je nach geometrischer Anordnung der Düse wird über die Injektorwirkung des Jets zusätzliches Frischgas in die Lunge gesaugt. Ähnlich wie bei der HFO kann auch hier ein Frischgasstrom überlagert werden (z. B. 10 – 15 l/min).

Es ist möglich, ebenfalls für die Entleerung der Lunge Hochdruck-Gasimpulse zu benutzen (Ejektor). Beide Impulse müssen im phasenversetzten Betrieb arbeiten.

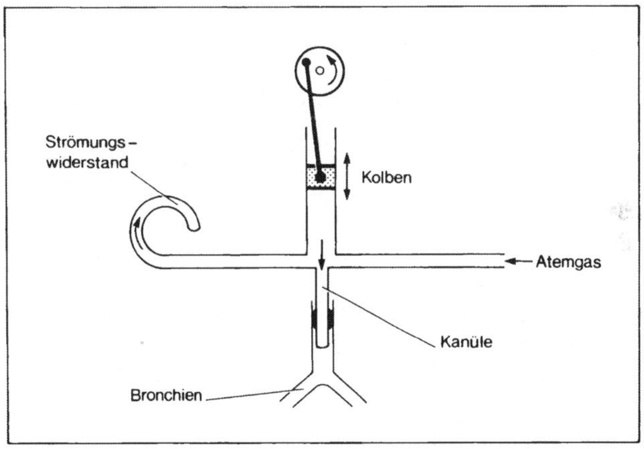

Abb. 4.15 Hochfrequenzoszillation (HFO)

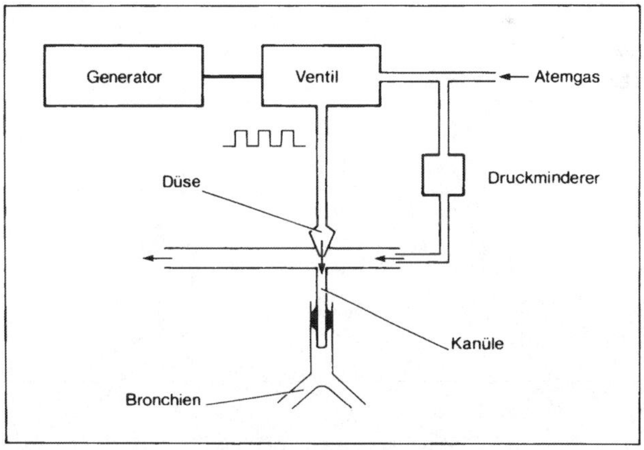

Abb. 4.16 Hochfrequenzpulsation (HFP)

Dieses Verfahren wird auch Hochfrequenz-Jet-Oszillation genannt (HFJO; Abb. 4.18).

Forcierte Diffusionsventilation (FDV)

Der bei der HFJV beschriebene Spezialtubus mit integriertem Katheter ermöglicht eine stets gleichbleibende Position innerhalb des Tubuslumens. Verwendet man einen normalen Tubus mit separat eingeführtem Katheter, so ist die Postition der Katheterspitze undefiniert.

Diese Position ist aber für die forcierte Diffusionsventilation von größter Bedeutung. Wird die Katheterspitze

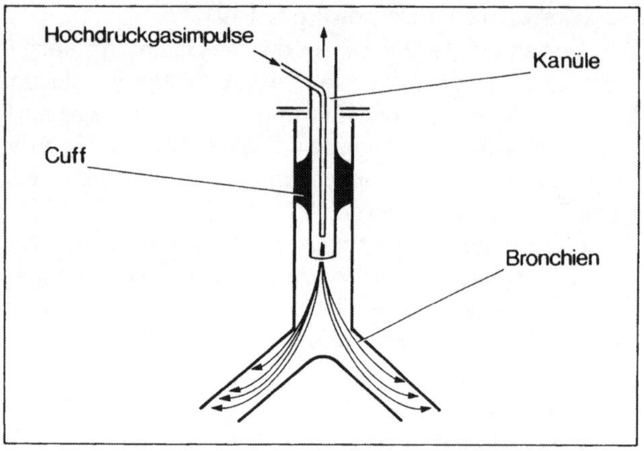

Abb. 4.17 Hochfrequenz-Jet-Beatmung (HFJV)

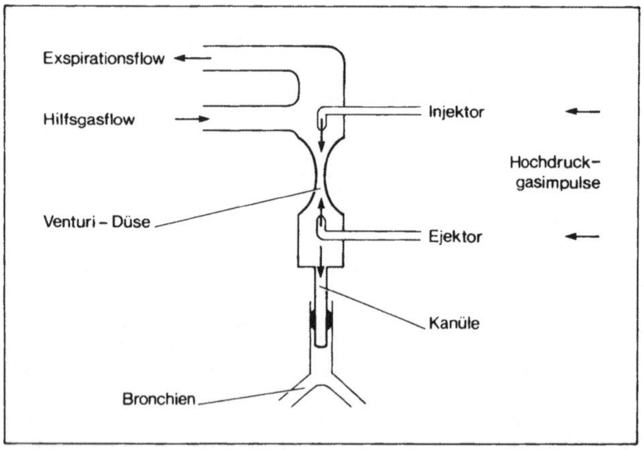

Abb. 4.18 Hochfrequenz-Jet-Oszillation (HFJO)

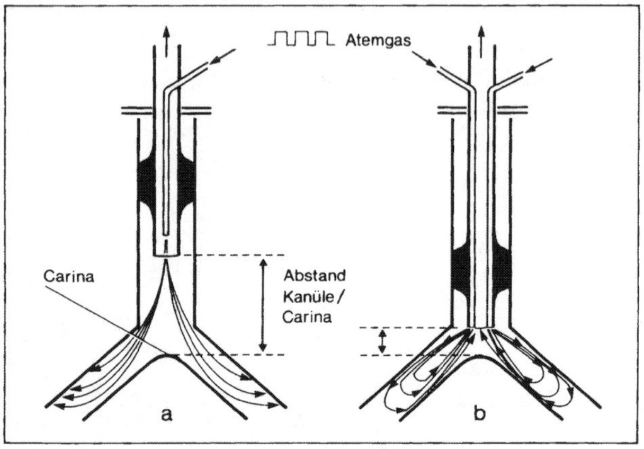

Abb. 4.19 ***Strömungsverhältnisse*** *bei*
a HFJV
b FDV

auf das sogenannte Carinaniveau (Abb. 4.19) gebracht, kann durch einen Hochgeschwindigkeitsgasstrahl (kontinuierlich oder mit einer beliebigen Beatmungsfrequenz) ein ausreichender Gasaustausch erzielt werden.

Am Patienten wurde dieses Verfahren mit Frequenzen bis 1500/min bei Volumina von ca. 10 ml realisiert.

Hierbei bietet sich ein Spezialtubus mit zwei diametral angeordneten Düsen an, wobei jede Düse eine Lungenhälfte versorgt. Die exakte Positionierung des Tubus muß kontrolliert werden. Abbildung 4.19 verdeutlicht die Strömungsverhältnisse der Luftröhre bei unterschiedlichen Gaseintrittspositionen.

Eine hohe Gaseintrittsstelle wirkt wie ein pneumatisches Ventil und verschließt den Tubus- und Luftröhrenquerschnitt während der Inspiration (etwa bei der HFPPV). Die Gaseintrittsstelle an der Spitze des Tubus läßt dessen Hauptlumen zwar für abströmendes Gas frei, das Ausbreiten der Strömung führt jedoch zum Verschluß der Luftröhre (Abb. 4.19 a). Das Einblasen des Gases knapp oberhalb der Carina läßt dagegen ein kontinuierliches Auswaschen zu (Abb. 4.19 b).

Unabhängige Lungenbeatmung (ILV)
Neben der möglichen Überlagerung von konventionellen Beatmungsverfahren mit der HF-Ventilation bietet sich die seitengetrennte Beatmung der Lungenflügel mit konventionellen und hochfrequenten Beatmungsverfahren an. Dazu wird ein doppellumiger Endotrachealtubus verwendet.

4.4 Funktionseinheiten von Beatmungsgeräten

Ein Beatmungsgerät besteht aus folgenden Baugruppen:

- Antriebseinheit (Erzeugung von Druck/Flow)
- Steuereinheit (Frequenz, Atemzugvolumen, Atemminutenvolumen, Druck usw.)
- Atemgasmischer
- Patientensystem (Schlauchsystem mit Befeuchter, Vernebler usw.)
- Beatmungsüberwachung (technische Alarme)
- Beatmungsmonitoring (Messung, Darstellung, Registrierung, Verarbeitung und Alarmierung beim Verlassen vorgegebener Grenzwerte von Beatmungsparametern)

Zum Gesamtsystem (Abb. 4.20) gehören außerdem die Ver- und Entsorgung sowie der Patient selbst, mit den Meßparametern, die nicht unmittelbar durch das Beatmungssystem gewonnen werden.

4.4.1 Antriebseinheiten

Der Antrieb dient zur Beförderung des Atemgases vom Beatmungsgerät zum Patienten. Man unterscheidet elektrische und pneumatische Antriebe. Während elektrisch betriebene Geräte meist als direkt oder indirekt wirkende

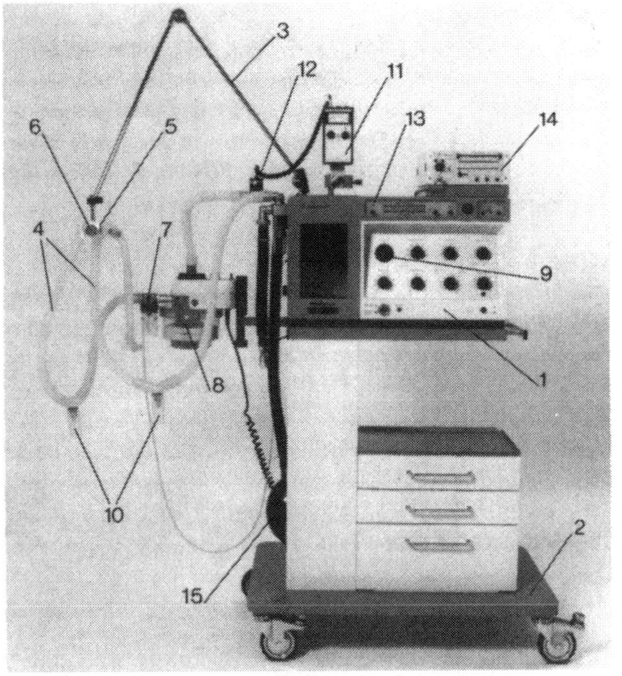

Beatmungsgerät mit Zubehör; *Foto: Dräger*

1 Beatmungsgerät
2 Gerätewagen
3 Stativ des Patienten-Schlauch-Systems
4 Patientenschläuche
5 Y-Stück
6 Thermometer am Y-Stück
7 Vernebler
8 Anfeuchter
9 integrierter Atemgasmischer
10 Wasserfallen
11 Sauerstoffmeßgerät
12 Sauerstoffsensor
13 integrierte Druckanzeige mit Alarmeinrichtung
14 Überwachungsmonitor für Atemminutenvolumen und Atemfrequenz
15 Handbeatmungsbeutel

Behältersysteme (s. u.) aufgebaut sind und somit selbst ansaugend wirken und sich für den Betrieb mit Raumluft oder mit Rückatmung bei Anästhesie eignen, beziehen pneumatische Antriebssysteme ihre Energie aus dem hohen Druck des Atemgases. Die Dosierung des Atemgases erfolgt über die Änderung des Strömungsquerschnitts von Ventilen. Um die Dosiergenauigkeit zu erhöhen, verfügen einige Geräte über eine Regelung, die den Ist-Wert der Strömung über einen Flow-Rezeptor mißt und den Querschnitt des Ventils gemäß dem Soll-Wert ausregelt. Mit einem derartigen Antrieb lassen sich sogenannte harte Kopplungen realisieren.

Im Zusammenhang mit der Beatmung wird unter dem Begriff Kopplung der Faktor verstanden, der angibt, wie gut ein vom Beatmungsgerät angebotenes Strömungsmuster in der Lunge des Patienten, z. B. bei laufender Änderung der Lungenmechanik, ankommt. Bei einer harten Kopplung ($k = 1$) ist das Strömungsmuster völlig unbeeinflußt von der Lungenmechanik. Es wird ausschließlich von der Respiratoreinstellung bestimmt. Dieses Verfahren entspricht jenem eines idealen Stromgenerators. Viele der verwendeten Antriebskomponenten weichen jedoch von diesem idealisierten Verhalten ab, beispielsweise durch eine druckabhängige Verformung des Beatmungsbalges, der Gegendruckabhängigkeit von Gebläsen bzw. Injektoren oder auch durch strömungsbegrenzende Querschnitte im Antriebsteil. Je kleiner der Kopplungsgrad ist, desto mehr wird das Strömungsmuster durch die Lungenparameter beeinflußt. Bei einer elastischen Kopplung ist der Quotient von aufgenommener und benötigter Arbeit also <1. Dadurch können weitere Freiheitsgrade auftreten, wie z. B. die Volumenveränderung bei Volumen-Zeit-Steuerung bzw. Verschiebungen der Plateaudauer bei zeitgesteuerten Geräten.

Der Vorteil der zumeist kompakteren pneumatischen Beatmungsgeräte ist der, daß keine konstruktiv bedingte Begrenzung des Atemzugvolumens auftritt. Dagegen ist bei Balggeräten eine Begrenzung des Atemzugvolumens bereits durch das maximale Balgvolumen von ca. 2 l gegeben. In einigen Fällen reicht die Füllgeschwindigkeit des Balges nicht aus, um während einer kürzeren Inspirationszeit ein entsprechend hohes Atemzugvolumen anzusaugen. Außerdem ist nur selten eine harte Kopplung zu erreichen, da elastische Verformungen des Balges Veränderungen des Strömungsmusters verursachen. Dagegen weisen Balggeräte folgende prinzipiellen Vorteile auf:

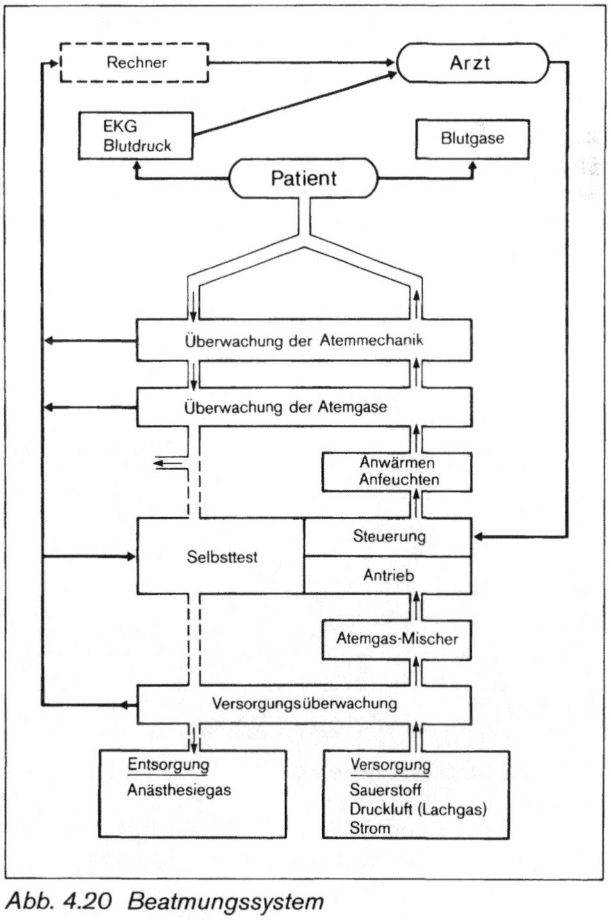

Abb. 4.20 Beatmungssystem

- Trennung zwischen Patientensystem und Antrieb
- konstruktive Dosierung des Atemzugvolumens
- Sichtkontrolle der Volumenapplikation aufgrund der Balgbewegung

Dennoch nimmt die Bedeutung der Balggeräte mehr und mehr ab, so daß dieses Konstruktionsprinzip bei Neuentwicklungen immer seltener in Erwägung gezogen wird.

Das System Lunge/Beatmungsgerät sollte möglichst hart gekoppelt sein. Bei wechselnden Lungenparametern sollte der Einfluß auf das zu verabreichende Atemzugvolumen möglichst unter 10 % liegen.
Das Antriebssystem sollte fernerhin genügende Leistungsreserven aufweisen:

- maximaler Atemwegsdruck: 100 hPa
- maximaler Inspirationsflow: ca. 2 l/s oder 120 l/min
- AZV: >2 l
- AMV bei normalen Lungenparametern: >20 l/min

Ein hygienisch einwandfreier Aufbau soll verhindern, daß Bakterien mit dem Atemgas zum Patienten oder vom Patienten in das Gerät oder in die Umgebungsluft gelangen (z. B. Trennung durch Primär-/Sekundärsystem oder Bakterienfilter).

Über den Wert des für den Patienten benötigten Atemgases hinaus ist ein geringer Eigenverbrauch des Beatmungsgeräts für pneumatische Antriebe und Steuerungen anzustreben. Er sollte nicht mehr als 20 bis 50 % des eingestellten Atemminutenvolumens betragen.

Für eine geringe Geräuschentwicklung sind Werte unter 45 bis 50 dBA (gemessen in 1 m Abstand) mit einem möglichst unaufdringlichen Frequenzspektrum anzustreben.

Für die Volumendosierung lassen sich grundsätzlich Behälter- und Strömungssysteme unterscheiden.

Das folgende Diagramm gibt eine Übersicht über die unterschiedlichen Antriebssysteme.

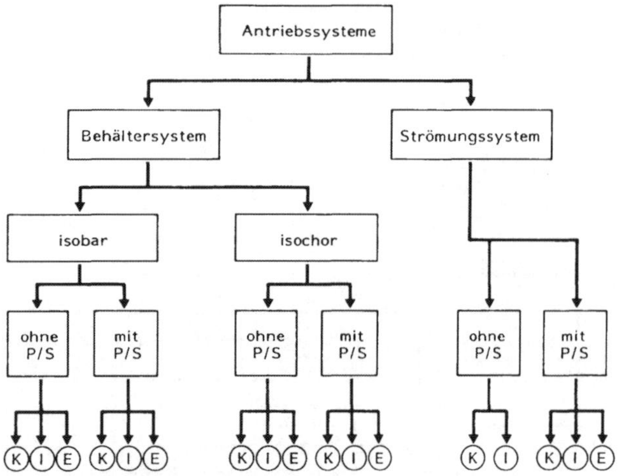

Abb. 4.21 ***Antriebssysteme***
P/S Primär-/Sekundärsystem
K keine Dosierung
I inspiratorische Dosierung
E exspiratorische Dosierung

Behältersysteme
Neben dem starren Behältersystem mit konstantem Volumen, bei dem eine Variation des zu verschiebenden Volumens über den Behälterdruck gesteuert wird (isochores System), werden die Behältersysteme in der Praxis bevorzugt eingesetzt, die mit veränderlichem Volumen und konstantem Druck arbeiten (isobares System).

Isochores Behältersystem
Ein starrer Behälter mit definiertem Volumen wird während der Exspiration mit Atemgas bis auf einen bestimmten Druck gefüllt. Während der Inspiration wird es mit Hilfe eines steuerbaren Ventils auf einen eingestellten Druck entleert. Das dadurch freiwerdende Volumen (V_T) ergibt sich gemäß folgender Formel aus dem Volumen des Behälters (V_0) und der Differenz zwischen dem Druckwert, mit dem die Kammer gefüllt wird (P_1) und dem am Ende der Entleerung (P_2):

$$V_T = V_0 \times (P_1 - P_2)$$

Abbildung 4.22 stellt ein Beatmungssystem mit isochor dosierender Einheit vor. Während der Exspirationsphase wird das Füll- und Entleerventil durch die Steuereinheit geschlossen, das Füllventil geöffnet und aus der Atemgasquelle Gas bis zum vorgegebenen Druck gefüllt. Eine Druckmessung signalisiert das Ende des Füllvorgangs. Während der Inspirationsphase wird das Füll- und Entleerventil geöffnet und das Gas über ein ansteuerbares Dosierventil aus dem Behälter zum Patienten befördert. Über dieses ansteuerbare Ventil lassen sich verschiedene Beatmungsmuster realisieren.

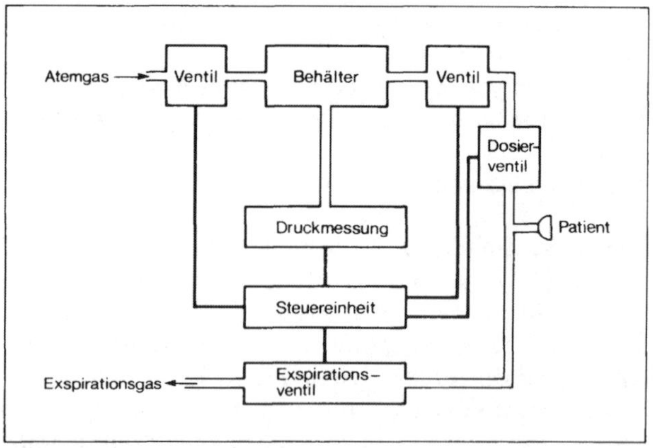

Abb. 4.22 Isochores Behältersystem

Balgbeatmungssystem
Dieses isobare Behältersystem arbeitet mit einem Faltenbalg. Das Atemzugvolumen ergibt sich aus dem Hubvolumen des Balges. Dieser wird entweder direkt mechanisch mit einem Kolben oder indirekt über einen Gasdruck zusammengedrückt. Bei der letztgenannten Konstruktion befindet sich der Balg (Sekundärsystem) in einer druckfesten Kammer (Primärsystem).

Während der Inspiration wird in der Kammer ein Überdruck erzeugt, der den Balg zusammendrückt, so

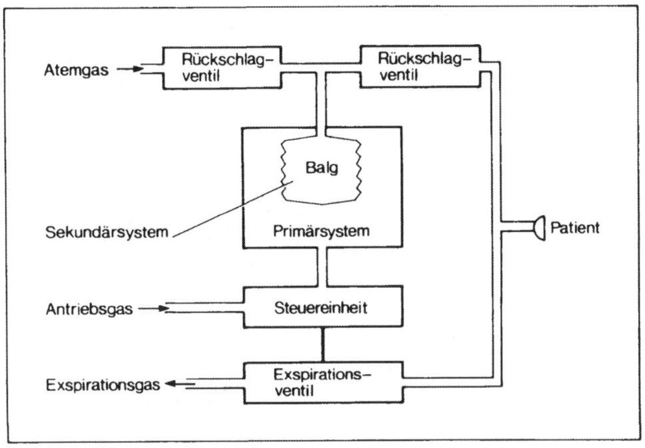

Abb. 4.23 Bellows-in-Bottle-System

daß das Gas im Inneren des Balges dem Patienten zugeleitet werden kann. Während der Exspiration muß der Balg durch sein Eigengewicht bzw. durch einen geringen Druckunterschied von Balg und Kammer gefüllt werden. Der Faltenbalg bildet dabei die Trennung zwischen Antriebs- und Patientensystem.

Abbildung 4.23 zeigt ein Balgbeatmungssystem am Beispiel des Bellows-in-bottle-Prinzips.

Strömungssysteme

Kennzeichen aller Strömungssysteme ist die gesteuerte oder geregelte Abnahme des Atemgases aus einer Atemgasquelle, die das Atemgas mit einem hohen Druck anbietet (zentrale Gasversorgung, Kompressor, Druckzylinder).

Verschiedene Strömungssysteme sind in der Praxis realisiert worden:

- Konstant-Flow-System
- Flow-Zerhacker
- Bag-in-Bottle-System
- Servosystem
- Demand-Flow-CPAP-System
- High-Flow-CPAP-System

Je nachdem, ob zwischen dem Antriebs- und Patientensystem eine physikalische Trennung (z. B. Membran) vorhanden ist, spricht man von einem direkten oder indirekten Antrieb.

Beim direkten Antrieb ist keine Trennung zwischen Antriebs- und Patientensystem verhanden, beim indirekten gibt es eine Trennung zwischen Antriebs- und Patientensystem (z. B. Beutel oder Balg).

Die Dosierung des zu verabreichenden Volumens kann ex- oder inspiratorisch erfolgen. Eine exspiratorische Dosierung liegt vor, wenn das Atemzugvolumen bereits bei der Exspiration des vorangegangenen Atemzugs bestimmt wird (s. o. Balgbeatmungssystem).

Bei der inspiratorischen Dosierung wird das bei der Inspiration zu applizierende Volumen z. B. mit einem Strömungsmeßgerät ermittelt und der Volumenstrom abgeschaltet, wenn das eingestellte Volumen erreicht ist (s. u. Servosystem).

- Konstant-Flow-System

Bei einem Konstant-Flow-System strömt das Atemgas von einer Atemgasquelle über einen Floweinsteller und einen Druckbegrenzer kontinuierlich zum Patienten. Durch Schließen und Öffnen des Exspirationsventils werden In- und Exspiration gesteuert (Abb. 4.24). Während der Inspirationsphase wird das Ausatemventil geschlossen. Durch den Druckanstieg wird die Lunge des Patienten mit dem Atemgas gefüllt. Wird das Exspirationsventil geöffnet, weicht das Atemgas aus der Lunge.

Durch den fortwährenden Gasstrom ist die Ausatmung etwas erschwert.

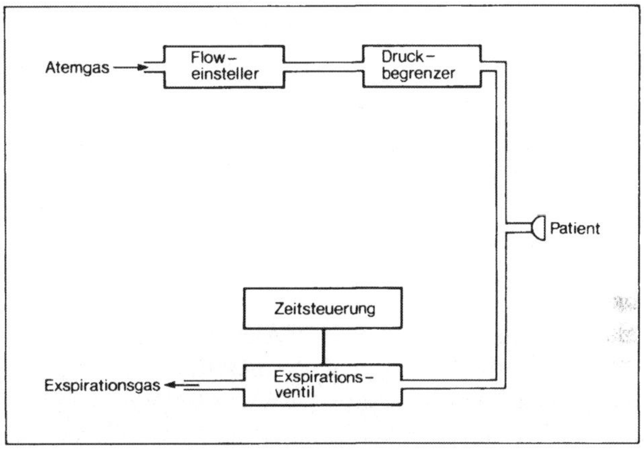

Abb. 4.24 Konstant-Flow-System

- Flow-Zerhacker

Der Aufbau dieses Konstant-Flow-Systems ist um ein Inspirationsventil ergänzt (Abb. 4.25). In- und Exspirationsventil arbeiten im Gegentakt.

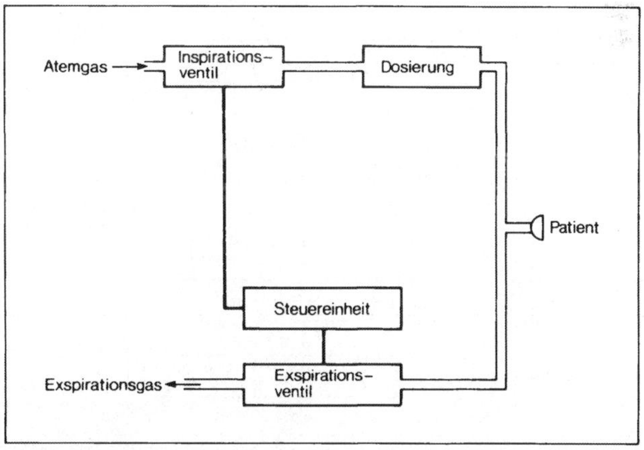

Abb. 4.25 Flow-Zerhacker

- Bag-in-Bottle-System

Das Atemgas strömt kontinuierlich über eine Dosiereinrichtung in einen Beutel (bag). Der Beutel befindet sich in einer druckfesten Kammer (bottle), die während der Exspiration drucklos ist (Abb. 4.26).

Schaltet die Steuerung auf Inspiration, öffnet das Inspirationsventil. Das Exspirationsventil schließt, und die Steuereinheit läßt das Antriebsgas über Ventile entsprechend der gewünschten Flowform in die Kammer gelan-

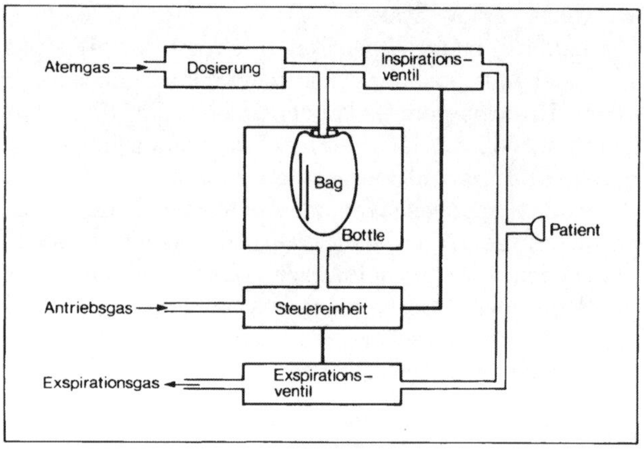

Abb. 4.26 Bag-in-Bottle-System

gen. Dadurch wird das im Beutel vorhandene Gas in die Lunge des Patienten gedrückt. Da das Inspirationsventil offen ist, strömt neben dem Gas aus dem Beutel noch der kontinuierliche Frischgasstrom aus der Atemgasquelle zum Patienten.

- Servosystem

Beim Servosystem wird der Atemgasstrom entsprechend der Parametervorgabe am Gerät mit Hilfe eines Servoventils geregelt (Abb. 4.27). Der Ist-Wert der Strömung wird mit Hilfe von Durchflußwandlern gemessen und das Ventil entsprechend angesteuert. Eine solche Regelung kann sich auch auf den Exspirationsteil erstrekken. Druckwandler im In- und Exspirationsteil dienen zur Überwachung und können auch für eine druckbegrenzte Beatmung verwendet werden. Ein solches System ermöglicht alle Varianten des Beatmungsmusters.

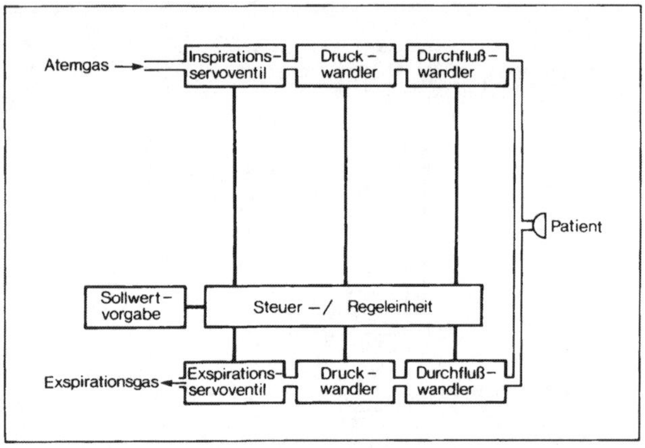

Abb. 4.27 Servosystem

- Demand-Flow-CPAP-System

Hauptkomponente dieses Systems ist das sogenannte Demand-Ventil. Der bei der Spontanatmung des Patienten entstehende Unterdruck bzw. Druck unter dem eingestellten CPAP-Niveau öffnet das druckgesteuerte Proportionalventil und gibt einen diesem Druckabfall proportionalen Atemgasstrom frei (Abb. 4.28). Während der Exspiration übersteigt der Systemdruck den eingestellten CPAP-Wert, wodurch das Demand-Ventil geschlossen

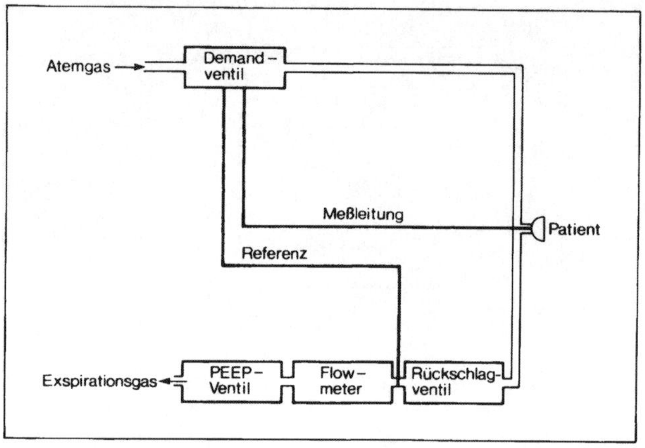

Abb. 4.28 Demand-Flow-CPAP-System

wird. An die Konstruktion von Demand- und PEEP-Ventilen sind hohe Anforderungen zu stellen, da von ihnen die Leistungsfähigkeit derartiger Systeme abhängt.

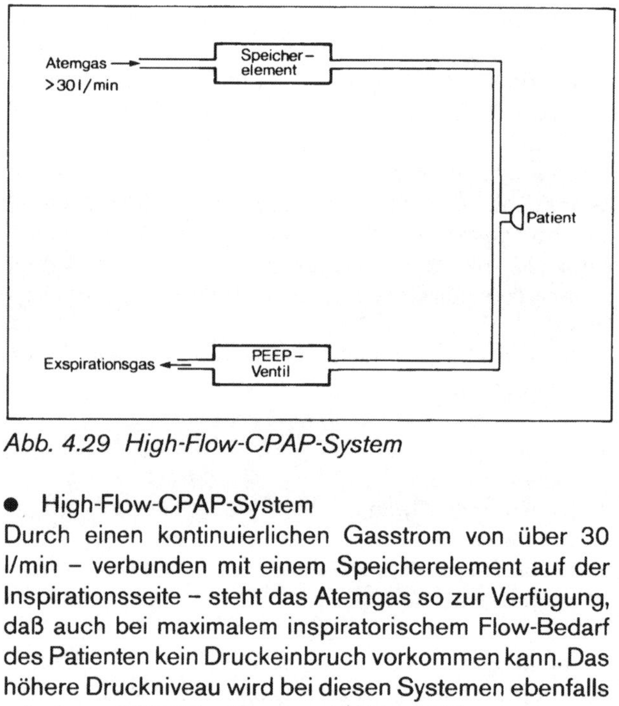

Abb. 4.29 High-Flow-CPAP-System

- High-Flow-CPAP-System

Durch einen kontinuierlichen Gasstrom von über 30 l/min – verbunden mit einem Speicherelement auf der Inspirationsseite – steht das Atemgas so zur Verfügung, daß auch bei maximalem inspiratorischem Flow-Bedarf des Patienten kein Druckeinbruch vorkommen kann. Das höhere Druckniveau wird bei diesen Systemen ebenfalls mit einem PEEP-Ventil erzeugt (Abb. 4.29).

4.4.2 Atemgasmischer

Die Aufgabe des Gasmischers im intensivmedizinischen Bereich besteht darin, Sauerstoff und Druckluft so zu mischen, daß eine bestimmte Sauerstoffkonzentration unabhängig von äußeren Einflüssen zur Verfügung steht. Die Sauerstoffkonzentration sollte sich zwischen 21 % (Sauerstoffgehalt der Luft) und 100 % (reiner Sauerstoff) einstellen lassen.

Bei Änderungen des Atemzugvolumens und damit bei Variation des inspiratorischen Gasflows sowie bei

Schwankungen des Gasdrucks in den Versorgungsleitungen (zentrale Gasversorgung 2,5 – 5 bar bzw. 2500 – 5000 hPa) oder Gasflaschen darf die Sauerstoffkonzentration nicht mehr als um ±5 % abweichen.

In Abhängigkeit von der Versorgung des Beatmungsgeräts kommen verschiedene Gasmischer zum Einsatz:

- Strömungsmischer
- Druckgasmischer
- Injektormischer

Strömungsmischer

Ein Strömungsmischer besteht aus zwei Meßröhren, an denen der Durchfluß abgelesen werden kann (Abb. 4.30). Die Sauerstoffkonzentration kann nicht direkt abgelesen werden; man kann sie entsprechenden Nomogrammen entnehmen oder berechnen. Der am Meßröhrenblock eingestellte Gesamtflow muß höher als das Atemminutenvolumen des Patienten sein. Da dieser

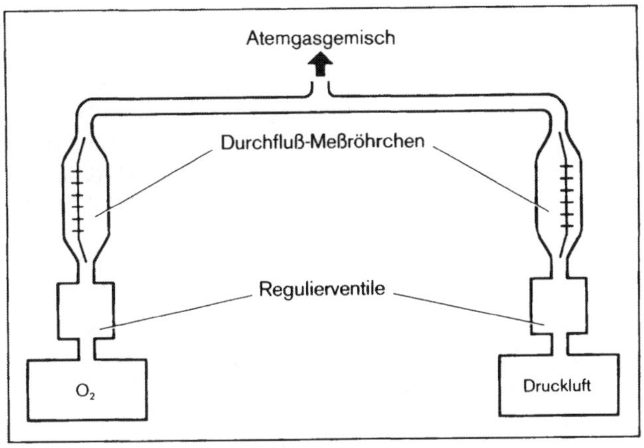

Abb. 4.30 Strömungsmischer

Mischer den Gasstrom kontinuierlich anbietet, muß das Atemgas während der Exspiration des Patienten entweder in die Umgebungsluft ausströmen, oder es wird in einem Beutel gesammelt und bei der nächsten Inspiration verwendet.

Druckgasmischer

Moderne Beatmungsgeräte verwenden heute Druckgasmischer, die die Gase wie oben angegeben aus Flaschen oder der zentralen Gasversorgung mit einem Druck von 2500 bis 5000 hPa aufnehmen und das gemischte Gas mit ca. 2000 hPa abgeben. In der Abbildung 4.31 ist der Aufbau eines solchen Geräts beispielhaft dargestellt. Druckluft und Sauerstoff werden mit Hilfe eines Gleichdruckreglers angepaßt und über einen ansteuerbaren Druckregler auf das Dosierventil gegeben. Das Dosierventil besteht hauptsächlich aus zwei einstellbaren Drucktrittsöffnungen, die sich entsprechend der gewünschten Konzentration einstellen lassen. Um zu erreichen, daß der Druckabfall über den Öffnungsquerschnitten konstant ist, sind Gasspeicher sowie eine Apparatur, die den Druck vor den Druchtrittsöffnungen mit dem Speicherdruck vergleicht und den Druckregler

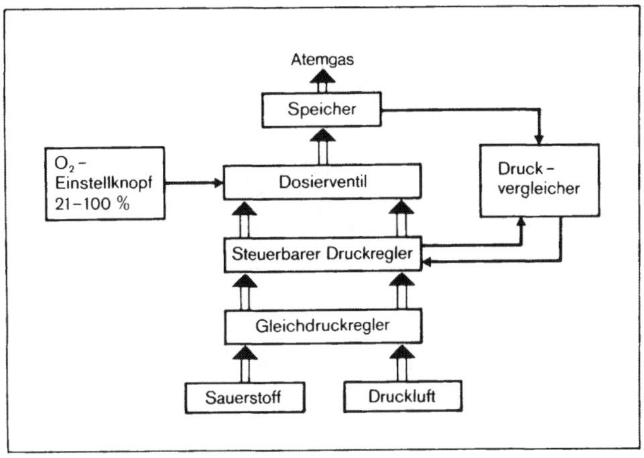

Abb. 4.31 Druckgasmischer

ansteuert, nachgeschaltet. Entsprechend komfortable Geräte verfügen über die Möglichkeit, bei Ausfall eines Gases Alarm zu geben. Sie beinhalten Kontrolleinrichtungen, die es erlauben, die Konzentration unabhängig vom Dosierteil zu kontrollieren sowie reinen Sauerstoff durch Schaltung eines Bypass zu entnehmen.

Injektormischer

Beim Injektormischer (Abb. 4.32), der für die Kurzzeitbeatmung (Notfallgeräte, Atemtrainingsgeräte) Verwendung findet, tritt der Sauerstoff nach dem Jet-Prinzip durch eine Düse in ein sogenanntes Venturi-Rohr ein. Damit reißt er Umgebungsluft – meist über Filter – mit, deren Menge von dem Sauerstoff-Flow durch das Venturi-Rohr abhängig ist.

So kann man bei diesen Geräten zwischen einer reinen Sauerstoffbeatmung (100 %) und anderen Konzentrationen (z. B. 40 – 60 %) umschalten. Dieses Prinzip führt durch äußere Einflüsse zu großen Konzentrationsschwankungen, reicht aber für die oben erwähnten Einsatzbereiche aus.

4.4.3 Patientensystem

Das Patientensystem umfaßt den Teil des Beatmungssystems, durch den das Atemgas auf Patientendruckniveau während der Inspiration zum Patienten hin und während der Exspiration vom Patienten weg entweder in die Atmosphäre, oder zu geräteinternen Meßeinrichtungen usw. strömt. Als Schnittstelle zwischen Gerät und Patientensystem sind entsprechende Steck- oder Schraubverbindungen vorhanden. Hygienisch sind die Systeme durch Membranen oder entsprechende Bakterienfilter getrennt.

Praktisch deckt sich das Patientensystem mit den Teilen des Beatmungssystems, die auch sterilisiert werden müssen: dem Schlauchsystem (in der Regel zwei Schläuche, verbunden mit dem Y-Stück), den in- und exspiratorischen Ventilen, dem Anfeuchter und eventuell vorhandenen Wasserfallen.

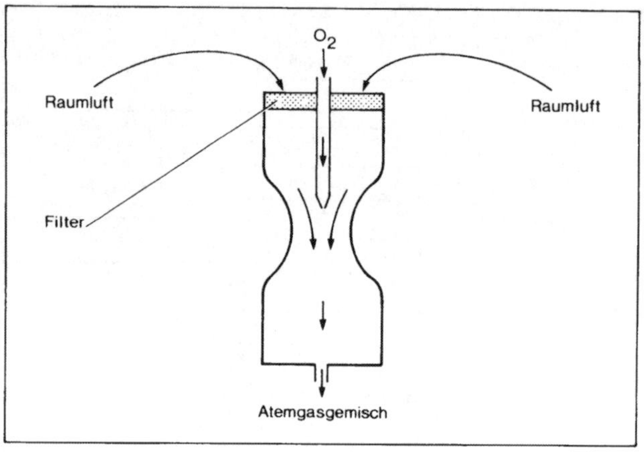

Abb. 4.32 Injektormischer

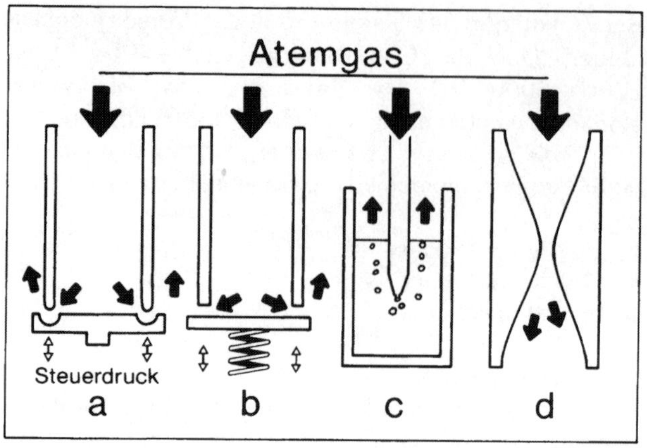

Abb. 4.33 ***Ausführungsformen verschiedener PEEP-Ventile***
a Servoventil
b Federventil
c Wasserschloß
d Resistor (Exspirationsbremse)

Unterschiede ergeben sich aus der Handhabung der verschiedenen Systeme. So gibt es bei einigen Geräten die Möglichkeit, das gesamte Patientensystem mit einem Handgriff zu wechseln und mit einem anderen sterilen System zu bestücken. Dadurch steht das Beatmungsgerät sofort für den nächsten Patienten zur Verfügung. Bei anderen Geräten besteht das System aus mehreren Einzelteilen, die getrennt sterilisiert und desinfiziert werden müssen. Solche Systeme haben zum Teil aus hygienischer Sicht Vorteile.
Grundsätzlich sollte ein Patientensystem folgenden Anforderungen genügen:

- einfache Sterilisierbarkeit, verbunden mit geringer Auf- und Abrüstarbeit durch wenige und verwechslungsfreie Verbindungsstellen
- konstruktiv günstige Kondenswasserabscheidung
- leichte Anpassungsmöglichkeit an die örtlichen Gegebenheiten, ohne abzuknicken und zu elastisch zu sein, d. h. es muß eine geringe interne Compliance haben
- geringer Durchatemwiderstand für In- und Exspiration

Neben den geometrischen Abmessungen des Schlauchsystems sind hier insbesondere die Ventile maßgebend. So ist die Art und Position des Ausatem- bzw. PEEP-Ventils von entscheidender Bedeutung. Günstig in bezug auf interne Compliance und exspiratorischer Resistance ist eine patientennahe Anbringung knapp hinter dem Y-Stück. Hierfür eignen sich pneumatisch gesteuerte Ausatemventile, die aber eine zusätzliche Steuerleitung benötigen.

Baut man das PEEP-Ventil in das Beatmungsgerät ein, kann man den notwendigen Gegendruck auch auf andere Art (mechanisch, elektromechanisch) erzeugen.

Abbildung 4.33 zeigt das Servoventil im Vergleich zu anderen Ausführungsformen, die aber alle mit Nachteilen behaftet sind. Die Tabelle zeigt eine Übersicht der Eigenschaften der Systeme.

4.4.4 Anfeuchten und Anwärmen des Atemgases

Atemgasanfeuchter und Anwärmer haben die Aufgabe, bei länger dauernder Beatmung die durch die Intubation ausgeschalteten Funktionen der Nase zu substituieren. Dazu ist es notwendig, dem Atemgas eine gewisse Flüssigkeitsmenge (minimal 30 mg H_2O/l Inspirationsgas gemäß den ISO-Empfehlungen) zuzufügen. Dies kann als Wasserdampf (gasförmiger Zustand) oder in Form kleiner Tröpfchen (Nebel) geschehen.

Anfeuchter mit Feuchtigkeitstransport in der Dampfphase
Da die relative Feuchte bei Erwärmung eines Gases stark abnimmt – eine relative Feuchte von 100 % bei 20 °C

Eigenschaften verschiedener PEEP-Ventile

	Servoventil	Federventil	Wasserschloß	Resistor
Schnellwert	konstant	konstant	konstant	–
Widerstand	niedrig	mäßig	niedrig	hoch
Ansprechverhalten	schnell	schnell	mäßig	schnell
Druckabfall	sehr schnell	mäßig	schnell	langsam

sinkt z. B. bei Erwärmung auf 37 °C auf 40 % ab –, ist es nicht möglich, das Atemgas bei Raumtemperatur zu befeuchten, sondern es muß gleichzeitg eine Anwärmung des Gases erfolgen. Hier sind Werte zwischen 32 und 35 °C anzustreben; die relative Feuchte bei diesen Temperaturen sollte mindestens 80 % betragen.

Die wichtigsten drei Ausführungsformen von Befeuchtern, die einen Feuchtigkeitstransport in Form von Wasserdampf erlauben, sind:

- Durchlaufverdunster (Sprudler)
- Oberflächenverdunster
- Dampfinjektoren

Beim Durchlaufverdunster strömt das Atemgas durch angewärmtes Wasser. Als Nachteil haben diese Befeuchter einen hohen Durchatemwiderstand, und die Hygiene ist nicht optimal, da Kulturen über mitgerissene Wassertröpfchen verschleppt werden können.

Bei Oberflächenverdunstern strömt das Atemgas über eine Oberfläche mit stark hygroskopischer Eigenschaft. Das hygroskopische Material steht in einem Bad mit erwärmten Wasser.

Bei Dampfinjektoren gelangt der heiße Wasserdampf durch Einspritzen zum Atemgas. Hier stehen optimalen hygienischen Verhältnissen die Probleme der Dampfmengendosierung in Abhängigkeit zum Atemgasstrom gegenüber.

Abbildung 4.34 zeigt verschiedene Formen von Anfeuchtern mit Feuchtigkeitstransport in der Dampfphase.

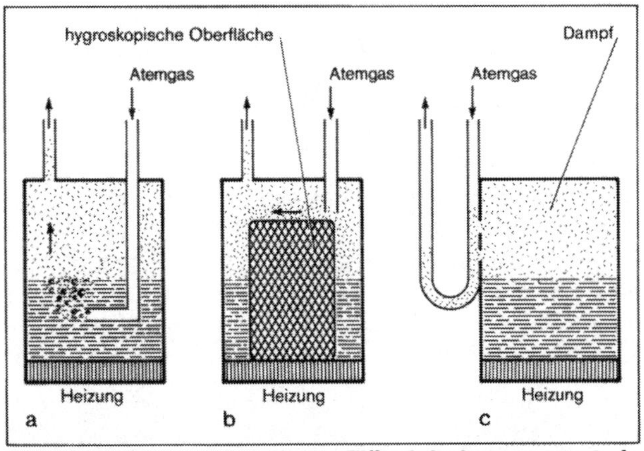

Abb. 4.34 ***Anfeuchter mit Flüssigkeitstransport in der Dampfphase***
a Durchlaufverdunster
b Oberflächenverdunster
c Dampfinjektor

Die Dampfbildung wird durch eine Vergrößerung der Kontaktoberfläche zwischen Gas und Wasser (a, b) oder durch Erhitzen des Wassers auf höhere Temperaturen begünstigt (c).

Allen Verfahren ist gemeinsam, daß mit dem erwärmten destillierten Wasser eine gesättigte Wasserdampfatmosphäre bei einer etwas oberhalb der Körpertemperatur liegenden Temperatur (z. B. 45 °C) gebildet wird. Auf dem Weg zum Tubus kühlt sich das Inspirationsgas im Patientensystem auf die angestrebten Werte von 32 bis 35 °C ab. Dabei kommt es zu einer Kondensation im Inspirationsschlauch. In den Luftwegen erwärmt sich das inspirierte Frischgas auf Körpertemperatur, die relative Luftfeuchte nimmt etwas ab, aber es kommt dadurch hier nicht zu einer Kondensation und damit zu einer Wasserüberladung in der Lungen.

Werden beheizbare Inspirationsschläuche verwendet, kann die Temperatur des Atemgases vom Befeuchter bis zum Patienten konstantgehalten werden (ca. 35 °C). Eine Kondensation innerhalb der Schlauchleitungen und die damit vorhandenen Probleme entfallen (regelmäßiges Entleeren der Schläuche bzw. Wasserfallen, Beeinflussung der Meßsensoren durch Wasserniederschlag usw.)

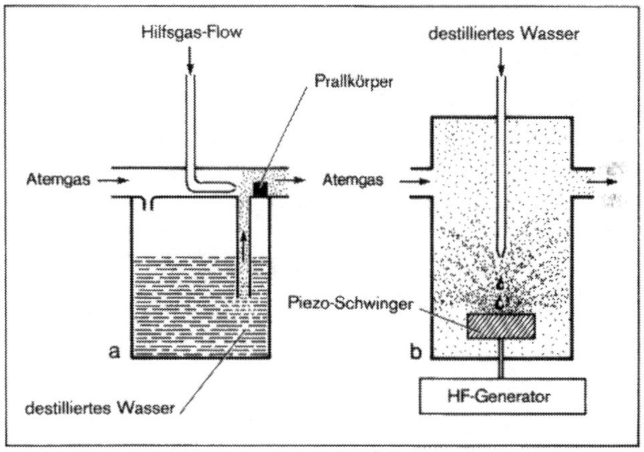

Abb. 4.35 ***Vernebler***
a Düsenvernebler
b Ultraschallvernebler

Vernebler

Bei den sogenannten Verneblern, also Anfeuchtern, die die Feuchtigkeitsmenge in tropfenförmigem Zustand beifügen, sind zwei Formen am gebräuchlichsten:

- Düsenvernebler
- Ultraschallvernebler

Bei Düsenverneblern strömt ein Hilfsgas-Flow über eine Düse und saugt so angewärmtes Wasser aus einem Reservoir an, das auf einen Prallkörper auftrifft, der das Abscheiden größerer Tröpfchen bewirkt. Nachteil dieses Verfahrens sind die ungünstigen hygienischen Voraussetzungen und der zusätzlich benötigte Hilfsgas-Flow.

Bei Ultraschallverneblern treffen Wassertropfen auf einen Piezoschwinger auf und werden durch die hohe Schwingfrequenz zu einem Nebel zerstäubt. Das vernebelte Atemgas sollte unbedingt aufgeheizt werden. Der Phasenübergang Flüssigkeit/Dampf wird bei diesen Verfahren zwar durch die Zerstäubung erleichtert, erfolgt bei den Verneblern aber nicht im Gerät.

Abbildung 4.35 zeigt Anfeuchter mit Feuchtigkeitstransport in tröpfchenförmigem Zustand. Durch Zuführung von Bewegungsenergie wird das Wasser in Tröpfchen umgewandelt, was den Phasenübergang von Flüssigkeit zu Dampf erleichtert. – Faktoren für die Qualitätsbeurteilung eines Anfeuchters sind:

- Erreichen von mindestens 80 % relative Feuchte bei 35 °C Atemgastemperatur am Y-Stück (vorzugsweise als Wasserdampf)
- Überwachungseinrichtungen und Alarmsysteme zur Vermeidung einer Überwärmung des Atemgases oder eines zu niedrigen Wasserstands im Anfeuchter
- Aufbau entsprechend den Sicherheitsvorschriften
- hygienisch unbedenklicher Aufbau
- günstige physikalische Eigenschaften (geringe Compliance, Resistance usw.)

Wärme- und Feuchtigkeitstauscher

Das Prinzip dieser „künstlichen Nasen“ besteht darin, daß die Feuchtigkeit und Wärme des Exspirationsgases zeitweise gespeichert und bei der nächsten Inspiration wieder abgegeben werden.

Diese Anfeuchter werden der Trachealkanüle oder dem Endotrachealtubus direkt vorgeschaltet. Sie benötigen keine externe Energie- oder Wasserzufuhr. Weitere hervorzuhebende Eigenschaften sind:

- einfache und relativ sichere Handhabung
- geringes Gewicht
- geringe Abmessungen
- vielfältige Anwendungsmöglichkeiten
- geringe Kosten

Trotz dieser Vorzüge wird die Bedeutung der Wärme-und Feuchtigkeitsaustauscher für die Atemgasklimatisierung in der Anästhesiologie und Intensivpflege häufig verkannt. Die Ursache dafür liegt in einer Unterschätzung ihrer Leistungsfähigkeit.

Während der Exspirationsphase trifft die warme und feuchte Ausatemluft des Patienten auf den Kondensator. Das Ausatemgas wird hier abgekühlt und Wärme vom Kondensator aufgenommen. Gleichzeitig schlägt sich Kondensationswasser im Anfeuchter nieder (Abb. 4.36). Die entsprechenden Werte für die In- und Exspiration sind in untenstehender Tabelle aufgelistet.

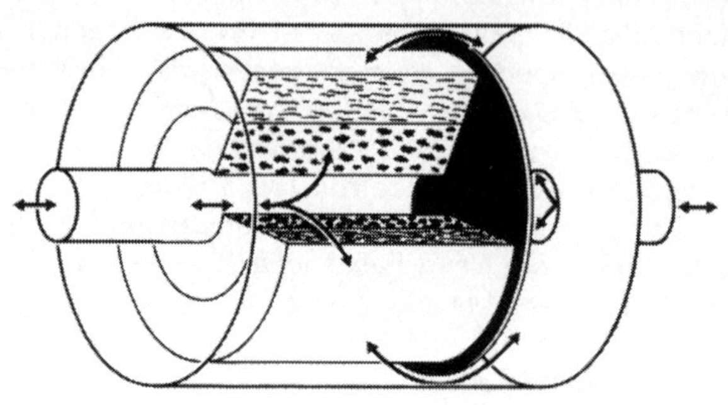

Abb. 4.36 Wirkungsprinzip der Wärme- und Feuchtigkeitstauscher

Im Gegensatz dazu trifft die relativ kalte und trockene Einatemluft in der Inspirationsphase auf das feuchte und angewärmte Kondensatorelement. Durch den nun stattfindenden Wärme- und Feuchtigkeitsaustausch wird das Inspirationsgas klimatisiert.

Aus dem beschriebenen Wirkungsprinzip ist ersichtlich, daß diese Anfeuchter die Funktionsweise der Nase imitieren. Auch andere gebräuchliche Bezeichnungen für die Wärme- und Feuchtigkeitskondensatoren („künstliche Nase“, „heat and moisture exchanger“, „condenser humidifier“) lassen dies erkennen. Vor- und Nachteile der „künstlichen Nasen“ und herkömmlicher Befeuchter werden in der folgenden Tabelle gegenübergestellt.

4.4.5 Technische Überwachung und Alarme

Die technische Überwachung soll feststellen, ob das Beatmungsgerät ordnungsgemäß funktioniert. Dazu sind eine Überwachung der Gas- und Stromversorgung und ein Selbsttest der technischen Komponenten des Geräts notwendig. Antrieb, Steuerung, Meß- und Anzeigeeinrichtungen sowie Gasmischer und Befeuchter sollten so lau-

Temperatur und Luftfeuchte

	Inspiration			**Exspiration**				
	Gasversorgung	künstl. Nase	Schleimhäute	Alveolen	Schleimhäute	künstliche Nase Filz	Schwamm	Atmosphäre
Temperatur *[°C]*	22	+ 10	+ 5	= 37	− 1	− 10		= 26
Feuchte *[abs. mg/l]*	0	+ 30	+ 14	= 44	− 2	− 18	− 12	= 12
Feuchte *[rel. %]*	0	+ 90	+ 10	= 100			− 50	= 50

Vor- und Nachteile verschiedener Befeuchter

Elektrisch beheizte, konventionelle Befeuchter	Wärme- und Feuchtigkeitstauscher („künstliche Nasen")
(+) leistungsfähig	(+) einfache Handhabung
(+) beliebige Einstellmöglichkeiten von Temperatur und Luftfeuchte	(+) ungefährlich
(+) entsprechende Geräte für alle Patienten geeignet	(+) geringe Kosten
(+) z. T. geringerer Strömungswiderstand	(+) Bakterienfilter-Wirkung
	(+) Patientensystem muß u. U. weniger gewechselt werden
(−) Ertränkungseffekt bei falscher Einstellung	(−) begrenzter Erwärmungs- und Befeuchtungseffekt
(−) Kondenswasser im Schlauchsystem	(−) ungeeignet für Patienten mit extrem hohem Tidalvolumen > 1500 ml
(−) Gefahr bei Wassermangel, defekter Temperaturregelung, defektem elektrischem Aufbau	(−) ungeeignet bei Undichtigkeiten im System und bei teilweiser Rückführung der Exspirationsgase
(−) Gefahr der bakteriellen Verschleppung	(−) Bronchialtoilette regelmäßig durchzuführen, da bei Verlegung mit Sekret hoher Strömungswiderstand
(−) regelmäßige Inspektionen, Wartungen und Reinigungen	(−) z. T. wegen hoher Austauschfläche großer Totraum
(−) hohe Betriebskosten für destilliertes Wasser, Strom usw.	

fend kontrolliert werden. Moderne Langzeit-Beatmungsgeräte verfügen über derartige Selbsttesteinrichtungen mit entsprechenden differenzierten optischen Alarmanzeigen und einem allgemeinen akustischen Alarm.

Insbesondere muß hierbei überprüft werden, ob die am Beatmungsgerät eingestellten Parameter auch eingehalten werden. In der Regel wird ein Fehler in einer Komponente eines Beatmungssystems zu einem teilweisen oder völligen Ausfall einer oder mehrerer Funktionen führen oder aber zum Verschieben eines Parameters oder mehrerer Parameter, was Abweichungen der therapierelevanten Einstellungen nach sich ziehen kann. So müssen einige als besonders wesentlich bzw. als störanfällig angesehene Größen laufend gemessen und mit den eingestellten Werten verglichen werden.

Aus wirtschaftlichen Gründen wird man sich auf die wichtigsten Größen beschränken. Zu diesen Größen gehören beispielsweise:

- Sauerstoffgehalt des Einatemgases (F_iO_2)
- Atemzugvolumen (AZV) bzw. Atemminutenvolumen (AMV)
- Atemwegsdruck (PAW)

Hiermit wird die Grundfunktion des Beatmungsgeräts sichergestellt. Andere Größen wie die Atemfrequenz und das Verhältnis von In- zu Exspiration sind dabei indirekt eingeschlossen.

Bei der Neuentwicklung von Beatmungsgeräten sollte deshalb ein kontinuierlicher interner Ist-/Soll-Wert-vergleich bestimmter eingestellter Parameter durchgeführt werden. Die Alarmgrenzen sollten dabei unveränderbar als fixer Prozentsatz vorgegeben sein.

Weitere technische Alarme wie Diskonnektions- und Obstruktionsalarm werden aus dem Beatmungsmonitoring (hier aus dem Druck im Patientensystem und dem Ausatemvolumen) abgeleitet und optisch und akustisch angezeigt.

Neben der Anzeige des Gerätefehlers ist eine Anzeige wünschenswert, die im akuten Alarmfall anzeigt, welche Notmaßnahmen zu treffen sind bzw. welche alternativen Beatmungsformen mit der verbleibenden Gerätefunktion durchgeführt werden können.

Notwendig sind diese technischen Überwachungseinrichtungen für alle Geräte, bei denen der Anwender nicht dauernd anwesend sein kann, bzw. der Patient den Fehler nicht selbst erkennen kann oder von dem Gerät lebensnotwendig abhängig ist. Dieses Kriterium trifft für alle Kurzzeit- und Langzeit-Beatmungsgeräte zu.
Für Atemtherapie-, Notfall-Beatmungs- und Reanimationsgeräte für Früh- und Neugeborene erübrigt sich diese Art der Überwachung zum Teil. Die Überwachungseinrichtungen könnten im Gegenteil zu einem größeren und schwereren Aufbau und zu komplizierterer Bedienung führen und somit einen behindernden Effekt haben. Da der Anwender beim Einsatz dieser Geräte anwesend ist, kann ein technischer Fehler meist sofort erkannt und entsprechend reagiert werden.

1 In diesem Zusammenhang werden folgende Drücke unterschieden: Kohlendioxid- oder auch CO_2-Partialdruck, arteriell (P_aCO_2) und alveolär (P_ACO_2), sowie Sauerstoff- oder auch O_2-Partialdruck, arteriell (P_aO_2) und alveolär (P_AO_2).

2 Bei normaler alveolärer Ventilation von 3,6 bis 4 l/min und einem Herzminutenvolumen von 4,5 bis 5 l/min ergibt sich ein Verhältnis von ca. 0,8.

3 $CO_2 + H_2O = H_2CO_3 = HCO_3^- + H^+$

4 Das Maß für die Dehnbarkeit (Elastizität) von Lunge und Thorax ist die sogenannte Compliance. Sie gibt an, wie groß die Volumenänderung bei einer Druckänderung ist.

$$\text{Compliance } \frac{\text{ml}}{\text{hPa}} = \frac{\text{Volumenänderung [ml]}}{\text{Druckänderung [hPa]}}$$

Die Compliance des Gesamtsystems (Lunge und Brustkorb), die totale Compliance (C_{TOT}), setzt sich aus der Compliance der Lunge (C_{pulm}) und der des Brustkrobs (C_{thx}) wie folgt zusammen:

$$\frac{1}{C_{TOT}} = \frac{1}{C_{pulm}} + \frac{1}{C_{thx}}$$

5 Als Maß für den Strömungswiderstand hat sich der Begriff Resistance durchgesetzt. Dieser Wert gibt an, welcher Druckabfall entlang der Atemwege bei einem bestimmten Flow (in der Regel 1 l/s) entsteht.

$$\text{Resistance } \frac{\text{hPa}}{\text{l/s}} = \frac{\text{Druckabfall [hPa]}}{\text{Gasflow [l/s]}}$$

Dieser Wert muß für Inspiration und Exspiration getrennt ermittelt werden.

6 Da bereits geringfügige Modifikationen an den Systemen zu großen Unterschieden in der Wirkungsweise führen können, sollen hier die wichtigsten Verfahrensprinzipien beschrieben werden.

7 Diese Atemgasdosierung über die Konstanthaltung der Frischgasströmung eignet sich besonders gut für die Narkosebeatmung.

5
Sicherheitstechnische Anforderungen

5.1 Vorschriften

Entsprechend ihrer oft lebenserhaltenden Funktion müssen Beatmungsgeräte einen hohen Qualitätsstandard bezüglich ihrer Funktions- und Betriebssicherheit erfüllen. Dies wird auch durch die Aufnahme der Geräte in die bauartzulassungspflichtige Gruppe 1 der Verordnung über die Sicherheit medizintechnischer Geräte (Medizingeräteverordnung - MedGV; vgl. Anhang III) deutlich.

Neben der notwendigen Bauartzulassung durch die zuständige Behörde, die nach einem vom Hersteller einzuholenden Gutachten bei einer zuständigen Prüfstelle erteilt wird, unterliegen diese Geräte beim Errichten und Betreiben weitergehenden Anforderungen bezüglich folgender Aspekte (vgl. Anhang III):

- Gebrauchsanweisung
- Inbetriebnahme
- Einweisung
- sicherheitstechnische Kontrollen
- Bestandsverzeichnis
- Gerätebuch

Aufgrund der Gewerbeordnung, des Gerätesicherheitsgesetzes und der MedGV dürfen medizinisch-technische Geräte nur in den Verkehr gebracht oder aufgestellt werden, wenn sie den allgemein anerkannten Regeln der Technik sowie den Arbeitsschutz- und Unfallverhütungsvorschriften entsprechen.

Dabei muß sichergestellt sein, daß Patienten, Beschäftigte und Dritte bei der bestimmungsgemäßen Verwendung der Geräte gegen Gefahren für Leben und Gesundheit weitmöglichst geschützt sind. Von den allgemein anerkannten Regeln der Technik sowie den Arbeitsschutz- und Unfallverhütungsvorschriften darf daher nur dann abgewichen werden, wenn die gleiche Sicherheit auf andere Weise gewährleistet werden kann.

5.1.1 Anerkannte Regeln der Technik

Regeln der Technik gelten dann als allgemein anerkannt, wenn sie aufgrund ständiger Übung oder besonderer Festlegung von den Fachleuten angewendet werden. Die technische Regel muß in der Fachpraxis erprobt und bewährt sein. Dabei ist die Durchschnittsmeinung, die sich in Fachkreisen gebildet hat, maßgebend. Solche Richtlinien werden insbesondere von folgenden Institutionen veröffentlicht:

- DIN (Deutsches Institut für Normung)
- VDE (Verband Deutscher Elektrotechniker)
- VDI (Verein Deutscher Ingenieure)
- TÜV (Technischer Überwachungsverein)

5.1.2 Stand der Normungsarbeit

Zur Zeit liegt für die folgenden Bereiche noch kein geschlossenes nationales Regelwerk vor:

- Begriffsbestimmungen, Definitionen
- Geräteklassifikation
- Mindestanforderungen an die sicherheitstechnische Ausstattung
- besondere Festlegungen für die elektrische Sicherheit
- Anforderungen an Kennzeichnung und Dimensionierung der Ver- und Entsorgungsanschlüsse

Da auf internationaler Ebene Vorschriften existieren, die einzelne Bereiche abdecken, ist zu prüfen, ob diese die vorhandenen Lücken schließen können.

So ist die ISO 4135 – 1979 (Internationale Norm), die sich mit dem Wortschatz der Anästhesiologie befaßt, ins Deutsche übertragen worden und liegt als ISO/DIN 4135 in der Form eines deutschsprachigen Entwurfs vor.

Da aber internationale Normen zum Teil älteren Datums sind und den speziellen nationalen Bedürfnissen nicht gerecht werden, ist eine entsprechende Überarbeitung meist nicht zu umgehen.

So trug man sich bei der parallel laufenden Norm für Inhalationsnarkosegeräte auch mit der Absicht, die 1980 verabschiedete ISO 5358 zu übersetzen. Nach einer durchgeführten Systemanalyse entschied man sich für eine Neuerarbeitung, so daß die DIN 13 252 für Inhalationsnarkosegeräte entstand.

Diese DIN-Norm gibt neue Richtlinien für die Einteilung von Geräten für die Inhalationsanästhesie und erweitert die ISO 5358 hinsichtlich der Ausstattung von Überwachungs- und Alarmvorrichtungen im Atemsystem. Die Anforderungen beinhalten außerdem:

- Katalog der DGAI-Empfehlungen
- genormte Kegelverbindungen für das Atemsystem
- Sicherheitsfüllvorrichtungen für Narkosemittelverdunster
- berufsgenossenschaftliche Unfallverhütungsvorschriften
- VDE/IEC-Anforderungen für die Sicherheit elektromedizinischer Geräte
- Prüfumfang und Prüfverfahren

Eine derartige Richtlinie für Beatmungsgeräte ist erst in Vorbereitung, und nach Auskunft des Deutschen Instituts für Normung kann mit einer Veröffentlichung vor 1988 bis 1990 jedoch nicht gerechnet werden.

Auch die entsprechenden Entwürfe, die sich speziell mit der elektrischen Sicherheit von Inhalationsnarkosegeräten mit elektrischen Einrichtungen und Beatmungsgeräten befassen (DIN 57 750 T 214 und T 215), sind noch in Bearbeitungsstadien, die eine kurzfristige Veröffentlichung nicht erwarten lassen.

5.2 Vorschläge für die Verbesserung der Sicherheit und Vermeidung von Gefahren

Grundlage für die Sicherheit medizintechnischer Geräte bildet die allgemeine IEC-Richtlinie 513 „Grundsätzliche Aspekte der Sicherheitsphilosophie über elektrische Einrichtungen in medizinischer Anwendung". Sie gibt einen kurzen Überblick über die Gefahrenquellen im Umgang mit medizintechnischen Geräten und deren Begegnung durch „Sicherheitsgerechte Gestaltung" (DIN 31 000), sicherheitsgerechte Installation, bestimmungsgemäßen Gebrauch sowie regelmäßige Inspektion und Wartung.

Ebenso wie in der DIN IEC 601 Teil 1 „Sicherheit elektromedizinischer Geräte; Allgemeine Festlegungen" werden aber hauptsächlich die Anforderungen bezüglich der Gefahren durch elektrische Energie behandelt. Für einen Großteil der Beatmungsgeräte, die eine elektrische Versorgung für den Antrieb und/oder die Steuerung benötigen, sind diese Vorschriften deshalb zutreffend.

Regeln, die die anderen Gefahrengebiete abdecken, sind bisher nur für folgende Teilgebiete ausgearbeitet worden (vgl. Anhang II):

- mechanische Gefahren
- Explosions- und Brandgefahren
- Gefahren durch Lärmentwicklung
- Gefahren durch Erwärmung
- Umgebungsbedingungen
- elektrische Installation
- Funktionssicherheit
- bestimmungsgemäßer Gebrauch
- medizinische Aspekte
- Meß- und Eichwesen
- Arzneimittelgesetz

5.2.1 Elektrische Gefahren

Allen Regelungen für sichere elektrische Geräte liegt die Forderung zugrunde, daß im Falle des Auftretens eines ersten Fehlers an den Geräten keine Gefährdung von Personen auftreten darf (im IEC-Schrifttum als „single fault condition: SFC" bezeichnet). Das bedeutet, daß bei Versagen eines einzelnen Bauteils eines Schutzsystems immer noch ein sicherer Zustand bestehen muß.

Dies kann durch Redundanz der Sicherheitsvorkehrungen oder durch mechanische bzw. elektrische Schutzvorrichtungen erreicht werden. Es wird vorausgesetzt, daß der Anwender auf einen ersten Fehler entweder durch ein unmißverständliches und klar erkennbares Signal aufmerksam wird, das das Versagen anzeigt, oder daß er zu einer periodischen Inspektion verpflichtet wird, durch die der Defekt erkannt werden kann. Allerdings gilt die Forderung nach der Anzeige eines Fehlers nicht für einige technische Maßnahmen, wie z. B. die doppelte oder verstärkte Isolierung.

Zur Gewährleistung der Sicherheit nach VDE sind Schutzklassen (zusätzliche Sicherheitsmaßnahmen, die über die normale Betriebsisolierung – „Basisisolierung" – hinaus zum Schutz gegen elektrischen Schlag gefordert werden) und Anwendungstypen (Geräteeinteilung entsprechend dem Grad und der Qualität des Schutzes, beschrieben durch höchstzulässige Ableitstromwerte) definiert worden, nach denen elektromedizinische Geräte aufgebaut sein müssen.

Eine ausführliche Darstellung der Einteilung medizintechnischer Geräte in Schutzklassen und Anwendungstypen sowie eine Übersicht der pysiologischen Wirkung von Strömen findet sich in Band 3 der Schriftenreihe.

5.2.2 Mechanische Gefahren

Beim Umgang mit Beatmungsgeräten können mechanische Gefahren vielfältiger Art entstehen, etwa die Gefahr von Verletzungen (z. B. Quetschgefahren) sowie unzureichende Festigkeit und Dauerhaftigkeit druckbeanspruchter Bauteile (Gasflaschen, Rohre, Ventile usw.).

Sicherheitsgerechte Gestaltung

Durch sicherheitsgerechte Gestaltung der Geräte sollen sowohl Gefahren, die von den Geräten selbst ausgehen, als auch Gefahren, die in der Verhaltensweise des Anwenders im Umgang mit den Geräten begründet sind, vermieden werden.

Trotzdem sollten die Geräte nach Möglichkeit von geringem Gewicht, leicht zu transportieren und standfest ausgeführt sein.

Zerbrechliche Bauteile müssen so angeordnet sein, daß sie nicht versehentlich beschädigt werden können.

Zur Vermeidung von Verletzungsgefahren müssen scharfe Ecken, Kanten und Grate vermieden werden.

Die Geräte sollten darüber hinaus so konstruiert sein, daß alle erforderlichen Baugruppen nach Möglichkeit in einem Gehäuse zusammengefaßt sind. Störfälle durch Nachrüstung, die stets mit dem Risiko einer Improvisation behaftet sind, sollen so möglichst vermieden werden.

Mechanische Bedienelemente sollten verdrehsicher auf ihren Achsen montiert und so angeordnet sein, daß sie nicht leicht versehentlich verstellt bzw. verwechselt werden können.

Steckkupplungen

Steckkupplungen dienen dem Anschluß von Beatmungs- und Narkosegeräten an zentrale Gasanlagen. Sie sollen so ausgeführt sein, daß Gefahren durch falsche Zuordnung von Druckgasen und Versorgungsleitungen ausgeschlossen sind.

Steckkupplungen müssen unverwechselbar ausgeführt sein. Insbesondere sogenannte Kombistecker sind ungünstig, die in Gassteckdosen für verschiedene Gase, z. B. in Sauerstoff- und Druckluftdosen, eingeführt werden können. Es besteht hierbei die Gefahr, daß Geräte, die mit Druckluft betrieben werden sollen, versehentlich an Sauerstoff angeschlossen werden. Zur Vermeidung einer Sauerstoffanreicherung der Umgebungsluft ist dies nach VBG 62 unzulässig. In Ausnahmefällen kann dennoch ein Kombistecker von Vorteil sein, beispielsweise, wenn ein Beatmungsgerät ohne eingebauten Mischer wahlweise an Druckluft (für Luftatmung) oder an Sauerstoff (für Atmung mit erhöhtem Sauerstoffgehalt) betrieben werden soll.

Schlauchverbindungen

Schlauchverbindungen sollen zur Vermeidung von Verwechslungsgefahren und um eine schnelle Zuordnung zu den jeweiligen Steckkupplungen und Druckgasflaschen zu ermöglichen, nach einem möglichst einheitlichen Farbcode gekennzeichnet sein (vgl. Kap. 6.4.1, Inspektionsschritt 22.2).

Gasanschlüsse am Gerät

Die Gasanschlüsse am Gerät sollen so gestaltet sein, daß Gefahren durch falsche Zuordnung von Gasversorgungsschläuchen und geräteseitigen Gasanschlüssen vermieden werden:

Geräte müssen mit gasartspezifischen Anschlüssen versehen sein. Die Gasanschlüsse sollten mit einem Filter zur Vermeidung des Eindringens von Fremdkörpern in das Gerät versehen sein.

5.2.3 Explosionsgefahr

Räume, in denen Anästhesie durchgeführt wird, müssen als Gefahrenzone eingestuft werden, da einige der verwendeten Gase explosionsfähige Gemische bilden können:

- Sauerstoff
- Anästhetika, wie z. B. Lachgas
- Reinigungs-, Desinfektionsmittel

Für solche Bedingungen sind die in der Industrie geltenden Sicherheitsbestimmungen in der medizinischen Praxis nicht anwendbar, da die Geräte wesentlich größer und schwerer würden und beispielsweise das Sterilisieren unmöglich machten. Die Situation in Anästhesieräumen und die angewendete Sicherheitsstrategie wurden jedoch aus folgenden Gründen wesentlich geändert:

Die Verwendung entzündbarer Anästhetika hat ebenso abgenommen, wie die von Äther als Desinfektions- oder Entfettungsmittel, da inzwischen bessere Mittel zur Verfügung stehen. Außerdem sind die entsprechenden Gasmengen relativ klein.

Da sich Anästhesiemittel für das Personal als giftig erwiesen haben, wurden Systeme mit geschlossenen Kreisläufen eingeführt, mit denen die ausgeatmeten Gemische aus dem Raum abgeleitet werden können. Messungen haben ergeben, daß der explosionsgefährdete Bereich selbst bei geringen Undichtigkeiten auf ein Gebiet von ca. 25 cm um das Anästhesiesystem (einschließlich der Atemwege) beschränkt bleibt.

Die explosionsgefährdeten Bereiche werden in zwei Zonen unterteilt (vgl. Abb. 5.1):

Zone G: Umschlossene medizinische Gassysteme [1]

- geschlossener Atemkreislauf einschließlich der Atemorgane des Patienten
- Umfeld (Abstand 5 cm) ungeschützter zerbrechlicher Teile oder Stellen in diesem System, die sich unbeabsichtigt lösen können oder starker Alterung unterliegen

Zone M: Medizinische Umgebung [2]

- Umgebung der Zone G in einer Ausdehnung von 20 cm (5 – 25 cm vom geschlossenen System), wenn diese entsprechend Punkt 2 auftritt

- zeitweiliger Pyramidenstumpf unter der OP-Tischplatte (Begrenzung 30 °, nach außen geneigt), wenn brennbare Hautreinigungs- oder Desinfektionsmittel angewendet werden
- Bereich im Umkreis von 25 cm um den Sprühstrahl, wenn brennbare Flüssigkeiten versprüht werden

Bei ausreichender mechanischer Lüftung des Raums, etwa mit einer Klimaanlage, entsteht keine Zone M.

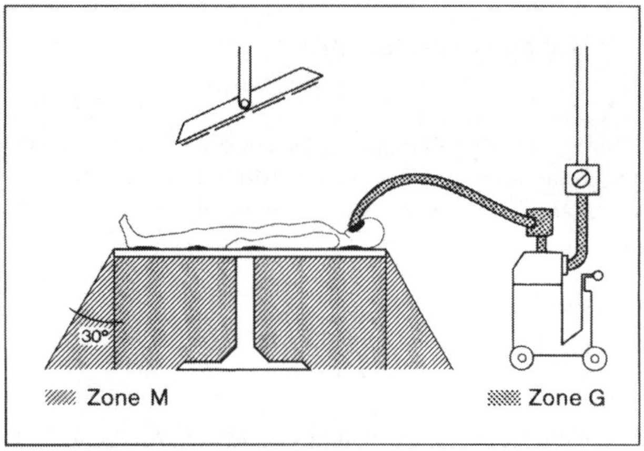

Abb. 5.1 Explosionsgefährdete Bereiche im OP

Entstehen andere explosionsgefährdete Bereiche als die hier genannten, z. B. bei der Raumdesinfektion durch Sprühen oder Vernebeln, gelten die üblichen Regelungen des technischen Explosionsschutzes, nicht aber die Bedingungen der Zonen G und M.

5.2.4 Brandgefahr

Mit Ausnahme der auch für die Anästhesie geeigneten Geräte ist die Brandgefahr von Beatmungsgeräten nicht Gegenstand besonderer Anforderungen. Es gelten die normalen Grenzwerte für Betriebstemperaturen und Anforderungen an den Überlastungsschutz. Die Bodenteile der Gehäuse unter dem Netzteil müssen so konstruiert sein, daß geschmolzenes Material, brennende Isolierungen und dergleichen nicht durch sie hindurchfallen können.

5.2.5 Lärmgefahr

Von Beatmungsgeräten gehen notwendigerweise Strömungs-, Antriebs- und andere Geräusche aus, die das Wohlbefinden von Patienten und die Konzentration des behandelnden Personals bei Überschreiten bestimmter Werte beeinträchtigen können (VDE 0752). Grenzwerte für medizinisch genutzte Räume bestehen zur Zeit jedoch nicht. Ein oberer Grenzwert ist allenfalls indirekt aus der Verordnung über Arbeitsstätten vom 20.03.1975 (Arbeitsstättenverordnung) ableitbar: 55 dB (A), wie sie für Pausen-, Bereitschafts-, Liege- und Sanitätsräume in der Arbeitsstättenverordnung angegeben sind, sollten nicht überschritten werden, Werte zwischen 45 und 50 dB (A) sind anzustreben.

5.2.6 Gefahren durch Erwärmung

Für Beatmungsgeräte gelten die üblichen Temperaturgrenzwerte zur Vermeidung übermäßiger Erhitzung elektrischer und mechanischer Bauteile, berührbarer Oberflächen sowie schnellen Alterns der Isolierungen. Die Grenzwerte sind in der VDE-Bestimmung VDE 0750 für elektromedizinische Geräte festgelegt.

5.2.7 Umgebungsbedingungen

Beatmungsgeräte sind mitunter extremen Umgebungsbedingungen ausgesetzt. Sowohl beim Einsatz in den verschiedenen Bereichen außerhalb des Krankenhauses als auch während des klinischen Normalbetriebs sollten die Geräte allen klimatischen und mechanischen Belastungen standhalten, wobei fallweise zu prüfen ist, welche Anforderungen das jeweilige Einsatzgebiet an die Stabilität und Funktionsgenauigkeit des Geräts stellt.

So ist beim Notfalleinsatz beispielsweise zu berücksichtigen, daß die beim Transport auftretenden Stöße und Erschütterungen die Funktionstüchtigkeit nicht beeinträchtigen dürfen.

Geräte, die auf Intensivstationen verwendet werden oder für die Anästhesie im OP geeignet sind, müssen gegen das Eindringen von Flüssigkeit geschützt sein. Hier kann das Auftreten von Spritzern oder Tropfen von zum Teil leitfähigen Flüssigkeiten nicht ausgeschlossen werden.

Beatmungsgeräte für den Betrieb im Krankenhaus sollen unter folgenden Umweltbedingungen sicher funktionieren:

- Umgebungstemperatur: +10 bis +40 °C
- relative Luftfeuchtigkeit: 30 bis 75 %
- Luftdruck: 700 bis 1060 hPa

5.2.8 Elektrische Installation

Unter elektrischer Installation wird in diesem Bericht die Gesamtheit der Verdrahtung, Schalter, Transformatoren und anderer Teile, die zur Stromversorgung elektrischer Geräte in medizinischer Anwendung vorgesehen ist, verstanden.

Bei der Bestimmung von Anforderungen für die elektrischen Installationen in medizinisch genutzten Räumen und Gebäuden werden Räume oder Raumgruppen entsprechend den notwendigen Maßnahmen eingeteilt:

Begrenzung der Berührungsspannungen durch besonderen Potentialausgleich
Während der Anwendung von Geräten mit direktem Kon-

takt zum Patienten muß zumindest um den Patienten ein Bereich mit Potentialausgleich mit einem patientennahen zentralen Erdpunkt geschaffen werden, an dem die Schutz- und Betriebserdleiter der Geräte angeschlossen sind. Alle berührbaren leitfähigen Teile und Flächen in diesem Bereich sollten außerdem an die zentrale Potentialausgleichsschiene angeschlossen sein.

Der Potentialausgleich ist auf den Bereich zu begrenzen, der den Patienten unmittelbar umgibt, d. h. im Umkreis eines Operationstisches oder eines Bettes in einer Intensivstation. Befindet sich mehr als ein Patient in diesem Bereich, sind die verschiedenen Potentialausgleichzentren an eine zentrale Potentialausgleichsschiene, die vorzugsweise mit dem Schutzleiter der Stromversorgung für den betreffenden Bereich verbunden ist, anzuschließen.

Das Potentialausgleichsnetz kann zum Teil aus festen, ständigen Anschlüssen und teilweise aus einer Anzahl von Einzelanschlüssen bestehen, die dann hergestellt werden, wenn die Geräte nahe beim Patienten aufgebaut werden. Die dazu notwendigen Anschlußstellen müssen selbstverständlich an den Geräten und an der Anlage vorgesehen sein.

Begrenzung der Dauer von Berührungsspannungen
Die Dauer von kurzzeitigen Berührungsspannungen ist durch Verwendung von Fehlerstrom-Schutzschaltern zu beschränken.

Die Kontinuität der Stromversorgung einiger Geräte im Falle eines ersten Isolationsfehlers gegen Erde sowie die Verringerung von kurzzeitigen Berührungsspannungen kann durch den Einbau von Transformatoren mit getrennten Wicklungen erreicht werden.

Das Auftreten eines ersten Isolationsfehlers gegen Erde in einem isolierten Versorgungsstromkreis mit ausreichend hoher Impedanz gegen Erde sollte überwacht werden.

Ersatzstromversorgungen
Für die Hauptteile des Krankenhauses ist eine allgemeine Ersatzstromversorgung – gewöhnlich mittels eines dieselbetriebenen Generators – vorzusehen. Empfehlungen für daran anzuschließende Stromkreise werden in der VDE 0107 gegeben.

Eine besondere Ersatzstromversorgung für lebenserhaltende Geräte, wie z. B. Beatmungsgeräte, ist darüber hinaus vorzuhalten. Die Stromversorgung wird in sehr kurzer Zeit (max. 0,5 s) oder fast ohne jede Unterbrechung auf diese Geräte umgeschaltet. Die Einrichtungen können aus Akkumulatoren, die zum Teil mit Umformern oder besonderen stromerzeugenden Aggregaten kombiniert sind, bestehen.

Abschirmung
Elektromagnetische Störungen sind durch die Ausführung des Gebäudes, durch Leitungsführung und Abschirmungen zu unterdrücken. Grenzwerte für netzfrequente magnetische Felder sind bei einer Anzahl von empfindlichen Messungen einzuhalten.

Folgende Tabelle gibt einen Überblick über die sogenannten medizinisch genutzten Räume, die Art der zulässigen medizinischen Maßnahmen und die Anforderungen an die Installationsmaßnahmen.

5.2.9 Funktionssicherheit

Von Beatmungsgeräten wird ein hohes Maß an Funktionssicherheit gefordert. Insbesondere die Funktion und Anordnung der Bedienelemente und die Ausführung des Alarmsystems sollen zur Einhaltung der Sicherheitsbestimmungen beitragen:

Bedienelemente
Die Bedienelemente müssen sinnvoll angeordnet und einfach handhabbar sein. Die an einem Beatmungsgerät vorzunehmenden Einstellparameter müssen deutlich erkennbar sein; nach Möglichkeit sollte keine gegenseitige Beeinflussung der Einstellwerte erfolgen, beispielsweise sollte sich die Frequenz bei Veränderung des Atemzeitverhältnisses nicht ändern. Sondereinstellungen für bestimmte Funktionen sollten gegen unbeabsichtigtes Verstellen gesondert gesichert sein.

Alle Bedienelemente und Skalen sollten auch bei reduzierter Helligkeit leicht lesbar ausgeführt sein (bei 215 Lux aus 1 m Entfernung).

Alarmsystem
Das Alarmsystem muß Störungen des Beatmungsgeräts erkennen und anzeigen. Als Störgrößen kommen Veränderungen der Gaszusammensetzung und Gastemperatur, Undichtigkeiten der Obstruktionen im Atemsystem oder Veränderungen der Lungenmechanik in Betracht (vgl. Kap. 3.4).

Diese Anforderung impliziert, daß grundsätzlich jede sicherheitsrelevante Störung sicher erkannt und angezeigt werden muß. Zum Beispiel könnte eine Fehlfunktion des Beatmungsgeräts nicht gemeldet werden, wenn der Defekt eines Monitors in der Vergangenheit nicht angezeigt und behoben worden ist.

Das Alarmsystem muß also unabhängig von anderen Teilen des Geräts arbeiten. Insbesondere dürfen Elemente des Alarmsystems auch nicht für die Einstellung von Sollwerten verwendet werden. Zum Beispiel darf der Meßwert eines Sauerstoffmonitors bei einem geschlossenen Anästhesiekreissystem nicht gleichzeitig zur Einstellung der Sauerstoffkonzentration des Frischgassystems dienen. Bei einem Defekt des Monitors wäre der aus dem Meßwert abgeleitete Frischgasstrom fehlerhaft, der Patient ggf. durch Sauerstoffmangel gefährdet.

Die Alarmgabe sollte sowohl optisch als auch akustisch erfolgen. Bei Anschluß an ein Schwesternrufsystem dürfen Störungen in diesem Kreis die Funktion des Alarms am Gerät nicht beeinträchtigen.

Der Ausfall der Gas- oder Stromversorgung muß sofort und für mindestens 5 min, andere Mängel sollten

Medizinisch genutzte Räume

	1	1E	2E
Med. Nutzung	Ohne chirurgisches Eindringen von Geräteteilen, kleine Chirurgie (ambulant), aber ohne Eingriffe in Organe	Mit chirurgischem Einbringen von Geräteteilen, kleine Chirurgie (ambulant), auch mit Eingriffen in innere Organe	Mit chirurgischem Einbringen von Geräteteilen, große Chirurgie, Eingriffe am Herzen sowie Erhalten der Lebensfunktion mit elektromedizinischen Geräten
Raumart	Bettenräume Physikalische Therapie Hydro-Therapie Radiologische Diagnostik und Therapie Endoskopie Angiographie Intensivuntersuchung	Endoskopie Angiographie Intensivuntersuchung Entbindungsräume	Operationsräume Operationsnebenräume Chirurgische Ambulanzen Intensivüberwachung Herzkatheterräume Klinische Entbindungsräume
Maßnahme	FI-Schalter Potentialausgleich, max. zul. Berührungsspannung 24 V	FI-Schalter Potentialausgleich, max. zul. Berührungsspannung 24 V, Ersatzstromversorgung	Trenntrafo, ISO-Wächter, Potentialausgleich, max. zul. Berührungsspannung 10 mV, Ersatzstromversorgung
Beispiel	Anwendung elektromed. Geräte am oder im Körper (über natürliche Körperöffnungen	Katheter in große Gefäße, jedoch nicht Herzkatheter	Organoperationen jeder Art, Katheter in große Gefäße, auch Herzkatheter

spätestens nach ca. 15 bis 30 s angezeigt werden.

Alarme müssen für 1 bis 2 min, z. B. zum Absaugen der Atemwege, löschbar sein. Die Löschung darf nur den akustischen Alarm betreffen.

Alarme sollten außerdem funktionell, z. B. vor Beginn einer Anwendung, testbar sein. Beispielsweise sollten ein Sauerstoffmonitor mit definierter Sauerstoffkonzentration und ein Volumenmonitor mit definiertem Volumen getestet werden können.

5.2.10 Bestimmungsgemäßer Gebrauch

Neben der einwandfreien Funktion eines Beatmungsgeräts ist auch die Einhaltung der richtigen Anwendungstechnik von größter Bedeutung. Dieses ist gerade bei der Beatmung wesentlich, da das Leben des Patienten unter Umständen vom richtigen Funktionieren des Geräts und der korrekten Einstellung der Beatmungsparameter abhängen kann.

Die korrekte Funktion der Geräte kann nur gewährleistet werden, wenn alle Funktionseinheiten des Gesamtsystems Patient/Beatmungsgerät richtig miteinander verkoppelt und aufeinander abgestimmt sind.

Die Gerätehersteller geben dafür zum Teil umfangreiche und detaillierte Anwendungsregeln für ihre Geräte heraus, die von den Anwendern der Beatmungsgeräte sorgfältig durchgearbeitet werden sollten.

Die Anwendungsregeln sollten unter anderem auch über eine Anzahl technischer Fragen hinsichtlich der Verwendung, Umgebung, Kombination der Geräte usw. informieren. Beispiele für solche Themen sind:

- Sicherheits- und Funktionsprüfungen (z. B. mit Checkliste); Schutzklasse (I, II, III) mit Bedeutung für den Anwender
- Kriterien für den Einsatz der Anwendungstypen B, BF oder CF
- Zeitplan für vorbeugende Wartung
- Wartung mit Austausch von Verschleißteilen usw.
- Maßnahmen bei Gerätestörungen

5.2.11 Medizinische Aspekte

Gasmischung

Das Gas soll so gemischt werden, daß das Risiko gefährdender Mischungsverhältnisse (z. B. infolge verminderten Sauerstoffgehalts, explosionsfähiger Gasgemische oder falscher Gasarten) auch bei einer Fehlbedienung ausgeschlossen ist.

Das Mischen der Gase über einen Gasmischer mit einer fest eingestellten Sauerstoff-Mindestkonzentration sollte einer Mischung über getrennt dosierbare Gasströme vorgezogen werden. Gasmischer müssen hinreichend druckkompensiert sein, so daß das Mischungsverhältnis bei Schwankungen des Versorgungsdrucks eines Gases innerhalb der zulässigen Grenzen nicht wesentlich beeinflußt wird.

Das Mischungsverhältnis muß durchflußunabhängig sein (notwendige Genauigkeit ±10 %, besser sind ±5 %). Für Früh- und Neugeborene sowie Kinder bis zu drei Jahren wird eine Genauigkeit von ±2 % gefordert.

Dosierventile

Dosierventile dienen teils der Dosierung eines Gassummenstroms, teils der Dosierung der Teilströme. Die Dosierventile sollten so gestaltet sein, daß Gefahren durch unbeabsichtigte Veränderung des Durchflusses (z. B. infolge thermischer Rückwirkungen, bei zu großem Spiel des Antriebs oder unbeabsichtigter Verstellung exponiert angebrachter Ventile) möglichst ausgeschlossen sind.

Werden gasartspezifische Dosierventile verwendet, müssen diese mit Bedienungsknöpfen, die eine optische und haptische Unterscheidung ermöglichen, versehen sein.

Dosierventile sollten linksdrehend öffnen und müssen so angeordnet oder gestaltet sein, daß ein unbeabsichtigtes Verstellen ausgeschlossen ist.

Durchflußmesser

Durchflußmesser dienen der Anzeige eines konstanten Gassummen- oder -teilstroms. Sie sollen so gebaut sein, daß Gefahren durch falsche Anzeige des Meßwertes möglichst vermieden werden.

Sie sollten so angeordnet sein, daß sie nicht leicht versehentlich beschädigt werden können.

Durchflußmesser mit Schwebekörper müssen so gebaut sein, daß der Schwebekörper nicht durch elektrostatische Kräfte oder ähnliches in falscher Position eine falsche Anzeige herbeiführen kann.

Durchflußmeßröhren dürfen mechanisch untereinander nicht vertauschbar sein.

Nach Möglichkeit sollte nur ein Durchflußmesser je Gas verwendet werden. Unglücksfälle infolge eines versehentlichen Aufdrehens des Dosierventils für den empfindlichen Meßbereich anstelle des für den großen Meßbereich vorhandenen Dosierventils sind so zu vermeiden.

Werden aus Gründen einer hohen Auflösung zwei unterschiedlich kalibrierte Durchflußmesser erforderlich, ist die Serienschaltung der Parallelschaltung zu bevorzugen. Es ist dann nur ein Dosierventil je Gasart vorhanden.

Patiententeil

Schläuche und Verbindungen sollten so gestaltet sein, daß Gefahren durch Auf- bzw. Umrüstung der Geräte und mechanische Beanspruchungen vermieden werden.

Eine der Hauptgefahren für das Leben des Patienten ist die versehentliche Abkopplung von der Maschine. Zur Vermeidung dieser Gefahr müssen die Verbindungen ausreichend widerstandsfähig gegenüber den bei der Anwendung üblicherweise auftretenden mechanischen Belastungen sein.

Schlauchverbindungen im Patienteil gemäß ISO/DIS 5369 stellen eine wesentliche Verbesserung gegenüber den bisher verwendeten Tüllen dar, jedoch ist auch diese Verbindung nicht gegen unbeabsichtigtes Lösen geschützt. Voraussetzung für einen einwandfreien Halt sind die vorschriftsmäßige Montage (festes Aufstecken und leichte Drehung), eine gute Paßgenauigkeit und günstige Materialpaarung. Schon leichte Verbiegungen eines Metallkonus durch Anstoßen oder Sturz können die Reibwerte erheblich herabsetzen. Auch Kunststoffteile können ihre ursprüngliche Paßgenauigkeit infolge der Alterung bei häufiger Sterilisation einbüßen. Weiterhin kann die Haftreibung durch Feuchtigkeit stark vermindert werden.

Schläuche dürfen nicht leicht abknicken, um Gefahren durch Stenosierung zu vermeiden. Schläuche dürfen beim Bilden einer Spirale von 50 mm Durchmesser nicht abknicken.

Bei Verwendung eines Atemgasbefeuchters muß das Kondenswasser abgeführt oder in sogenannten Wasserfallen gesammelt werden.

Die Schläuche sollten möglichst starr ausgeführt sein, damit die Geräte-Compliance möglichst unter 1 ml/hPa/m bleibt. Andererseits müssen die Schläuche zur leichteren Handhabung auch einigermaßen flexibel sein.

Bei elektrischen oder pneumatischen Fehlern darf kein gefährlich großer Druck im Patiententeil auftreten. Es muß eine Druckbegrenzung auf einen für den jeweiligen Patienten einstellbaren Grenzdruck möglich sein. Eine starre Druckbegrenzung auf 100 hPa ist in den Empfehlungen der DGAI [3] als Mindestanforderung enthalten. Wünschenswerter erscheint eine einstellbare Druckbegrenzung, da Verletzungen der Lungen schon bei kleinerem Druck auftreten können.

Im Fehlerfall, z. B. bei Defekt des Antriebs, muß der Patient spontan atmen können. Dies ist insbesondere für alle Beatmungsformen mit Spontanatmung erforderlich, da der Patient bei einem Defekt andernfalls trotz vorhandener Spontanatmung akut gefährdet wird.

Volumenmeßgeräte

Volumenmeßgeräte dienen der Ventilationsüberwachung eines Patienten. Sie sollen so gebaut und angeordnet sein, daß Gefahren durch falsche Anzeigen vermieden werden.

Volumenmeßgeräte müssen exspiratorisch angeschlossen werden. Inspiratorisch werden falsche Werte angezeigt, wenn Leckstellen an Schläuchen, Tuben oder Kanülen vorliegen. Sie müssen ausreichend unempfindlich gegenüber Feuchtigkeit und Verschmutzung sein.

Befeuchter und Atemgaserwärmer

Befeuchter dienen der Anfeuchtung und meist zusätzlich der Erwärmung des Atemgases. Sie sollten so gebaut sein, daß Gefahren durch übermäßige Befeuchtung oder Atemgaserwärmung vermieden werden.

Befeuchter sollten möglichst nach dem Verdunstungsverfahren arbeiten. Zerstäuber werden aus hygienischer Sicht als weniger geeignet eingestuft.

Eine Atemgaserwärmung darf auch im Fehlerfall 41 °C am Mundstück nicht überschreiten. Falls dies technisch nicht realisierbar ist, muß eine Alarmgabe bei Überschreiten von 41 °C erfolgen.

Ein- und Ausgänge des Befeuchters müssen gemäß ISO/DIS 5369 unverwechselbar ausgeführt sein, sofern eine Verwechslung der Anschlüsse eine Gefahr für den Patienten bedeuten kann.

Hygienische Anforderungen
Die Geräte sollten so gebaut und anwendbar sein, daß

Hygiene

Da Patienten, die künstlich beatmet werden, besonders infektionsgefährdet sind, ist eine sorgfältige Desinfektion oder Sterilisation der Beatmungsgeräte erforderlich.

Insbesondere die Sterilisation der Schlauchsysteme älterer Beatmungsgeräte, die mit der Atemluft in Berührung kommen, ist oftmals problematisch. Das Luftleitungssystem moderner Beatmungsgeräte dagegen läßt sich zumeist leicht ausbauen und thermisch sterilisieren oder als Einmalartikel austauschen. In der Praxis sollte für jedes Beatmungsgerätemodell ein spezieller Reinigungs-/Desinfektions- und Sterilisationsplan ausgearbeitet werden.

Während des Betriebs eines Beatmungsgeräts erfordert insbesondere der Atemgasanfeuchter eine entsprechende hygienische Wartung. Die Schlauchleitungen sollten je nach Sekretabsonderung des Patienten mindestens alle 2 bis 3 Tage ausgetauscht werden, um eine Reinfektion des Patienten zu vermeiden. Das Schlauchsystem sollte in einem Plastiksack verpackt der Wiederaufbereitung zugeführt werden.

Die hygienische Sicherheit des Beatmungsgeräts ist von folgenden Faktoren abhängig:

- apparative Voraussetzungen
- leichte Demontage und Montage
- wenig Schmutzecken und Kanten
- geeignetes Material für Reinigung, Desinfektion und Sterilisation [1]

Die Verfahren der Desinfektion und Sterilisation gehen aus folgender Tabelle hervor.

Grundsätzlich sind die thermisch-physikalischen Verfahren mit automatisch ablaufenden Reinigungsprogrammen zu bevorzugen, soweit Geräte und Materialien dies zulassen.

Die Vorteile dieser Verfahren liegen zum einen in der geringen Belastung des Personals, den geringen chemikalischen Rückständen und der gleichbleibenden Hygienequalität.

Der Notwendigkeit der Sterilisation steht der Verschleiß dieser relativ thermostabilen Materialien entgegen. So ist im Einzelfall abzuwägen, welches Verfahren vorzuziehen ist.

Heißluftsterilisation
Die Heißluftsterilisation erstreckt sich bei 180 °C über 30 Minuten. Sie ist daher für thermolabiles Material, wie Gummi und Kunststoffe, ungeeignet.

Sterilisation im Autoklaven
Die Dampfsterilisation gilt als die derzeit billigste und sicherste Methode für die Behandlung ausreichend thermoresistenten Materials. Sie erfolgt bei einer Temperatur von 120 °C in gesättigtem Wasserdampf über eine Zeit von mindestens 20 Minuten (entsprechend 1000 hPa Überdruck), oder bei einer Temperatur von 134 °C über mindestens 5 Minuten (entspricht 2000 hPa Überdruck).

Desinfektions- und Sterilisationsverfahren

mechanisch	waschen reinigen filtern
chemisch	Aldehyde Phenole Chlor Tenside Alkohole
physikalisch	feuchte Hitze trockene Hitze Strahlung

Sterilisation mit ionisierenden Strahlen
Die Sterilisation mit ionisierenden Strahlen wird in der Industrie für Einwegartikel wie Katheter aus PVC, Polyäthylen, Weichgummi und Latex angewendet. Aufgrund des großen apparativen und finanziellen Aufwandes ist dieses Verfahren in Krankenhaus und Praxis nicht anwendbar.

Sterilisation mit mikrobiziden Gasen
Zur Behandlung thermolabiler Materialien mit mikrobiziden Gasen kommt die Ätylenoxydsterilisa-

Gefahren durch Übertragung von Krankheitserregern von einem Patienten auf andere bzw. die Umgebung vermieden werden.

Alle im Atemstrom liegenden Bauteile (Schläuche, Ventile, Meßwertaufnehmer, Befeuchter usw.) müssen sterilisierbar sein.

Das Gerät muß so konstruiert sein, daß es von außen möglichst leicht zu reinigen und zu desinfizieren ist. Glatte Flächen, Folienschalter usw. sind hier vorteilhaft.

Das Atemgas Sauerstoff gilt als Medikament und unterliegt dem Arzneimittelgesetz (s. o.). Wird Umgebungsluft für die Atmung verwendet, ist der Einsatz eines geeigneten Bakterienfilters zu diskutieren.

Wird die Ausatemluft über das Beatmungsgerät in die

tion in Frage. Sie erlaubt eine Sterilisation der hitzeempfindlichen Teile bei Temperaturen zwischen nur ca. 37 und 55 °C. Materialschäden durch Hitze wie bei der Dampf- oder Heißluftsterilisation lassen sich dadurch vermeiden. Gebräuchlich sind Verfahren unter Einsatz eines Über- oder Unterdrucks. Die Geräte wickeln diesen Sterilisationsvorgang in der Regel vollautomatisch ab.

Da die keimtötende Wirkung mikrobizider Gase auch am menschlichen Protein eintreten kann, ist die Substanz für den Menschen giftig. Daher müssen die Rückstände nach der Sterilisation durch genaues Einhalten der Lagerzeiten zur Austreibung des im Material absorbierten Ätylenoxyds auf ein Minimum reduziert werden. Für PVC läßt sich dieses Sterilisationsverfahren daher nicht anwenden.

Alle genannten Sterilisationsverfahren erfordern eine sorgfältige Vorreinigung. Nur dann kann eine sichere Sterilisation garantiert werden.

Geräte, die in der Intensivmedizin Verwendung finden und sich für die Sterilisationsverfahren nicht eignen bzw. für die eine Sterilisation nicht zwingend notwendig ist, können mit physikalischen oder chemischen Verfahren desinfiziert werden.

Für Beatmungsgeräte ist es sinnvoll, Geräte und Zubehör getrennt zu behandeln.

Reinigungsautomaten

Für das Zubehör, wie Schläuche, Bälge, Patientensystem und sonstige Einzelteile aus dem Intensiv- und OP-Bereich, eignen sich speziell konstruierte Reinigungs- und Infektionsautomaten.

Die Säuberung, Desinfektion, das Spülen und Trocknen laufen automatisch ab, so daß Zeit erspart werden kann und die Infektionsgefährdung für das Personal entfällt.

Zur Reinigung wird Wasser durch Düsen auf das Material gespritzt. Spülmittel bzw. Chlor- und aldeydhaltige Desinfektionsmittel werden je nach Verfahren zugesetzt. Die Reinigung erfolgt bei Temperaturen >45 °C. Danach wird gespült bzw. bei Temperaturen bei 95 °C thermisch desinfiziert und zum Teil bei Temperaturen über 100 °C getrocknet. Das Programm dauert zwischen einer ½ und 2½ Stunden. Die Reinigungsautomaten sind auch als Durchlader (unreine Seite/reine Seite) lieferbar.

Chemische Desinfektionsverfahren

Möglich ist auch die Anwendung eines Alkoholaerosols zur Desinfektion von Beatmungsgeräten. Bei laufender Anlage wird ein alkoholisches Ultraschall-Aerosol im Hohlraumsystem verbreitet.

Formaldehydlösungen werden hauptsächlich in sogenannten Sprüh- und Vergasungsverfahren eingesetzt. Zur schonenden und zuverlässigen Desinfektion der Beatmungsgeräte hat sich insbesondere eine Desinfektionskammer bewährt.

Durch Einleiten eines Formalinaerosols in die Hohlräume der Geräte lassen sich auch nicht demontierbare Teile desinfizieren. Außerdem können gleichzeitig die äußeren Flächen der Geräte desinfiziert werden, da die Kammer mit Formalindämpfen durchströmt wird.

Anschließend lassen sich zurückgebliebene Formaldehydreste durch Ammoniak neutralisieren.

Ein Lüften der Geräte nach der Desinfektion in der Desinfektionskammer sowie die genaue Beachtung der Bedienungsanleitung sind erforderlich, um beispielsweise Bronchospasmen oder Asthmabeschwerden durch Rückstände oder Überdosierung von Formaldehyd auszuschließen.

Neben den unerwünschten Wirkungen von Formaldehyd bei Handkontakt oder beim Einatmen, wie Schleimhautreizungen, allergische Reaktionen oder Augenreizungen, steht das Mittel unter dem Verdacht, krebserregend zu sein. Da neuere Untersuchungen diesen Verdacht noch nicht schlüssig bestätigen konnten, kann der Einsatz von Formaldehyd-Desinfektionskammern bisher nicht generell abgelehnt werden.

Diese Kammern stellen, insbesondere wenn bauliche oder personelle Bedingungen keine andere Lösung zulassen, für Beatmungsgeräte (ohne Schlauchsystem) einen Kompromiß dar. Als Alternative bleibt nur die Wischdesinfektion, die einen entsprechend ausgestatteten Arbeitsplatz und die erforderliche Personalkapazität voraussetzt.

In Schlauchsystemen von Beatmungs- und Narkosesystemen können mit der Formaldehyddesinfektion keine ausreichenden Ergebnisse erzielt werden. Hier sind die oben beschriebenen Reinigungsautomaten bzw. Autoklaven zu verwenden.

Umgebungsluft abgeführt, wird zur Vermeidung von Kreuzinfektionen mit anderen Patienten ein geeignetes Entkeimungsverfahren empfohlen (zu den unterschiedlichen Desinfektions- und Sterilisationsverfahren vgl. Exkurs Hygiene).

Absaugpumpen sollten zum Schutz von Patienten und Personal vor verkeimter Abluft ein Bakterienfilter zwischen Auffangbehälter und Pumpe oder am Ausgang der Pumpe besitzen.

5.2.12 Meß- und Eichwesen

Das Gesetz über das Meß- und Eichwesen (Eichgesetz) in der Fassung vom 22.02.1985 besagt:

„(1) Medizinische Meßgeräte im Sinne dieses Gesetzes sind

1. Geräte, mit denen bei der Ausübung der Heilkunde, Zahnheilkunde oder Tierheilkunde Messungen zur Untersuchung oder Behandlung von Menschen oder Tieren vorgenommen werden,
2. Meßgeräte, die der Selbstkontrolle des Gesundheitszustandes von Menschen dienen.

(2) Der Bundesminister für Wirtschaft wird ermächtigt, zur Gewährleistung der Meßsicherheit medizinischer Meßgeräte im Interesse des Gesundheitsschutzes oder zur Durchführung von Rechtsakten der Europäischen Gemeinschaften durch Rechtsverordnung nach Anhörung von Sachverständigen aus Kreisen der Ärzteschaft, der Wissenschaft und der Wirtschaft vorzuschreiben, daß medizinische Meßgeräte nur dann in den Verkehr gebracht, bereitgehalten oder verwendet werden dürfen, wenn sie zugelassen sind. Zu den gleichen Zwecken kann der Bundesminister für Wirtschaft ferner durch Rechtsverordnung vorschreiben,

1. diese Meßgeräte nur geeicht in den Verkehr zu bringen, bereitzuhalten oder zu verwenden ..."

Grundsätzlich ist es daher möglich, daß Meßeinrichtungen, wie sie bei Beatmungsgeräten zum Einsatz kommen (Druck, Volumen, Temperatur, Flowmeßeinrichtungen usw.), später der Eichpflicht [4] unterliegen.

Zur Zeit ist ein Sachverständigenausschuß mit der Ausarbeitung der Eichordnung beschäftigt, in der die den Betreiber und Anwender betreffenden Einzelheiten festgelegt werden. Eine gesicherte Aussage ist daher zur Zeit noch nicht möglich.

1 Die Zone G entsteht bei Verwendung von Anästhesiemitteln, die mit Sauerstoff und Lachgas explosible Gemische bilden können.
2 Die Zone M entsteht, wenn mit Hautreinigungs- oder Desinfektionsmitteln gearbeitet wird, deren Dämpfe im Gemisch explosibel sein können, bzw. in der Umgebung von leicht undicht werdenden Teilen der Zone G.
3 DGAI = Deutsche Gesellschaft für Anästhesiologie und Intensivmedizin
4 Die Eichpflicht besagt, daß die Geräte in regelmäßigen und festgelegten Zeitabständen der Eichbehörde vorgestellt werden müssen, die die Übereinstimmung mit den geforderten Daten nach Überprüfung bestätigt.

6
Inspektionskonzept

Die Instandhaltung der Geräte hat das Ziel, die Geräte vom Tag der Inbetriebnahme bis zum Tag der Ausmusterung in einem funktionsgerechten, zuverlässigen und den Spezifikationen entsprechenden Zustand zu halten.

In diesem Kapitel werden Hinweise für den hauseigenen Service an Beatmungsgeräten gegeben. Das vom Bundesministerium für Forschung und Technologie (BMFT) geförderte Modellvorhaben Technische Servicezentren in Krankenhäusern sowie die Arbeit des tkb führten zu der Erkenntnis, daß ein großer Teil der nachfolgend spezifizierten Inspektionsmaßnahmen an Beatmungsgeräten bei entsprechender Schulung und Ausstattung der Anwender und hauseigenen Techniker ohne weiteres in Eigenleistung durchgeführt werden kann. Auf diese Weise ist es möglich, einen aktiven Beitrag zur Zuverlässigkeit und Verbesserung der Wirtschaftlichkeit des Geräteeinsatzes zu leisten.

Beatmungsgeräte unterliegen wie alle (medizintechnischen) Geräte einer unvermeidbaren Abnutzung. Abnutzung heißt, daß sich die Eigenschaften eines Geräts im Laufe der Zeit ändern, wodurch sein tatsächlicher Zustand, der sogenannte Ist-Zustand, nicht mehr mit dem Soll-Zustand übereinstimmt, den der Hersteller zum Zeitpunkt der Inbetriebnahme vorgegeben hat.

Die Instandhaltung wird nach DIN 31 051 in drei Bereiche unterteilt:

- Wartung: Bewahrung des Soll-Zustandes
- Inspektion: Feststellung des Ist-Zustandes
- Instandsetzung: Wiederherstellung des Soll-Zustandes

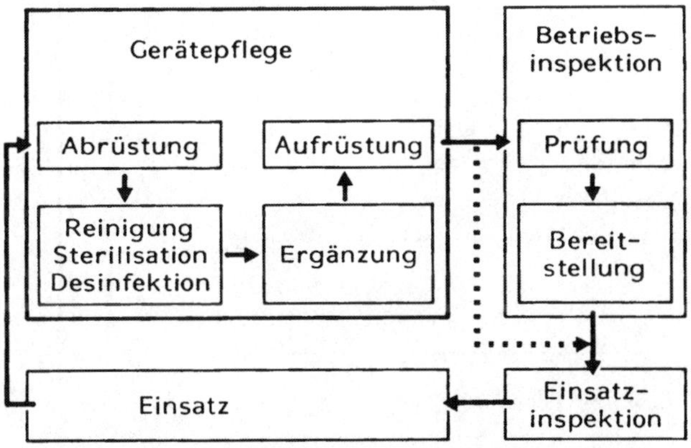

Abb. 6.1 Kreislauf des Beatmungsgeräts zwischen Einsatz und Gerätepflege

Wartungsmaßnahmen erfolgen im Rahmen der Gerätepflege, können aber auch anläßlich einer Hauptinspektion durchgeführt werden. Durch Inspektionen wird der jeweilige Ist-Zustand des Geräts festgestellt. Durch Instandsetzungsmaßnahmen wird der Sollzustand des Geräts wiederhergestellt, bevor die Schadensgrenze unterschritten wird, unterhalb der die Funktionsfähigkeit beeinträchtigt ist (vgl. DIN 31 051).

Gerätepflege

Nach jedem Einsatz bedarf das Beatmungsgerät der Pflege. Zuerst wird es abgerüstet, d. h. in die unterschiedlich zu pflegenden Teile zerlegt. Danach werden die Patientensysteme sowie die Aufnehmer, Adapter, Filter, Befeuchter usw. getrennt, gereinigt, sterilisiert oder desinfiziert. Einmalartikel oder völlig verschlissene Teile schließlich werden ausgewechselt bzw. ergänzt.

Die Gerätepflege beinhaltet also hygienische Maßnahmen und den Austausch von Verschleißteilen gemäß der Betriebsanleitung, damit das Gerät stets einen einwandfreien, betriebsbereiten und den Spezifikationen entsprechenden Zustand aufweist. Dabei geht es vor allem um die Frage, welche Teile mit welchen Mitteln und wie oft gereinigt werden müssen.

Zweckmäßigerweise werden diese Arbeiten in einem Gerätepflegezentrum durchgeführt, in dem die organisatorischen, räumlichen und apparativen Voraussetzungen für eine optimale Gerätepflege gegeben sind.

Um die Gerätepflege durchführen zu können, ist eine sogenannte Pflegeliste erforderlich. Die Pflegeliste ist in der Betriebsanleitung enthalten und gibt darüber Auskunft, wie die Geräte bzw. welche Geräteteile zum Reinigen, Desinfizieren und Sterilisieren vorbereitet werden müssen. Sie beschreibt, wie die Teile abgerüstet werden müssen und welche Arbeitsschritte dabei erforderlich sind. Sie teilt außerdem mit, welche Teile mit Wasser und Spülmittel gewaschen und dann getrocknet werden sollen, bzw. welche bei 134 °C sterilisiert werden müssen.

Die Vorbereitungsmaßnahmen für die Inbetriebnahme sind ebenfalls in der Betriebsanleitung beschrieben und besagen, wie die Teile wieder richtig zusammengebaut werden. Sie zeigen unter anderem, wie die Kalibration, z. B. von Sensoren, durchgeführt wird.

Betriebsinspektion

Nach der Aufrüstung des Geräts erfolgt die Betriebsinspektion. Eine in der Betriebsanleitung enthaltene Prüf-

GSD Instandhaltungskonzept

Wartung
(Bewahrung des Soll-Zustandes)

Gerätepflege
- durch Pflegepersonal
- mit Pflegeliste
- mit Pflegezentrum
- nach Einsatz
- in ca. 60 min

Inspektionskonzept

Inspektion
(Feststellung des Ist-Zustandes)

Einsatz-inspektion
- durch Anwender
- mit Checkliste
- auf Intensivstation
- vor Inbetriebnahme
- in ca. 5 min

Betriebs-inspektion
- durch Servicetechniker
- mit Prüfliste
- im Pflege-/Servicezentrum
- nach Gerätepflege
- in ca. 15 – 30 min

Sicherheits-inspektion
- durch TSZ/Firmenservice
- mit Prüfprogramm
- Station/Pflege-/Servicezentrum
- jährlich
- in ca. 30 – 60 min

Haupt-inspektion
- durch TSZ/Firmenservice
- mit Prüfprogramm
- im Pflege-/Servicezentrum
- halbjährlich
- in ca. 120 – 180 min

Instandsetzung
(Herstellung des Sollzustandes)

Reparatur
- durch TSZ/Firmenservice
- mit Serviceunterlagen
- im TSZ/beim Kundendienst
- nach auftretendem Fehler
- fehlerspezifisch

Einsatz

liste beschreibt die durchzuführenden Funktionskontrollen. Sie sagt aus, wie die einzelnen Funktionen zu prüfen sind und welche Ergebnisse dabei erhalten werden müssen. Zu diesen Funktionskontrollen gehören unter anderem auch die Prüfung der Gasüberwachung, der Alarme sowie der wichtigsten Beatmungsfunktionen.

Zur Durchführung von erweiterten Funktionskontrollen werden von einzelnen Herstellern Prüfmittel angeboten, beispielsweise zur Prüfung von Temperatur, Druck oder Volumen, um das Aufspüren von Fehlern nach dem Zusammenbau des Geräts im Anschluß an die Reinigung und Desinfektion zu erleichtern.

Lungensimulatoren können darüber hinaus Beatmungssituationen nachahmen und die Reaktionen des Beatmungsgeräts testen.

Die Funktionskontrolle zeigt, ob das Gerät in Ordnung ist und seinen in der Betriebsanleitung definierten Soll-Zustand aufweist, was durch eine Eintragung in einem zum Gerät gehörigen Gerätebuch und durch Markierung am Gerät bestätigt wird.

Einsatzinspektion
Für die Einsatzinspektion ist eine Checkliste vorhanden, um direkt vor dem Einsatz des Geräts die wichtigsten Funktionen kurz zu kontrollieren, d. h. festzustellen, ob das Gerät funktionsbereit ist. Diese Checklisten sollen an jedem Gerät angebracht sein.

Die Einsatzinspektion erfolgt unmittelbar vor jedem Einsatz und sollte daher nicht länger als ca. 5 min dauern.

Sicherheitsinspektion
An Beatmungsgeräten müssen die bei der Bauartzulassung festgelegten sichtheitstechnischen Kontrollen im vorgeschriebenen Umfang fristgerecht durchgeführt werden, da sie entsprechend der MedGV als medizinisch-technische Geräte der Gruppe 1 eingestuft werden.

Diese Kontrollen dürfen nur von Personen durchgeführt werden, die aufgrund ihrer Ausbildung, Kenntnisse und ihrer durch praktische Tätigkeit gewonnenen Erfahrungen Kontrollen ordnungsgemäß durchführen können und bei ihrer Kontrolltätigkeit weisungsfrei sind.

Der Zeitpunkt der Durchführung dieser Kontrollen ist, versehen mit dem Namen der Person oder Firma, die diese Maßnahmen durchgeführt hat, in das Gerätebuch einzutragen.

Bei Beatmungsgeräten wird durch die Einsatz- und Betriebsinspektionen laufend die funktionelle Betriebssicherheit kontrolliert und nötigenfalls durch Wartungs- und Instandsetzungsarbeiten wiederhergestellt.

Darüber hinaus können nach bestimmten Einsatz- oder Zeitintervallen ergänzende Maßnahmen sinnvoll sein, die einer Generalüberholung entsprechen. Diese Arbeiten dienen auch dem Austausch von Verschleißteilen wie Filtern, Dichtungen usw. Da sie von Gerät zu Gerät sehr verschieden sind, können sie hier nur generell beschrieben werden. Sie sind mit anderen Maßnahmen zu der in Kapitel 6.4 beschriebenen Hauptinspektion zusammengefaßt.

Hauptinspektion
Die Hauptinspektion, meist verbunden mit Wartungsmaßnahmen, erfolgt in vom Hersteller festgelegten Intervallen, die in der Betriebsanleitung festgelegt sind. Die Hauptinspektion hat zum Ziel, den Ist-Zustand des Geräts zu überprüfen und den Soll-Zustand durch vorbeugende Maßnahmen zu sichern. Dabei werden alle Baugruppen überprüft, die für eine störungsfreie Funktion verantwortlich sind. Wird hierbei festgestellt, daß einige Teile abgenutzt sind, müssen sie ausgetauscht werden. Nach der Inspektion wird der einwandfreie Zustand durch den Inspekteur, beispielsweise durch Anbringen einer Plakette, bestätigt.

Die Hauptinspektion, die ebenfalls eine Sicherheitsinspektion beinhaltet, kann vom Herstellerservice oder bei entsprechender Ausbildung und Kapazität auch vom hauseigenen Service durchgeführt werden.

Abbildung 6.2 veranschaulicht den Prüfaufwand auf den vier Ebenen der praktizierten Inspektionen. Die umfangreichsten Prüfungen werden vom Hersteller durchgeführt, gefolgt vom Firmenservice bzw. entsprechend geschulten krankenhauseigenen Servicetechnikern. Geringer ist der Aufwand für das Pflegepersonal mit Unterstützung der Krankenhaustechniker. Mit dem geringsten Zeitaufwand läßt sich die Einsatzinspektion durch den Anwender direkt vor dem Einsatz durchführen.

Die in den folgenden Inspektionen aufgeführten Kontrollen dienen als Beispiel und sollen den Zweck und die Möglichkeiten solcher Maßnahmen erläutern. Sie sind stets um die vom Hersteller bzw. von der betreffenden Prüfstelle festgelegten Prüfungen zu ergänzen. Da gerade Beatmungsgeräte in den verschiedensten Ausführungsformen angeboten werden, ist es verständlich, daß hier kein allgemeingültiges Inspektionskonzept angeboten werden kann.

6.1 Einsatzinspektion

Eine Funktionsprüfung vor dem Einsatz sollte grundsätzlich für jedes medizintechnische Gerät durchgeführt werden.

Auch bei Beatmungsgeräten, die im Zuge der Gerätepflege durch die Betriebsinspektion intensiv kontrolliert werden, ist ein kurzer Funktions-Check vor dem Einsatz durch den Anwender unerläßlich. Dieser Check sollte nicht länger als ca. 5 min dauern. Fehlerhafte Geräte, die nicht innerhalb dieser Zeit funktionstüchtig gemacht werden können, sind dem Gerätepflege- bzw. Servicezentrum zurückzugeben. Bei Beatmungsgeräten ist der einwandfreien Funktion, bedingt durch die lebenserhaltende Aufgabe der Geräte, höchste Priorität beizumessen. Die Checkliste, die der Einsatzinspektion zugrunde liegt, sollte jeder Anwender genauestens kennen. Zur Erinne-

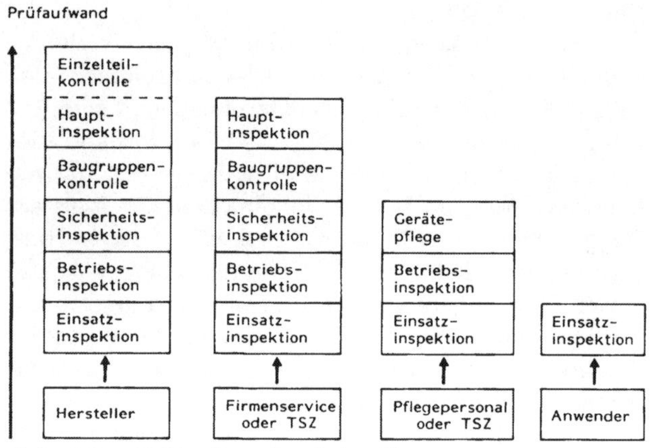

Abb. 6.2 Prüfaufwand auf vier Ebenen

rung ist zusätzlich ein Diagramm des Funktionsablaufs am Gerät vorzusehen. Die Kontrollen beziehen sich hauptsächlich auf die qualitative Funktion, Vollständigkeit und Dichtigkeit des Geräts. Sie sollen ohne größeren Aufwand, also ohne Hilfsmittel wie spezielle Meßgeräte, Testschaltungen oder Simulatoren, durchgeführt werden können.

6.1.1 Grundsätzliche Kontrollen

(01) Kontrolle von Schläuchen, Verbindungen und Anschlüssen auf Sauberkeit, Vollständigkeit, Beschädigung und festen Sitz

Es ist zu prüfen, ob die Gerätepflege ordnungsgemäß durchgeführt worden ist. Schläuche, Atembeutel, ggf. Absorber, Volumeter, Druckmesser, Ventilteller usw. sind durch Sichtkontrolle zu überprüfen. Die korrekte Arretierung oder Verriegelung von den Verbindungen zu Zusatzeinrichtungen wie Befeuchtern muß gegeben sein. Insbesondere ist darauf zu achten, daß bei der Montage des Patientensystems mit den entsprechenden Meßanschlüssen und Sensoren keine Verbindung verwechselt worden ist.

(02) Kontrolle von Sensoren, Kabeln und Steckverbindungen auf Beschädigung und Korrosion

Beschädigte Leitungen, verschmutzte bzw. korrodierte Kontakte oder Sensoren sind nach aller Erfahrung eine häufige Störungs- und Ausfallursache. Neben den Leitungen zu den Sensoren und ggf. vorhandenen Ausgangsleitungen zu Monitorsystemen sind der korrekte Netzanschluß (Steckdose mit Ersatzstromversorgung) sowie der Schutzleiter und die Potentialausgleichsleitung zu kontrollieren.

(03) Selbsttestprogramm auslösen

Einige moderne Geräte verfügen über ein Selbsttestprogramm, das im komfortabelsten Fall alle Funktionen des gesamten Systems überprüft. Ein solches Kontrollsystem ist vor jedem Einsatz zu aktivieren.

6.1.2 Sichtkontrolle einzelner Funktionselemente

(04) Prüfung der Gasversorgung

Je nachdem, ob das Beatmungsgerät direkt oder über einen Mischer aus der zentralen Gasversorgung des Krankenhauses, aus Gasflaschen oder aus einem Kompressor gespeist wird, müssen der notwendige Arbeitsdruck und die richtige Sauerstoffkonzentration festgestellt werden.

Bei Flaschenversorgung kann der Druck nach dem Öffnen der Ventile abgelesen werden. Als Richtwert für Sauerstoff ist ein Druck von 50 000 hPa (50 bar) anzusehen. Die Kennzeichnung der Flaschen ist in der unten stehenden Farbcode-Tabelle angegeben.

Eine Prüfung der zentralen Gasversorgung ist nur bei Neueinrichtungen bzw. Änderungen notwendig. Die Übereinstimmung der Wandsteckdosen mit der angegebenen Gasart ist zu prüfen.

Bei einigen modernen Geräten befindet sich im Teil der Gasversorgungseinheit eine Arbeitsdruckanzeige und ein Sauerstoffsensor.

Bei Zweifeln an der korrekten Gasversorgung ist der Krankenhausservice schnell in der Lage, den Sachverhalt zu klären.

Im allgemeinen genügt es, den Sauerstoffgehalt des austretenden Gases zu messen und folgende Zuordnung zu treffen:

- 0 % O_2 = Lachgas
- 21 % O_2 = Druckluft
- 100 % O_2 = Sauerstoff

(05) Sichtprüfung von Befeuchter und Atemgasanwärmer

Ein- und Ausgänge sind auf richtigen Anschluß zu prüfen, falls eine Verwechslung möglich und ein Vertauschen gefährlich ist. Die Temperaturmeßsonde sollte auf ihre korrekte Lage hin gesichtet und der Flüssigkeitsstand überprüft werden.

(06) Sichtprüfung von Anzeigegeräten und Alarm-Monitoren

Durch das Verstellen der Parameter des Beatmungsgeräts kann die quantitative Funktion der wichtigsten Anzeigegeräte überprüft werden. Die Simulation von Fehlern, z. B. Diskonnektion oder Stenose, muß einen Alarm auslösen.

(07) Dichtigkeitsprüfung des Gesamtsystems

Nach dem Anschluß des Geräts an die Gasversorgung ist der Arbeitsdruck auf 60 bis 100 hPa einzustellen, das Y-Stück zuzuhalten, und bei langsamer Atemfrequenz, konstantem Flow und langer inspiratorischer Pause sind Anzeige und Abfall während der Pause auf dem Druckmanometer zu beobachten. Der Abfall darf maximal 1 hPa/s betragen.

Bei der Exspiration sollte die Beatmungsdruckanzeige auf 0 ±1 hPa zurückgehen.

(08) Handbeatmungsbeutel für Notbeatmung prüfen
Um den Patienten bei einem möglichen Geräteausfall nicht zu gefährden, ist bei Beatmungsgeräten, die eine Handbeatmung nicht durch Umstellung ermöglichen, ein separater Handbeatmungsbeutel vorzuhalten. Dieser Beutel ist auf Vollständigkeit und einwandfreie Funktion zu prüfen.

6.2 Betriebsinspektion

Da bei Beatmungsgeräten im Rahmen der Gerätepflege wesentliche Manipulationen am Gerät durchgeführt werden, muß nach dem Zusammenbau des Geräts eine ausführliche Funktionsprüfung vorgenommen werden.

In diese Betriebsinspektion sind stets die in der Einsatzinspektion (Kap. 6.1) behandelten Elemente enthalten.

6.2.1 Grundsätzliche Kontrollen

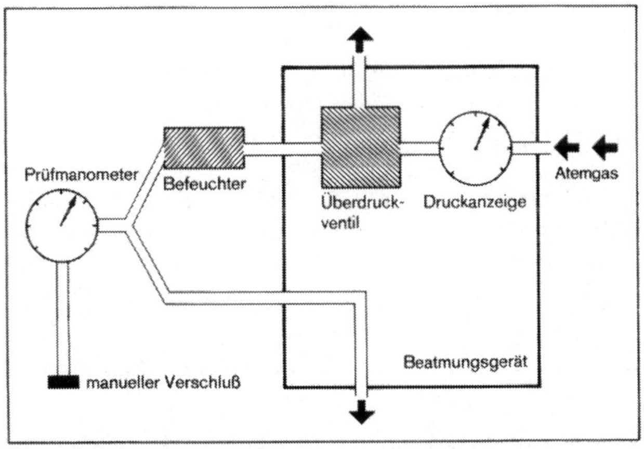

Abb. 6.3 Testschaltung I

(09) Kontrolle des Pflegezustandes
Äußerlich erkennbare Beschädigungen, das Vorhandensein und der Zustand der Betriebsanleitung und des Gerätebuchs, auffällige Änderungen wie z. B. Schwergängigkeit der Rollen und verstärkte Geräuschentwicklung sind zu vermerken und möglichst zu beheben.

(10) Sichtkontrolle der Aufschriften auf Lesbarkeit und Vollständigkeit
Durch Abnutzung und Reinigungsmittel können im Laufe der Zeit Aufschriften der Bedienelemente beschädigt oder schwer lesbar werden, so daß die Gefahr von Bedienungsfehlern auftreten kann.

(11) Kontrolle aller Bedienelemente, Funktions- und Kontrollampen
Die Leichtgängigkeit aller mechanischen Bedienelemente sollte überprüft werden. Schwergängigkeit oder andere Defekte müssen festgestellt und eine Reparatur veranlaßt oder direkt durchgeführt werden.

Insbesondere bei Geräten mit Sensor- oder Folientasten sind die Funktions- und Kontrollampen einem Lampentest zu unterziehen. Ausgefallene Funktionslampen lassen bei diesen Geräten beispielsweise die Programmeinstellung nicht mehr erkennen.

6.2.2 Kontrolle einzelner Funktionselemente

(12) Kontrolle der Versorgungsüberwachung
Alle Versorgungsanschlüsse am Gerät sind zu kontrollieren und eventuell vorhandene Anzeigen zu überprüfen. Bei Unterbrechung einer Versorgung muß entsprechender Alarm ausgelöst werden:

- Netzausfallalarm
- Druckluftmangel-Signal
- Sauerstoffmangel-Signal

(13) Prüfung des O_2-Monitors
Der O_2-Sensor ist vom Inspirationsstück abzunehmen und das Gerät einzuschalten. Das Meßgerät muß 21 Vol.-% anzeigen, ggf. ist das Gerät zu kalibrieren.

Als weitere Kontrollen können Lachgas (= 0 % O_2) und Sauerstoff (= 100 % O_2) herangezogen werden (vgl. Prüfung 04).

(14) Funktion des Überdruckventils prüfen
Durch Verschließen des Y-Stücks (Abb. 6.3) bei der Inspiration kann festgestellt werden, ob ein Beatmungsdruck vorhanden ist und ob die Druckeinstellung sowie die Druckanzeige und das Überdruckventil funktionieren. Bei entsprechender Einstellung des Geräts läßt sich mit der Testschaltung I auch die Dichtigkeit des Gesamtsystems überprüfen.

(15) Kalibrierung des Geräts
Eine Kalibrierung aller Aufnehmer, Alarmgrenzen, Anzeigen nach Angaben des Herstellers in der Betriebsanleitung ist vorzunehmen. Zum Teil können diese Maßnahmen mit Hilfe des Aufbaus gemäß Testschaltung II (Abb. 6.4) durchgeführt werden. Sie zeigt neben dem Beatmungsgerät mit Beatmungs-Druckanzeige und Überdruckventil ein Lungenmodell mit Volumenanzeige sowie Compliance- und Resistanceeinstellungen. Außerdem ist ein Monitor für die inspiratorische Flowkurve sowie die inspiratorische und „alveoläre" Druckkurve angeschlos-

sen. Folgende Meßanzeigen können so entsprechend nachgestellt werden:

- Beatmungsvolumen-Meßgerät
- (Atemzugvolumen, Atemminutenvolumen)
- Atemfrequenzanzeige
- Atemzeitverhältnisanzeige
- Atemvolumenstromanzeige (max. Volumenstrom)
- Seufzerfrequenzanzeige

Des weiteren kann ein solcher Aufbau bei der Einweisung und Schulung hilfreich sein.

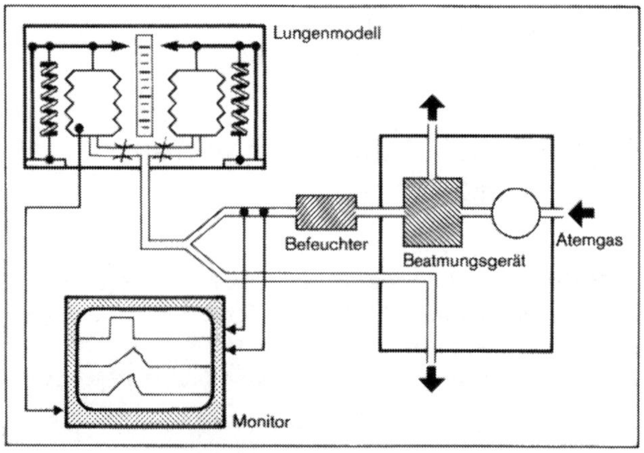

Abb. 6.4 Testschaltung II

In der Vergangenheit sind verschiedene vergleichende Untersuchungen an Beatmungsgeräten durchgeführt worden, die teilweise zu sehr verschiedenen Testergebnissen für den gleichen Gerätetyp kamen. Der Verdacht liegt nahe, daß solche Unterschiede gerätspezifisch sind, d. h., daß ein Großteil der unterschiedlichen Ergebnisse aufgrund der Streuung der Bauteile (Toleranzen, Justierungen, Kalibrationen) zustande kommen. Hier sind die Hersteller gefordert, ihre Geräte so zu konstruieren, daß sie mit einfachen Test- und Kalibrierverfahren ohne komplizierte Laborinstrumente schnell in den Zustand gebracht werden können, der den Spezifikationen entspricht.

(16) Diskonnekt-Überwachung prüfen
Bei vorhandener Einstellmöglichkeit ist der Wert auf 10 hPa einzustellen, das Y-Stück offenzulassen. Nach einer gewissen Verzögerungszeit muß der Alarm einsetzen und evtl. die untere Alarmgrenze angezeigt werden. Sofern der Beatmungsbeutel angeschlossen wurde und der Alarm ggf. zurückgesetzt ist, muß der Alarm erlöschen.

(17) Stenose-Überwachung prüfen
Sofern der Stenosegrenzwert auf 100 hPa eingestellt und das Y-Stück verschlossen ist, muß der Alarm nach einer Verzögerungszeit einsetzen und die obere Alarmgrenze ggf. angezeigt werden. Nach Freigabe des Y-Stücks und Rücksetzen des Alarms muß das Signal erlöschen.

(18) PEEP-Einstellung kontrollieren
In jedem Fall ist eine Sichtprüfung des PEEP-Ventils vorzunehmen. Sofern möglich, ist auch seine Leichtgängigkeit manuell zu prüfen: Das Ventil darf nur gegen entsprechenden Federdruck vollständig verschließbar sein (vgl. auch Testschaltung III, Abb. 6.5).

(19) Trigger-Funktion prüfen
Bei dem Prüfaufbau gemäß Testschaltung III (Abb. 6.5) wird mit Hilfe des Atembeutels manuell ein geringer Unterdruck erzeugt, der an einem Manometer abgelesen werden kann. Die Triggerempfindlichkeit wird am Gerät

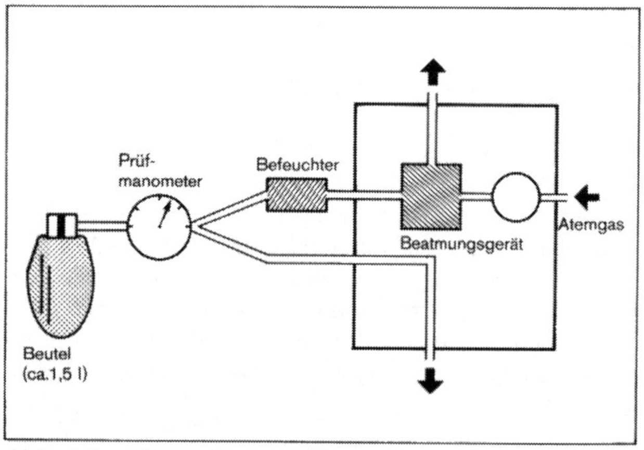

Abb. 6.5 Testschaltung III

auf verschiedene Werte eingestellt und der Trigger mit entsprechendem Druck auf den Atembeutel ausgelöst, was die Inspiration einleitet. In dieser Konstellation muß die Kontrollampe „Trigger" leuchten.

(20) Demand-CPAP-Funktion überprüfen
Zur Überprüfung der Demand-CPAP-Funktion muß das Beatmungsgerät in die richtige Betriebsart (spontan) gebracht werden. Bei einem Aufbau gemäß Abbildung 6.5 wird der Atembeutel langsam ausgedrückt und losgelassen. Er muß sich dann bis zu dem vorgegebenen Atemzugvolumen füllen.

6.3 Sicherheitsinspektion

Sicherheitsinspektionen umfassen die Prüfung der elektrischen und die der Funktionssicherheit.

(21) Überprüfung der elektrischen Sicherheit
Eine Überprüfung der elektrischen Sicherheit ist nach IEC 601 – 1/VDE 750 oder DIN VDE 0751 bei Beatmungsgeräten mit elektrischem Anschluß je nach Betriebsintensität regelmäßig – beispielsweise alle ein bis zwei Jahre – durchzuführen.

Jetzt wurden die Fristen durch die Bauartzulassung bzw. durch den Sachverständigen bei der Altgeräteüberprüfung festgelegt.

Ein solches Sicherheitsprüfprogramm ist in allgemeiner Form im 3. Band dieser Schriftenreihe „Ein- und Dreikanal-Elektrokardiographen“ ausführlich beschrieben worden und wird deshalb hier nicht nochmals dargestellt. Bei Bedarf können Unterlagen über die Prüfung der elektrischen Sicherheit auch direkt vom tkb angefordert werden.

(21a) Überprüfung der Funktionssicherheit
Die Überprüfung der Funktionssicherheit erfolgt bei Geräten, die nach dem 01.01.1986 in Betrieb genommen worden sind, anhand des bei der Bauartzulassung bzw. vereinfachten Bauartprüfung festgelegten gerätespezifischen Prüfprogramms des Herstellers.

6.4 Hauptinspektion

Die Hauptinspektion umfaßt eine Überprüfung der Funktions- und Betriebsbereitschaft sowie Sicherheit. Sie enthält also auch die innerhalb von Einsatz-, Betriebs- und Sicherheitsinspektionen ausgeführten Kontrollmaßnahmen.

Zusätzlich sind Maßnahmen enthalten, die einer Bestandsaufnahme bezüglich des Zustandes der Umgebung und der Ausstattung des Geräts entsprechen, so daß auch ältere, im Einsatz befindliche Beatmungsgeräte auf ihre weitere Verwendbarkeit geprüft werden können.

Des weiteren sind allgemein gültige Prüf- und Wartungsmaßnahmen beschrieben, die jeweils durch die in der Betriebs- und Serviceanleitung des Geräts festgelegten Maßnahmen spezifiziert werden.

Es kann nicht vorausgesetzt werden, daß jeder Servicetechniker im Krankenhaus über die notwendigen Prüfgeräte und Hilfsmittel sowie über die notwendige Zeit verfügt. Deshalb wird davon ausgegangen, daß die Hauptinspektion – von entsprechend geschulten und ausgestatteten Servicezentren abgesehen – vom technischen Service der Herstellerfirma oder einem externen Kundendienst durchgeführt wird. In jedem Fall sollten alle veranlaßten Tests und Untersuchungen übersichtlich mit Hilfe einer Checkliste dokumentiert werden.

Feste Zyklen können für die Hauptinspektion nicht vorgegeben werden; die Durchführung kann meist auf den Bedarfsfall beschränkt bleiben, d. h. bei Neueinsatz beziehungsweise Neuauslieferung und nach Reparatur, oder, wenn Einsatz-, Betriebs- oder Sicherheitsinspektionen berechtigten Anlaß zum Ansetzen einer Hauptinspektion geben. Außerdem ist die Betriebsanleitung verbindlich, die feste Zyklen für Inspektions- und Wartungsmaßnahmen vorschreiben kann.

6.4.1 Bestandsaufnahme des Zustandes vorhandener Geräte

Ein großer Teil derzeit im Einsatz befindlicher Geräte entspricht nicht den Ansprüchen an ein zeitgemäßes Beatmungsgerät. Aus Gründen der Verfügbarkeit und auch aufgrund wirtschaftlicher Überlegungen konnten viele vorhandene Geräte bisher nicht ausgemustert und durch neue ersetzt oder geeignet umgerüstet bzw. mit Meß- und Alarmsystemen erweitert werden.

1979 wurden Empfehlungen von der DGAI für die Ausstattung von Beatmungsgeräten herausgegeben. Da zum damaligen Zeitpunkt eine Übergangsfrist von drei Jahren empfohlen wurde, kann davon ausgegangen werden, daß diese Empfehlungen heutzutage als verbindlich anzusehen sind. Sie dienen insbesondere als Grundlage für die Bauartzulassung von Beatmungsgeräten.

Als Geräte zur dosierten Anwendung von Energie oder Arzneimitteln müssen Beatmungsgeräte darüber hinaus ab 01.01.1988 mit Warneinrichtungen für den Fall einer gerätebedingten Fehldosierung ausgerüstet sein.

(22) Bestandsaufnahme der Ausstattung entsprechend der DGAI

(22.1) Steckkupplungen
Die für zentrale Gasversorungsanlagen in Krankenhäusern verwendeten Steckkupplungen bzw. Schraubanschlüsse in Wand- bzw. Deckenanschlüssen usw. müssen unverwechselbar sein.

(22.2) Schlauchverbindungen
Gasversorgungsschläuche zwischen Steckkupplungen bzw. Schraubanschlüssen zwischen der zentralen Gasversorgung (ZGV) und dem Gerät müssen farblich gemäß folgender Aufstellung gekennzeichnet sein.

Farbcode

Gas	Farbcode
Sauerstoff	blau
Lachgas	grau
Kohlensäure	schwarz
Druckluft	gelb
Vakuum	farblos, durchsichtig

(22.3) Gasspezifische Anschlüsse
Grundsätzlich sind in allen Beatmungsgeräten gasartspezifische Anschlüsse für die genannten Verbindungen obligatorisch. Ist jedoch ein Anschluß von mehr als einer Gasart an einem Gasanschluß zulässig, z. B. Sauerstoff alternierend zu Druckluft, so darf dieser Gasanschluß mit obengenannten gasartspezifischen Anschlüssen nicht verwechselbar sein.

(22.4) Sauerstoffkonzentration
Ist eine definierte inspiratorische Sauerstoffkonzentration erforderlich, und ist hierfür ein Gasmischer im Gerät integriert oder vorgeschaltet, muß die inspiratorische Sauerstoffkonzentration kontinuierlich gemessen werden. Der Gasmischer muß die Gasmischung mit einer Richtigkeit von mindestens ± 10 Vol.-% O_2 sicherstellen, das Sauerstoffmeßgerät muß eine Konzentration von mindestens ± 5 Vol.-% O_2 messen.[1] Obere und untere Alarmgrenzen sind vorzusehen.

Alternativ kann der Ausfall eines der zu mischenden Gase auch akustisch signalisiert werden.

(22.5) Überdruckventil
Im Antriebssystem muß zur Absicherung eines Fehlerfalls ein Überdruckventil (Begrenzung bei 100 hPa) zum Schutz gegen zu hohen Beatmungsdruck vorhanden sein.

Alternativ kan die Höhe der Überdruckbegrenzung mit 80 oder 100 cm WS angegeben werden.

(22.6) Ausfall der Versorgung
Der Ausfall der Gasversorgung oder der elektrischen Stromversorgung des Beatmungsgeräts muß akustisch signalisiert werden. Der Patient sollte in diesem Fall die Möglichkeit haben, spontan atmen zu können.

(22.7) Atemwegsdruckmesser
Ein Atemwegsdruckmesser muß vorhanden sein.

(22.8) Diskonnektionsalarm
Ein Diskonnektionsalarm muß bei kontrollierter Beatmung und sollte auch bei der IMV-Beatmung verwendet werden.

(22.9) Stenosealarm
Ein Stenosealarm sollte, sofern das Funktionsprinzip des Beatmungsgeräts seine Verwendung ermöglicht, vorgesehen sein.

(22.10) Volumenmessung
Eine geeignete Überwachung der Beatmung durch kontinuierliche exspiratorische Volumenmessung ist erforderlich. Falls das Funktionsprinzip eine solche Messung nicht erlaubt, müssen alternativ andere verläßliche Überwachungsgrößen zur Anwendung kommen, die die ausreichende Überwachung sicherstellen.

(22.11) Patientensystem
Alle atemgasführenden Teile des Patientensystems müssen sterilisierbar oder Einwegartikel sein.

Die Anschlüsse für Patientenschläuche (inkl. eventuell vorhandener manueller Beatmungsvorrichtungen) müssen gemäß ISO DIS 5369 ausgeführt sein.

(22.12) Elektrische Sicherheit
Elektrisch betriebene Beatmungsgeräte einschließlich ihrer Zusatzgeräte müssen gemäß den zutreffenden VDE-Vorschriften gebaut sein.

(22.13) Checkliste für Einsatzinspektion
An jedem Beatmungsgerät ist eine Checkliste anzubringen, in der die Kontrollvorgänge verzeichnet sind, die unmittelbar vor Inbetriebnahme des Geräts durchgeführt werden müssen.

(22.14) Handbeatmungsgerät
Bei Ausfall des Beatmungsgeräts muß eine Beatmung mit atmosphärischer Luft möglich sein. Dies ist gegebenenfalls durch ein gesondertes Handbeatmungsgerät sicherzustellen.

(22.15) Atemgasanfeuchter
Atemgasanfeuchter, deren Leistung durch Temperaturregler gesteuert werden, müssen einen unabhängigen Sicherheitsautomaten haben. Der Sicherheitsthermostat muß so ausschalten, daß die Temperatur am Tubus 41 °C nicht überschreiten kann. Ist diese Forderung nicht sicherzustellen, muß die Temperatur des Atemgases kontinuierlich gemessen und mit einer oberen Warngrenze zur akustischen und optischen Alarmgebung überwacht werden.

Die Ein- und Ausgänge des Atemgasanfeuchters müssen unverwechselbar sein oder gemäß ISO DIS 5369 ausgeführt sein.

Alle atemgasführenden Teile des Atemgasanfeuchters müssen sterilisierbar sein oder als Einmalartikel eingesetzt werden.

Auch der Atemgasanfeuchter muß gemäß den zutreffenden VDE-Vorschriften gebaut sein.

6.4.2 Grundsätzliche Kontrolleistungen

(23) Überprüfung des Geräts aufgrund der Richtlinien des Herstellers
Von den Herstellern in den Service-Richtlinien oder in der Bedienungsanleitung vorgegebene Prüfleistungen sind unbedingt innerhalb einer Hauptinspektion vorzunehmen.

(24) Überprüfung nach Reparatur
Bei Auslieferung eines vom Herstellerservice oder einer Vertragsfirma reparierten Geräts sollte die Ausführung der Reparatur anhand der Rechnung überprüft werden, sofern das Gerät von der mit der Reparatur beauftragten Firma selbst ausgeliefert wird.

(25) Vollständigkeitsprüfung nach Neulieferung
Bei der Übergabe eines Neugeräts nach Kauf sind vom Servicetechniker alles Zubehör sowie die Geräteunterlagen (z. B. Bedienungsanleitung, Garantieurkunde, Servicemanual) auf ihre Vollständigkeit hin zu überprüfen. Dies gilt ebenfalls für die Rücklieferung nach einer Reparatur, falls das Zubehör und die Geräteunterlagen mit dem Gerät zusammen für die Reparatur überstellt wurden.

6.4.3 Kontrolle einzelner Funktionselemente

(26) Austausch der Verschleißteile des Geräts aufgrund der Richtlinien des Herstellers
Entsprechend den Herstellerrichtlinien sind Lampen, Akkus, Dichtringe, Dichtungen, Membranen, Filter, Ventile, Siebeinsätze, Bälge usw. in bestimmten Zeitabständen auszustauschen.

6.5 Meß- und Prüfgeräte

6.5.1 Funktionsprüfgeräte

Je nachdem, welche Inspektionen durch den Krankenhausservice durchgeführt werden sollen, sind neben diversen Adaptern und Steckkupplungen folgende Prüf- und Meßgeräte notwendig:

Kombinierte Testsysteme für verschiedene Parameter werden ebenfalls angeboten. Bei entsprechendem Bedarf, d. h. großer Anzahl von Beatmungsgeräten, kann der Mehrpreis solcher Prüfsysteme (ca. 12 000,- DM) durch den in der Regel niedrigeren Arbeitsaufwand gerechtfertigt werden.

In diesen Systemen sind Druckmeßeinheiten für verschiedene Druckbereiche, Differenzdruckaufnehmer, Volumenstrom-Meßgeräte, Volumeter sowie ein Atemfrequenzmeßgerät und ein Temperaturmeßgerät eventuell mit einem elektrischen Sicherheitstest zusammengefaßt.

Die Anschaffung sowohl der genannten einzelnen Prüfgeräte als auch eines kombinierten Testsystems ist bei entsprechendem Bedarf anzuraten, damit auch eine Reihe anderer Geräte überprüft werden kann, wie beispielsweise:

- Kompressoren
- Blutdruckmeßgeräte
- Spirometer und andere Lungenfunktions-Meßgeräte
- Inkubatoren

6.5.2 Sicherheitsprüfgeräte

Eine Kontrolle der Ableitströme, Isolationswiderstände und des Schutzleiterwiderstandes entsprechend IEC 601/VDE 0750 oder DIN VDE 0751 kann mit Hilfe spezieller Sicherheitsprüfgeräte durchgeführt werden. Diese Geräte kosten je nach Ausführung zwischen ca. 4000,- und 8000,- DM. Da es sich bei diesen Sicherheitsprüfgeräten um universell einsetzbare Prüfgeräte handelt, die zur Überprüfung der Sicherheitsparameter auch anderer medizintechnischer Geräte eingesetzt werden können, sollte diese Investition auf alle Fälle getätigt werden.

1 Nach neueren Aussagen sind hier Werte von ±5 % für den Mischer und ±2 % für das Sauerstoffmeßgerät anzustreben.

Meß- und Prüfgeräte

	Prüfgerät	Ca.-Preis *min. in DM*	Ca.-Preis *max. in DM*
Einsatzinspektion	Sauerstoffmeßgerät*	2000,–	3000,–
Betriebsinspektion	Lungenmodell*	2000,–	12000,–
	Künstliche Lunge *(Beutel: 1,5 l)*	20,–	100,–
	Druckmanometer *(0 – 1000 hPa)*	1500,–	5000,–
	Sauerstoffmeßgerät	2000,–	3000,–
	Thermometer *(geeicht, 20 – 50 °C)*	500,–	2000,–
Hauptinspektion	Lungenmodell	2000,–	12000,–
	Durchflußmesser	1000,–	2000,–
	Druckmanometer *(0 – 1000 hPa)*	1500,–	5000,–
	Druckmanometer *(0 – 10000 hPa)*	1500,–	5000,–
	Sauerstoffmeßgerät	2000,–	3000,–
	Thermometer *(geeicht, 20 – 50 °C)*	500,–	2000,–
	Volumenmeßgerät *(0 – 10 l)*	1500,–	3000,–
	komplette Ausstattung	**10000,–**	**33000,–**

* nicht unbedingt erforderlich

GSD Inspektionskonzept

Einsatzinspektion

- (01) Kontrolle von Schläuchen, Verbindungen und Anschlüssen auf Sauberkeit, Vollständigkeit, Beschädigung und festen Sitz ☐
- (02) Kontrolle von Sensoren, Kabeln und Steckverbindungen auf Beschädigung und Korrosion ☐
- (03) Selbsttestprogram auslösen ☐
- (04) Prüfung der Gasversorgung ☐
- (05) Sichtprüfung von Befeuchter und Atemgasanwärmer ☐
- (06) Sichtprüfung von Anzeigegeräten und Alarm-Monitoren ☐
- (07) Dichtigkeitsprüfung des Gesamtsystems ☐
- (08) Handbeatmungsbeutel für Notbeatmung prüfen ☐

Betriebsinspektion

- (09) Kontrolle des Pflegezustandes ☐
- (10) Sichtkontrolle der Aufschriften auf Lesbarkeit und Vollständigkeit ☐
- (11) Kontrolle aller Bedienelemente, Funktions- und Kontrollampen ☐
- (12) Kontrolle der Versorgungsüberwachung ☐
- (13) Prüfung des O_2-Monitors ☐
- (14) Funktion des Überdruckventils prüfen ☐
- (15) Kalibrierung des Geräts ☐
- (16) Diskonnekt-Überwachung prüfen ☐
- (17) Stenose-Überwachung prüfen ☐
- (18) PEEP-Einstellung kontrollieren ☐
- (19) Trigger-Funktion prüfen ☐
- (20) Demand-CPAP-Funktion überprüfen ☐

Sicherheitsinspektion

(21) Überprüfung der elektrischen Sicherheit ☐

- (21.1) Messung des Isolationswiderstandes zwischen den Versorgungsleitern und dem Anwendungsteil (Anwendungsgerät mit dem Schutzleiter verbunden) ☐
- (21.2) Messung des Isolationswiderstandes zwischen Schutzleiter und Anwendungsteil ☐
- (21.3) Messung des Isolationswiderstandes zwischen Versorgung und Anwendungsteil ☐
- (21.4) Messung des Schutzleiterwiderstandes ☐
- (21.5) Messung der Erdableitströme ☐
- (21.8) Messung der Patientenhilfsströme ☐
- (21.9) Messung der Patienableitströme bei Versorgungsspannung am Anwendungsteil (SFC) ☐

(21a) Überprüfung der Funktionssicherheit ☐

Hauptinspektion

(22) Bestandsaufnahme der Ausstattung entsprechend der DGAI ☐

- (22.1) Steckkupplungen ☐
- (22.2) Schlauchverbindungen ☐
- (22.3) Gasspezifische Anschlüsse ☐
- (22.4) Sauerstoffkonzentration ☐
- (22.5) Überdruckventil ☐
- (22.6) Ausfall der Versorgung ☐
- (22.7) Atemwegsdruckmesser ☐
- (22.8) Diskonnektionsalarm ☐
- (22.9) Stenosealarm ☐
- (22.10) Volumenmessung ☐
- (22.11) Patientensystem ☐
- (22.12) Elektrische Sicherheit ☐
- (22.13) Checkliste für Einsatzinspektion ☐
- (22.14) Handbeatmungsgerät ☐
- (22.15) Atemgasanfeuchter ☐
- (23) Überprüfung des Geräts aufgrund der Richtlinien des Herstellers ☐
- (24) Überprüfung nach Reparatur ☐
- (25) Vollständigkeitsprüfung nach Neulieferung ☐
- (26) Austausch der Verschleißteile des Geräts aufgrund der Richtlinien des Herstellers ☐

Größen und Einheiten in Technik und Medizin

Die Bände 1 bis 5 der Schriftenreihe stellen die wichtigsten Basisgrößen und Einheiten für die Medizintechnik auf der Grundlage des seit 1978 geltenden Internationalen Einheitensystems (SI) vor. So kann in diesem Band auf den Abdruck verzichtet werden. Lediglich ein Diagramm zur Umrechnung verschiedener Druckeinheiten mag als Ergänzung zur Umrechnungstabelle in Band 1 dienen.

Diagramm zur Umrechnung der Druckeinheiten

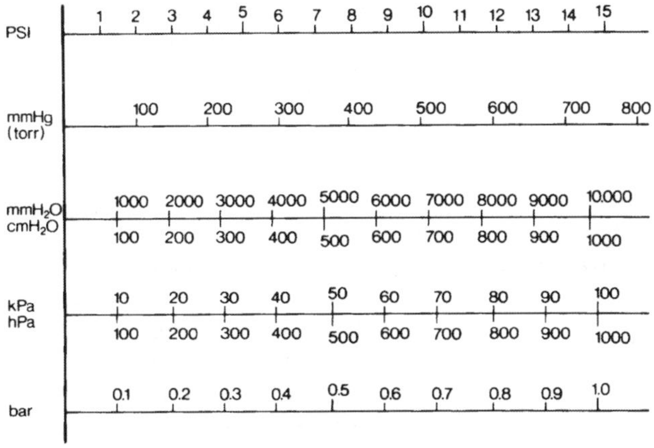

Regeln, Vorschriften und Gesetze für Beatmungsgeräte und ähnliche medizintechnische Geräte

Allgemeine Aspekte der Sicherheit

VDE 0752/05.83 IEC 513	Grundsätzliche Aspekte der Sicherheit elektrischer Einrichtungen in medizinischer Anwendung
DIN VDE 0750 Teil 211/12.84	Medizinische Versorgungseinheiten; Besondere Festlegungen für die Sicherheit
DIN 31 051 /03.82	Instandhaltung, Begriffe und Maßnahmen
VBG 1 /10.84	UVV „Allgemeine Vorschriften" mit Durchführungsanweisungen
VBG 103 /02.83	UVV „Gesundheitsdienst" mit Durchführungsanweisungen

Elektrische Sicherheit

DIN VDE 0751 Teil 1/12.84	Instandsetzung, Änderung und Prüfung von medizinischen elektrischen Geräten
E DIN VDE 0750 Teil 106/09.82 IEC 62A (CO) 15	Feuchtigkeitsvorbehandlung
DIN VDE 0750 Teil 1/05.82 IEC 601 Teil 1	Sicherheit elektromedizinischer Geräte – Allgemeine Festlegungen (daneben gilt mit einer Übergangsfrist DIN VDE 0750 Teil 1/06.77)
DIN VDE 0750 Teil 215	Beatmungsgeräte – Besondere Festlegungen für die elektrische Sicherheit (inoffizielle Entwurfsvorlage)
DIN VDE 0750 Teil 214	Inhalationsnarkosegeräte mit elektrischen Einrichtungen - Besondere Festlegungen für die elektrische Sicherheit (inoffizielle Entwurfsvorlage)
E DIN VDE 0750 Teil 212/04.83	Säuglingsinkubatoren; Besondere Festlegungen für die Sicherheit
E DIN VDE 0750 Teil 217/02.84	Transportinkubatoren; Besondere Festlegungen für die Sicherheit

Mechanische Gefahren

DIN 31 000 /03.79	Allgemeine Leitsätze für das sicherheitsgerechte Gestalten technischer Erzeugnisse
DIN 31 001 Teil 1/12.76	Sicherheitsgerechtes Gestalten technischer Erzeugnisse; Schutzeinrichtungen, Begriffe, Sicherheitsabstände für Erwachsene und Kinder
DIN 31 005 /04.85	Sicherheitsgerechtes Gestalten technischer Erzeugnisse, Verriegelungen, Kopplungen

DIN 33 400 /10.83	Gestalten von Arbeitssystemen nach arbeitswissenschaftlichen Erkenntnissen: Begriffe und allgemeine Leitsätze
DIN 33 401 /07.77	Stellteile: Begriffe, Eignung, Gestaltungshinweise
DIN 33 413 Teil 1/06.84	Ergonomische Gesichtspunkte für Anzeigeeinrichtungen: Arten, Wahrnehmungsaufgaben, Eignung
TRG	Technische Regeln Druckgase (Hrsg.: Deutscher Druckgasausschuß)
DIN 477 Teil 1/09.79	Gasflaschenventile für Prüfdrücke bis maximal 300 bar; Bauformen, Baumaße, Anschlüsse, Gewinde
DIN 477 Teil 3/11.63	Gasflaschenventile; Begriffe und technische Daten für in Gasflaschen beförderte Gase
DIN 477 Teil 8/11.79	Gasflaschenventile; Sonderanschlüsse für medizinische Geräte bis 3 l Rauminhalt (PIN-Index-System)

Explosions- und Brandgefahren

ZH 1/200 /04.80	Richtlinie für die Vermeidung von Zündgefahren infolge elektrostatischer Aufladung (Richtlinien „Statische Elektrizität")
Ex-RL	Richtlinie zur Vermeidung der Gefahren durch explosionsfähige Atmosphäre mit Beispielsammlung (Explosionsschutz-Richtlinien)
ZH 1/598 /10.1979	Sicherheitsregeln zur Vermeidung von Brand- und Explosionsgefahren durch alkoholische Desinfektionsmittel
Merkblatt M 638 /02.78	Inhalationsanästhesiemittel: Gesundheitsgefahren ausschalten (Berufsgenossenschaft für Gesundheitsdienst und Wohlfahrtspflege)
Merkblatt M 639 /03.85	Brand- und Explosionsschutz im Gesundheitsdienst (Berufsgenossenschaft für Gesundheitsdienst und Wohlfahrtspflege)
VBG 62 /04.69	UVV Sauerstoff
VBG 62 /03.70	Durchführungsanweisungen zur UVV Sauerstoff

Gefahren durch Lärmentwicklung

ArbStättV /03.75	Verordnung über Arbeitsstätten (Arbeitsstättenverordnung)

Elektrische Installation

E DIN VDE 0100 Teil 300/05.84	Errichten von Starkstromanlagen mit Nennspannungen bis 1000 V – Allgemeine Angaben zur Planung elektrischer Anlagen; Begriffe mit allen Änderungen und Ergänzungen
DIN VDE 0107 /06.81	Errichten und Prüfen von elektrischen Anlagen in medizinisch genutzten Räumen
E DIN VDE 0107 /11.84	Errichten von Starkstromanlagen in Krankenhäusern und medizinisch genutzten Räumen außerhalb von Krankenhäusern
DIN VDE 0108 /12.79	Errichten und Betreiben von Starkstromanlagen in baulichen Anlagen für Menschenansammlungen sowie von Sicherheitsbeleuchtung in Arbeitsstätten

Medizinische Aspekte

DGAI /1978	Richtlinien zur farblichen Kennzeichnung von Gaszuführungsschläuchen zentraler Narkosegasversorgungsanlagen
DGAI /1978	Empfehlungen der DGAI zur Sicherheit medizinisch-techni-

	ischer Geräte: Beatmungsgeräte
DGAI /1980	Empfehlungen der DGAI zur Sicherheit medizinisch-technischer Geräte: Steckkupplungen
DGAI /1979	Empfehlungen der DGAI zur Sicherheit medizinisch-technischer Geräte beim Einsatz in der Anästhesiologie: Inhalationsnarkosegeräte
DIN 13 252 /06.84	Inhalationsnarkosegeräte; Sicherheitstechnische Anforderungen und Prüfung

Meß- und Eichwesen

EichG /02.85	Gesetz über das Meß- und Eichwesen (Eichgesetz)

Arzneimittel

ArznG /04.83	Arzneimittelgesetz

Internationale Normen und Normentwürfe

ISO 4135 /09.79	Anaesthesiology – Vocabulary
ISO/DIS 53 56/1 /04.82	Anaesthetic apparatus – Breathing attachments – Part 1: conical fittings and adaptors
ISO/DIS 5356/2 /02.82	Anaesthetic apparatus – Breathing attachments – Part 2: Screw threaded weight bearing fittings
ISO 5358 /12.80	Continuous flow inhalational anaesthetic apparatus (anaesthetic machines) for use with humans
ISO 5367 /11.80	Breathing tubes used with anaesthetic apparatus and ventilators
ISO 5367 (E) /12.81	Breathing tubes used with anaesthetic apparatus and ventilators; Erratum
ISO 5367/DAM 1 /02.84	Breathing tubes used with anaesthetic apparatus and ventilators; Amendment 1
ISO/DIS 5369 /06.82	Breathing machines for medical use
K 2000 /11.83	Beatmungsgeräte – Einteilung und Begriffsbestimmungen (Österreichische Norm)

Medizingeräteverordnung

Ermächtigungsgrundlage für die MedGV
Die Medizingeräteverordnung basiert zum einen auf den besonderen Vorschriften für das Inverkehrbringen und Ausstellen technischer Geräte im Gesetz über technische Arbeitsmittel (GtA) vom 24.06.1968 (Änderung vom 13.08.1979), zum anderen auf den besonderen Vorschriften für das Errichten und Betreiben gemäß der Gewerbeordnung (insbesondere § 24 GewO). In ihr sind medizintechnische Geräte als überwachungsbedürftige Anlagen festgeschrieben (§ 24 Abs. 3). Desgleichen finden wir im Gerätesicherheitsgesetz (GSG) vom 24.06.1968 (Änderung vom 13.08.1979) § 8a besondere Bestimmungen für medizintechnische Geräte.

Vorschriften für Inverkehrbringen und Ausstellen
Die Medizingeräteverordnung stellt für das Inverkehrbringen und Ausstellen von Beatmungsgeräten folgende Anforderungen:

- Übereinstimmung mit den allgemein anerkannten Regeln der Technik, den Arbeitsschutzvorschriften und der UVV (§ 3 Abs. 1)
- Warneinrichtung für gerätebedingte Fehldosierung ab 01.01.1988 (§ 3 Abs. 2)
- Kennzeichung der Geräte (§ 3 Abs. 3)
- verständliche Beschriftung oder genormte Bildzeichen für Stellteile
- Gebrauchsanweisung in deutscher Sprache (§ 4)
- Bauartzulassung für Geräte, mit deren serienmäßiger Herstellung nach dem 01.01.1986 begonnen wurde (§§ 5, 22)
- Funktionsprüfung am Betriebsort, Ersteinweisung des Geräteverantwortlichen (§ 9)

Vorschriften für das Errichten und Betreiben
Die Vorschriften für das Errichten und Betreiben eines Beatmungsgeräts umfassen die auf der folgenden Seite zusammengestellten Paragraphen der Medizingeräteverordnung:

- bestimmungsgemäßer Betrieb nach den allgemein anerkannten Regeln der Technik, den Arbeitsschutzvorschriften und der UVV (§ 6 Abs. 1)
- Betrieb nur nach Bescheinigung der Bauartzulassung oder der vereinfachten Sicherheitsprüfung (§ 6 Abs. 2, § 22)
- Anwendung der Geräte nur durch geeignetes Personal (§ 6 Abs. 3)
- Funktionstest vor jeder Anwendung (§ 6 Abs. 4)
- Betrieb erst nach Funktionsprüfung und Ersteinweisung des Geräteverantwortlichen (§ 9)
- Anwendung nur durch am Gerät eingewiesenes Personal (§ 10)
- sicherheitstechnische Kontrollen (§ 11)
- Bestandsverzeichnis (§ 12)
- Gerätebuch (§§ 13, 14)
- Unfall- und Schadensmeldung bei Personenschäden (§ 15)

Gebrauchsanweisung § 4
Die Gebrauchsanweisung eines Beatmungsgeräts muß gemäß § 4 der Medizingeräteverordnung in deutscher Sprache abgefaßt sein. Sie soll Hinweise zu folgenden Aspekten der Benutzung und Wartung beinhalten:

- Verwendungszweck
- Funktionsweise
- Kombinationsmöglichkeiten mit anderen Geräten

- Reinigung
- Desinfektion
- Sterilisation

- Zusammenbau
- Funktionsprüfung
- Wartung

Bestandsverzeichnis § 12
In das Bestandsverzeichnis sind für jedes Beatmungsgerät einzutragen:

- Name und Firma des Herstellers
- Typ, Fabriknummer und Anschaffungsjahr
- Gerätegruppe nach § 2
- Standort oder betriebliche Zuordnung

Gerätebuch § 13
In das Gerätebuch sind für Beatmungsgeräte einzutragen:

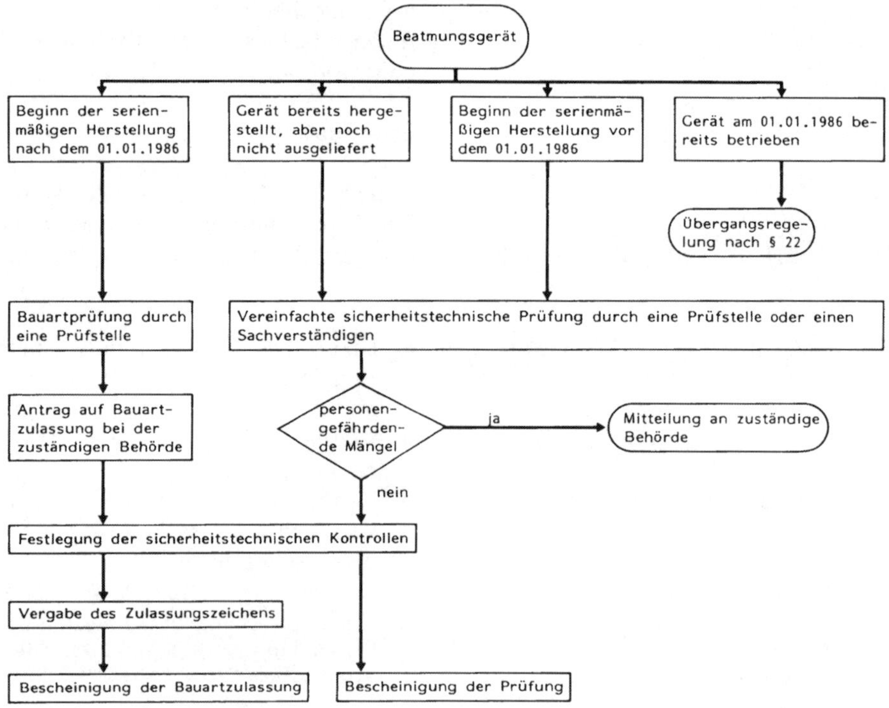

Bauartzulassung §§ 5, 22

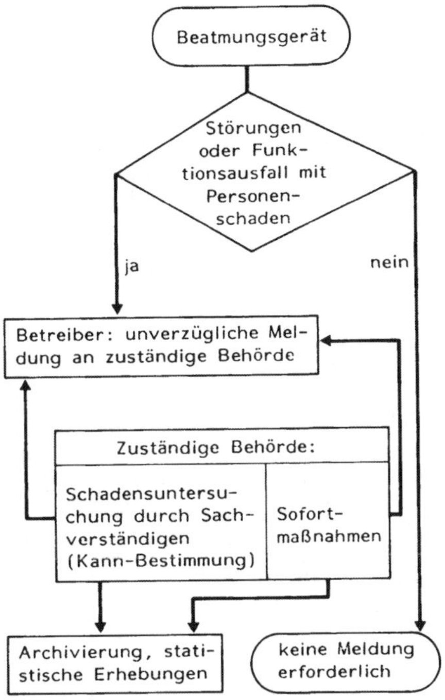

Unfall- und Schadensanzeige § 15

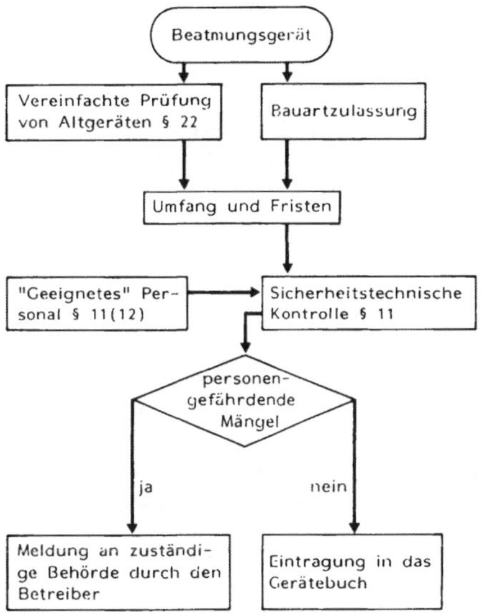

Sicherheitstechnische Kontrollen

- Zeitpunkt der Funktionsprüfung vor der erstmaligen Inbetriebnahme gemäß § 9
- Zeitpunkt der Einweisungen sowie die Namen der eingewiesenen Personen
- Zeitpunkt der Durchführung von vorgeschriebenen sicherheitstechnischen Kontrollen und Instandhaltungsmaßnahmen sowie Name der Person oder Firma, die die Maßnahme durchgeführt hat
- Zeitpunkt, Art und Folgen von Funktionsstörungen und wiederholter gleichartiger Bedienungsfehler

Ein Abdruck der Bauartzulassungsbescheinigung oder der vereinfachten Prüfung gemäß § 22 ist beizufügen.

Einweisung § 10

Die Anwendung medizintechnischer Geräte der Gruppen 1, 3 und 4, also auch der Beatmungsgeräte, ist gemäß § 6 Abs. 3 der MedGV ausschließlich Personen vorbehalten, die das Gerät aufgrund ihrer Ausbildung oder Kenntnisse und praktischen Erfahrungen sachgerecht einsetzen können.

Gemäß § 9.2 geht der Anwendung eine Ersteinweisung des Geräteverantwortlichen durch den Hersteller oder Lieferanten voraus.

Die Einweisung des Personals erfolgt gemäß § 10 von dem in obengenannten § 6 umrissenen Personenkreis, der in die sachgerechte Handhabung eingewiesen worden ist. Bei Erweiterung der Beatmungsgeräte um Zusatzgeräte betrifft die Einweisung das Gesamtsystem mit seinen Besonderheiten.

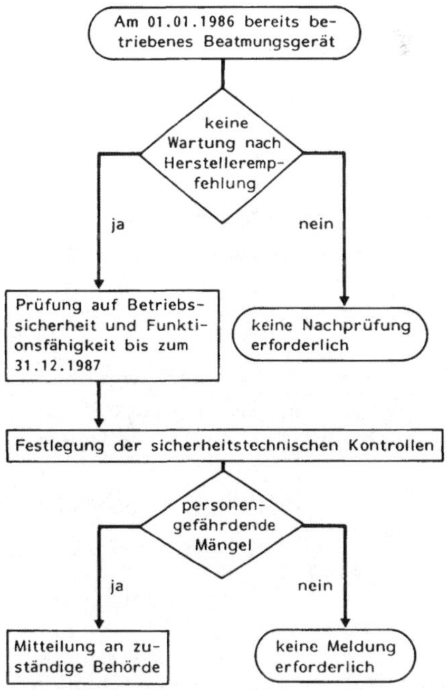

Nachprüfung der am 1.1.86 bereits betriebenen Beatmungsgeräte (Altgeräte; Übergangsvorschriften § 22)

Abkürzungs- und Stichwortverzeichnis

A

Aerosol: feinste Verteilung fester Stoffe oder Flüssigkeiten, wie Medikamente, im Atemgas, z. B. zur Inhalation 1, 5
AEV: Allgemeine Ersatzstromversorgung (Dieselgenerator) 153
AF: →Atemfrequenz
akzelerierend: Strömungsmuster, bei dem der Volumenstrom während der Inspiration zunimmt 75
Alkalose: hoher →pH-Wert durch Überschuß an Base 129
Alveolärer Totraum: Gasvolumen wenig oder nicht am Gasaustausch beteiligter →Alveolen 128
Alveole: Lungenbläschen 128
AMV: →Atemminutenvolumen; assisted mechanical ventilation: →S-IPPV, →S-CPPV 135
Anatomischer Totraum: Raum, der nicht am Gasaustausch beteiligt ist: Nase, Rachen, Kehlkopf, Luftröhre und Bronchialbaum 128
Arterialisierung: Anreicherung sauerstoffarmen Bluts mit dem Sauerstoff der Einatmungsluft 128, 129
ASB: assisted spontaneous breathing; →assistierte →Spontanatmung
Assistierte Beatmung: durch Spontanatmungsversuch des Patienten zeitlich getriggerte maschinelle Beatmung 133
Assistierte Spontanatmung: flowunterstützte Spontanatmung 134
ASV/PEEP: →assistierte Spontanatmung mit positivem →EEP 134
ASV: assisted spontaneous ventilation; →assistierte Spontanatmung
Atemfrequenz: Atemzyklen pro Minute 79
Atemminutenvolumen: Summe der Volumina der einzelnen Atemzüge pro Minute 79
Atemwegsdruck: Gasdruck in den Atemwegen des Patienten 131, 132
Atemzeitverhältnis: Zeitverhältnis von der In- zur Exspirationsphase (Normalwert bei 1:1,3) 83
Atemzugvolumen: Luftmenge eines Atemzugs 80, 81, 82
Azidose: niedriger →pH-Wert durch Überschuß von Säure 129
AZV: →Atemzugvolumen

B

Bag-in-Bottle-System: Antriebssystem „Balg in Flasche“ 141
Bellows-in-bottle-System: Antriebssystem „Beutel in Flasche“ 141
BEV: besondere Ersatzstromversorgung (Batterie) 87
Bronchiolen: feinste Verzweigungen der Luftröhren 128

C

Carina: Leiste an der oberen Gabelung der Luftröhre. 138
CMV: controlled mechanical ventilation: →CPPV, →IPPV. 135
Compliance: Elastizität; Maß für die Dehnbarkeit eines elastischen Systems, wie z. B. des Thorax-Lungen-Systems 76, 78, 82, 85, 148
CPAP: continuous positive airway pressure; →Spontanatmung unter kontinuierlichem positivem Druck in den Atemwegen 133
CPPB: continuous positive pressure breathing →CPPV
CPPV: continuous positive pressure ventilation; Beatmung mit kontinuierlichem positivem Druck 133
Cuff: Ballon zur Abdichtung des Raums zwischen Tubus oder Katheter und der Luftröhre 137, 138
CV: closing volume; →Verschlußvolumen

D

dBA: Dezibel, bewertet nach der A-Kurve 87, 152
Demand-Flow-CPAP-System: durch den Atemzug des Patienten gesteuertes →CPAP 142
Demand-Ventil-CPAP: →Demand-Flow-CPAP-System
dezelerierend: Strömungsmuster, bei dem der Volumenstrom während der Inspiration abnimmt 75
DGAI: Deutsche Gesellschaft für Anästhesiologie und Intensivmedizin 155, 158, 165
Diffusion: Wanderung von Stoffen durch eine Mebran aufgrund eines Konzentrationsgefälles 128, 129
Diffusionsbeatmung: Beatmungsform, bei der der Frischgasstrom ohne größeren Überdruck in die →Alveolen gelangt 2
Diffusionsstörungen: Störungen, die den Stoffaustausch an der Membran behindern 131
Diffusionswiderstand: Widerstand, der den Molekülen bei der Diffusion durch die Membran, Gewebe usw. entgegengesetzt wird 130
DIN: Deutsches Institut für Normung; Deutsche Industrienorm 149
Diskonnektion: Auseinandergehen einer Schlauchverbindung
Distribution: Verteilung von →Ventilation, →Perfusion und →Diffusion in den einzelnen Lungenbereichen 128, 129
DV: diffusion ventilation; Diffusionsbeatmung; →Hochfrequenzbeatmung

E

EEP: endexspiratorischer Druck; →NEEP, →PEEP, →ZEEP 133, 135

Emphysem: Aufblähung der →Alveolen nach Zerstörung der Alveolenwände

Endotrachealtubus: →Tubus, der entweder durch den Mund oder die Nase zwischen den Stimmbändern in die Luftröhre eingeführt wird 127

EP: endinspiratory pressure; endinspiratorischer Druck.

EPAP: exspiratory positive airway pressure; →Spontanatmung unter positivem exspiratorischem Atemwegsdruck 134

ERV: exspiratory reserve volume; →exspiratorisches Reservevolumen

Exspiration: Ausatmung des mit Kohlendioxid angereicherten Atemgases 146

Exspiratorisches Reservevolumen: Luftmenge, die nach normaler Ausatmung zusätzlich ausgeatmet werden kann 80, 81

F

FDV: →forcierte Diffusionsventilation

FiO_2: Sauerstoffanteil der eingeatmeten Luft; bei einem Anteil von 50 % Sauerstoff ist der Wert für FiO_2 beispielsweise 0,5 4, 5

Flow: Atemgasstrom 76, 77, 81

Flowgenerator: Stromgenerator, z. B. Konstantflowgenerator 76

Flow-Zerhacker: Antriebssystem, bei dem der Flow wechselweise durch Ventile gesteuert wird 141

Forcierte Diffusionsventilation: Hochfrequenzbeatmungsform mit 2 Kathetern, deren Ausgänge dicht über der →Carina liegen 137, 138

FRC: functional residual capacity; →Ruhelungenvolumen

Freiheitsgrad: Beatmungsparameter, der sich nicht aus der Direkteinstellung, sondern als Folge der Einstellung anderer Parameter in Abhängigkeit vom Lungenzustand ergibt 75, 88

FRK: →FRC

Funktionelle Residualkapazität: →Ruhelungenvolumen

G

GSD: Gesellschaft für Systemforschung und Dienstleistungen im Gesundheitswesen mbH

H

Hämothorax: Blut im →Pleuraraum.

Herzminutenvolumen: Förderleistung des Herzens in Litern pro Minute 131

HFJO: high frequency jet oszillation; →Hochfrequenz-Jetoszillation

HFJV: high frequency jet ventilation; →Hochfrequenz-Jetbeatmung

HFO: →Hochfrequenzoszillation

HFP: →Hochfrequenzpulsation

HFPPV: high frequency positive pressure ventilation; →Hochfrequenzbeatmung mit positivem Druck 137

HFV: high frequency ventilation; →Hochfrequenzbeatmung

High-Flow-CPAP-System: →CPAP-System mit hohem Konstant-Flow, aus dem der Patient so viel Volumen entnehmen kann, wie er benötigt 142

Hochfrequenz-Jet-Beatmung: Beatmung, bei der ein Hochdruck-Gasstrahl Umgebungsluft mitreißt 137

Hochfrequenz-Jet-Oszillation: Jet-Beatmung, bei der nicht nur die Inspiration, sondern auch die Exspiration mit dem Hochdruck-Gasstrahl durchgeführt wird 138

Hochfrequenzbeatmung: Diffusionsbeatmungsverfahren mit geringen Druckschwankungen; →FDV, →HFJO, →HFJV, →HFO, →HFP, →HFPPV 137, 138

Hochfrequenzoszillation: Hochfrequenzbeatmungsverfahren, bei dem die schwingende Gassäule durch eine Düse (elektrisch gesteuert) erreicht wird 137, 138

Hochfrequenzpulsation: Hochfrequenzbeatmungsverfahren, bei dem mechanisch eine schwingende Gassäule erreicht wird 137

Hyperventilation: übermäßige Beatmung der Lunge 129

Hypoventilation: zu schwache Beatmung der Lunge bei Verminderung der →Atemfrequenz oder des Atemvolumens 129

I

IC: inspiratory capacity; →Inspirationskapazität

IEC: International Electrotechnical Commission 169

IFA: inspiratory flow assistance; →ASV

IHS: inspiratory help breathing; →ASV.

ILV: independent lung ventilation; unabhängige Lungenbeatmung 138

IMV: intermittent mandatory ventilation; →intermittierende mandatorische Beatmung.

Inhalation: Einatmung von Medikamenten über Dämpfe bzw. →Aerosole 3

Inspiration: Einatmung sauerstoffhaltigen Atemgases 146

Inspirationskapazität: Summe aus →Atemzugvolumen und →inspiratorischem Reservevolumen 80, 81

Inspiratorisches Reservevolumen: nach Inspration zusätzlich einatembare Luftmenge 80, 81

Intermittierende mandatorische Beatmung: Mischform aus maschineller Ventilation und Spontanatmung 134

Intermittierendes Konstant-Flow-System: →Flow-Zerhacker

Interpulmonaler Rechts-Links-Shunt: →Shunt

IPPB: intermittent positive pressure breathing; synchronisierte Beatmung mit intermittierendem positivem Druck

IPPV: intermittent positive pressure ventilation; Beatmung mit intermittierendem positivem Druck 133

IRV: inspiratory reserve volume; →inspiratorisches Reservevolumen

ISO: International Organisation for Standardisation 149

Isobares Behältersystem: Antriebseinheit mit flexiblem Behältersystem; die Volumendosierung basiert auf Volumenänderung 140

Isochores Behältersystem: Antriebseinheit mit starrem Behältersystem; die Volumendosierung basiert auf Druckänderung 140

IRV: inversed ratio ventilation; Verhältnis Insp.: Exsp. >1 136

K

Konstant-Flow-System: Antriebsystem mit konstantem Flow, bei dem lediglich ein Ventil In- und Exspiration steuert 141

Kontrollierte Beatmung: maschinelle Beatmung, bei der die →Atemfrequenz am Gerät eingestellt wird 133

Kopplung: Faktor, der aussagt, wie gut ein vom Gerät angebotenes Strömungsmuster unabhängig vom Patienten verabreicht wird 139

L

Lungenödem: Flüssigkeit in der Lunge

M

Mandatorische Beatmung: mechanische, maschinelle Beatmung 132

MedGV: Medizingeräteverordnung 149, 171, 172, 173

MMV: mandatory minute ventilation; mandatorische Minutenbeatmung 135

N

NAW: Notarztwagen 2

NEEP: negative endexspiratory pressure; negativer endexspiratorischer Druck 80

O

Obstruktion: Verstopfung, etwa durch Entzündung 147

Obstruktive Störungen: verminderte Durchtrittsfläche der Atemwege 130

OP: Operationssaal 151, 152

Oxygenation: Anreicherung mit Sauerstoff.

P

P/S: →Primär-/Sekundärsystem

Partialdruck: Teildruck für ein spezielles Gas 129, 147

PEEP: positive endexspiratory pressure; positiver endexspiratorischer Druck 132, 135

Perfusion: Durchströmung der die Alveolen umgebenden Blutgefäße mit roten Blutkörperchen 128, 129, 131

Perfusionsstörungen: Störungen, die der Durchströmung der Kapillaren entgegenstehen können 131

Perfusionswiderstand: Strömungswiderstand, den das Blut in der Lunge überwinden muß 130

pH-Wert: pondus hydrogenii; Maß für die Wasserstoffionen-Konzentration 129

Physiologischer Totraum: →anatomischer und →alveolärer Totraum 128

Plateauphase: endinspiratiorische Pause 82, 131, 132

Pleuraraum: Zwischenraum zwischen Lunge und Thorax 128

Pneumothorax: Luftansammlung im →Pleuraraum, z. B. nach Verletzungen im Bereich des Brustkorbes oder nach Platzen von →Alveolen

PNPV: positive negative pressure ventilation; Wechseldruckbeatmung mit positivem und negativem Druck 133

Primär-/Sekundärsystem: Trennung von Antriebsgas und Atemgas 140, 141

Puffer: chemische Verbindung, die den →pH-Wert in wäßrigen Lösungen durch Zugabe von Säuren oder Basen konstant halten 129

R

Residualvolumen: nicht mobilisierbarer Anteil der →Totalkapazität 80, 81

Resistance: Strömungswiderstand in den Atemwegen 76, 78, 82, 85, 148

Respirator: Beatmungsgerät 1

Respiratorischer Quotient: Verhältnis von Sauerstoffverbrauch und ausgeatmetem Kohlendioxid 129

Restriktive Störungen: Eingeschränkte Ausweitungsmöglichkeit der Lungen während der →Inspiration 130

Ruhelungenvolumen: Lungenvolumen nach normaler Ausatmung 80, 81

RV: residual volume; →Residualvolumen

S

S-CPPV: synchronisierte continuous positive pressure ventilation; synchronisierte Beatmung mit kontinuierlichem positivem Druck 133

S-IMV: synchronisierte intermittierende mandatorische Beatmung 134

S-IPPV: synchronised intermittent positive pressure ventilation; synchronisierte Beatmung mit intermittierendem positivem Druck 133

S-MMV: synchronised mandatory minute ventilation; synchronisierte mandatorische Minutenbeatmung 135

SB: spontaneous breathing; →Spontanatmung 133

Servosystem: Antriebssystem, bei dem Druck und Flow geregelt werden 142
Shunt: Vermischen von venösem, nicht am Gasaustausch teilnehmendem, und arteriellem Blut 131
Spirometer: Meßgerät zur Bestimmung der Atemvolumina 82, 83
Spontanatmung: normale Atmung des Patienten 133
Stenose: Verengung der Atemwege 77, 86

T

TC: →TLC
Thorax: Brustkorb 85
Tidalvolumen: →Atemzugvolumen
TK: →TLC
TLC: →Totalkapazität
Totalkapazität: gesamte Gasmenge, die eine Lunge erfaßt 80, 81
TÜV: Technischer Überwachungsverein 149
Totraum: Volumen der Atemwege, deren Wandungen keinen Gasaustausch zulassen 127, 128
Tracheotomie: Luftröhrenschnitt 127

V

VBG: Vorschriftenwerk der Berufsgenossenschaften
VC: vital capacity; →Vitalkapazität
VDE: Verband Deutscher Elektrotechniker 149
VDI: Verein Deutscher Ingenieure 149
Ventilation: Belüftung der Alveolen mit Sauerstoff 128, 129, 131
Ventilator: Beatmungsgerät 1
Venturi-Düse: Düse zur Erhöhung der Strömungsgeschwindigkeit 138
Verschlußvolumen: Volumen der Lunge, bei dem sich die kleinen Atemwege selbständig verschließen 81
VICE: Variable Inspiratory, Constant Exspiratory; Flow-Steuerung 38
Vitalkapazität: Summe maximal bewegbarer Lungenvolumina 80, 81
VK: →VC.
Volumenstrom: →Flow

Z

ZAP: zero airway pressure; →Spontanatmung unter Atmosphärendruck 133, 134
ZEEP: zero end exspiratory pressure; Beatmung ausgehend von dem normalen Atmosphärendruck 132, 135
ZGV: Zentrale Gasversorgung 3
ZPB: zero pressure breathing; Spontanatmung unter Atmosphärendruck; →ZAP

Literaturverzeichnis

Benzer, H.: Monitoring der Beatmungstherapie; in: medizintechnik 2; 1981; S. 34 ff.
Borst, R. H. (Hrsg.): Anästhesie und Intensivmedizin; Teil 1: Anästhesie; 4. Auflage, Bad Homburg 1985.
Borst, R. H. (Hrsg.): Anästhesie und Intensivmedizin; Teil 2: Intensivmedizin und Wiederbelebung; 4. Auflage, Bad Homburg 1985.
Dimai, W.: Hochfrequenzbeatmung; in: swiss med 5; 1981; S. 31 ff.
Falke, K.: Ein zeitgerechtes Konzept der Beatmung; Teil 1; in: Anästhesiologie und Intensivmedizin 25; Erlangen 1984; S. 386 ff.
Falke, K.: Ein zeitgerechtes Konzept der Beatmung; Teil 2; in: Anästhesiologie und Intensivmedizin 25; Erlangen 1984; S. 419 ff.
Frankenberger, H.: Organunterstützende Systeme für die Atmung: Konstruktionsmerkmale und Gerätetechnik; Vortrag Erlangen 1983.
Frankenberger, H.; Schwanbom, E.: Technische Aspekte eines Respiratorsystems; in: medizintechnik 2; 1981; S. 44 ff.
Kreysch, W.: Grundlagen der Beatmung; Praxis der Medizintechnik; Köln 1984.
Kreysch, W.: Endotracheal-Katheter; Praxis der Medizintechnik; Köln 1985.
Kurth, H.-H.; Rudolph, Th. u. a.: Medizintechnik in Krankenhaus und Praxis Bd. 3; Ein- und Dreikanal-Elektrokardiographen; Berlin, New York 1985.
Lawin, P. (Hrsg.): Maschinelle Beatmung gestern – heute – morgen: Symposium in Münster; Schriftenreihe Intensivmedizin, Notfallmedizin, Anästhesiologie Bd. 48; Stuttgart, New York 1984.
Lawin, P. (Hrsg.): Praxis der Intensivbehandlung; 4. Auflage, Stuttgart, New York 1981.
Lotz, P.; Siegel, E. u. a.: Grundbegriffe der Beatmung; Darmstadt 1984.
Minister für Arbeit, Gesundheit und Soziales des Landes Nordrhein- Westfalen (Hrsg.): Studie zur Verbesserung der Sicherheit von Beatmungs- und Narkosegeräten; Düsseldorf 1981.
Schmidt, R. F.; Thews, G. (Hrsg.): Physiologie des Menschen; 20. Auflage, Berlin, Heidelberg 1980.
Steinbereithner, K. u. a. (Hrsg.); Baum, M.: Intensivstation, -pflege, -therapie: Möglichkeiten, Erfahrungen und Grenzen; 2. Auflage, Stuttgart, New York 1984.
Suter, P. M.: Der Einsatz verschiedener Beatmungsmethoden zur Therapie des akuten Lungenversagens; in: medizintechnik 2; 1981; S. 42 ff.
Mottner, J.; Tabbert, M. u. a.: Ein neuer Hochfrequenz-Jet-Ventilator – Modell Gießen; in: intensivmedizinische praxis 6; München 1983; S. 17 ff.
Mushin, W.; Rendell-Baker, L. u. a.: Automatic Ventilation of the Lungs; Blackwell Scientific Publications; 3. Auflage, Oxford, London 1980.
Pschyrembel, W.; Zink, Ch.: Klinisches Wörterbuch; 254. Auflage, Berlin, New York 1986.
Siemens (Hrsg.): Physiologie der Atmung; Studienheft; in: Siemens 900 C Trainee's Set; Solna/Schweden 1984.
Wolff, G.: Atmung und Beatmung: ein Leitfaden für Schwestern und Pfleger; 2. Auflage, Berlin, Heidelberg 1978.
Wolff, G.: Die künstliche Beatmung auf Intensivstationen; 2. Auflage, Berlin, Heidelberg 1977.
Zietz, G.: Beatmungsgeräte; Einordnung, Funktion und Beurteilung; 2. Auflage, Berlin/DDR 1981.

GSD Anbieterverzeichnis

Fabrikat	Anbieter	Gerätetyp	Markt Seite:	Beschr. Seite:	Daten Seite:
Acutronic	Stimotron Medizinische Geräte D. Wouterson Nibelungenstr. 53 8501 Wendelstein 2 Tel.: (0 91 29) 51 51	VS 150 S MK 800 AMS 1000	14 19 11	25 f. 25 25	103/105 115/117 123/125
B + P	B + P Vertriebs-GmbH Beatmungs-Produkte Talstr. 16 5206 Neunkirchen- Seelscheid 2 Tel.: (0 22 47) 66 44	CPAP FDF2	10	26	94/ 96
Bear	BeMeds AG Zugerstr. 74 CH–6340 Baar/Schweiz *in Berlin:* Wilhelm Jochum OHG Marienfelderstr. 4 – 6 1000 Berlin 49 Tel.: (030) 7 45 66 81	BP 2001 Bear 2E Bear 5	18 22 23	26 f. 27 f. 28	111/113 122/124 123/125
Bennett	Hoyer Medizintechnik Handelsgesellschaft mbH Parkallee 44 2800 Bremen 1 Tel.: (04 21) 34 60 61 *in Berlin:* Heinz Böhm GmbH Keithstr. 9 1000 Berlin 30 Tel.: (030) 2 13 40 51	AP–5B PV–3P PR–2 MA–1B 7200	11 10 14 21 23	28 f. 30 f. 30 29 f. 31	95/ 97 95/ 97 103/105 118/120 122/124
Bio-Med Devices	D. W. Priess med. Technik Karstr. 17a 4050 Mönchengladbach 1 Tel.: (0 21 61) 3 70 37	MVP–10	17	31 f.	110/112
Bird	Erich Jäger GmbH & Co. KG Postfach 58 46 8700 Würzburg Tel.: (09 31) 41 90 20	IPV–1 IPV–2 VDR–1 VDR–2	11 11 19 20	32 32 f. 33 f. 34	95/ 97 95/ 97 115/117 115/117

GSD Anbieterverzeichnis

Fabrikat	Anbieter	Gerätetyp	Markt Seite:	Beschr. Seite:	Daten Seite:
bird	3M Deutschland GmbH	Minibird 6403 G	9	34 f.	91/ 93
	Abt. Klinik Produkte	Minibird II	10	34	95/ 97
	bird-Geräte-Programm	4050 G			
	Carl-Schurz-Straße 1	Mark 7 7100 G	13	35	102/104
	4040 Neuss	Mark 7A 7150 G	13	35 f.	103/105
	Tel.: (0 21 01) 141				
	in Berlin:				
	Wilhelm Jochum OHG				
	Marienfelderstr. 4 – 6				
	1000 Berlin 49				
	Tel.: (030) 7 45 66 81				
Carburos Metalicos	Horst Hörnla	Pulmosystem S/11	23	36	123/125
	Kundendienst und				
	Vertrieb von Beatmungs-				
	und Narkosegeräten				
	Hammerschmiede 78968				
	Durach-Weidach				
	Tel.: (08 31) 6 31 86				
Dräger	Drägerwerk AG	Inhalog 1	9	40	91/ 93
	Medizintechnik	Inhalog 2	9	40 f.	94/ 96
	Moislinger Allee 53 – 55	ASB 800	11	36 f.	98/100
	Postfach 13 39	Oxylog	13	41 f.	102/104
	2400 Lübeck 1	Babylog 1 HF	17	37 f.	110/112
	Tel.: (04 51) 882 – 0	Babylog 2	16	38 f.	107/109
		Pulmolog	15	42	106/108
	in Berlin:	SIMV-Pulmolog	19	42 f.	114/116
	Drägerwerk AG	Modul-System	19	41	114/116
	Verkauf Medizingeräte	Münster			
	Budapester Straße 40	UV-1	20	43	118/120
	1000 Berlin 30	UV-2	21	43 f.	118/120
	Tel.: (030) 2 61 80 43	EV-A	23	39	123/125
Engström	Engström	ER 300	20	44 f.	115/117
	Elektromedizin GmbH	ECS 2000	20	44	115/117
	Lochhamer Straße 31/II	Erica	21	45 f.	119/121
	8033 Martinsried				
	(089) 85 70 02 – 0				
	in Berlin:				
	Engström				
	Techn. Büro Berlin				
	Pillnitzerweg 17				
	1000 Berlin 20				
	Tel.: (030) 3 63 02 65				

Anbieterverzeichnis

Fabrikat	Anbieter	Gerätetyp	Markt Seite:	Beschr. Seite:	Daten Seite:
Hamilton Medical	Kone Oy Medizintechnik Feldbehnstr. 4a 2085 Quickborn Tel.: (0 41 06) 40 61	Veolar	21	46	119/121
Heyer Stephan	Carl Heyer GmbH Inhalationstechnik Schlachthofstr. 1 – 5 Postfach 263 5427 Bad Ems Tel.: (0 26 03) 791 – 0 *in Berlin:* Carl Heyer GmbH Danckelmannstr. 19 1000 Berlin 19 Tel.: (030) 3 22 30 18	Sekundant S2K Respirator ABV CPAP-System Reanimator Pädiatrie Respirator Pädiatrie Respirator HF 300 SIMV-Monitor-Respirator Pädiatrie Resp. HF 300 SIMV Ohmeda CPU 1	9 14 15 16 17 17 18 18 19	47 50 47 49 f. 47 f. 48 50 f. 48 f. 46 f.	91/ 93 103/105 106/108 107/109 110/112 111/113 111/113 111/113 114/116
Hospal	Salvia-Werk Postfach 16 50/16 55 6650 Homburg/Saar Tel.: (0 68 41) 703 – 0	H 505 H 515	8 8	51 51 f.	90/ 96 91/ 93
Hoyer	s. Bennett	Solvet	10	52	94/ 96
Kontron	Kontron GmbH Medical Oskar-von-Miller-Straße 1 8057 Eching Tel.: (0 81 65) 77 – 0	Sechrist IV–100-B-M	17	52 f.	111/113
Medco	Wilhelm Jochum OHG Marienfelder Straße 4 – 6 1000 Berlin 49 Tel.: (030) 7 45 66 81	Assistojet	14	53	103/105
Megamed	Megamed AG Elektro-medizinische Apparate CH–6330 Cham/Schweiz Tel.: (042) 36 22 22 Hinterbergstr. 11	Assistomat 700 B 077 A	22 22 23	54 f. 55 f. 55	119/121 122/124 123/125

GSD Anbieterverzeichnis

Fabrikat	Anbieter	Gerätetyp	Markt Seite:	Beschr. Seite:	Daten Seite:
Medicap	s. B + P	Fluidic mi 2	8	53 f.	90/ 92
		Fluidic mi 3	8	54	90/ 92
Siemens	Siemens AG Bereich Medizinische Technik Henkestr. 127 Postfach 32 60 8520 Erlangen Tel.: (0 91 31) 84 – 1 *in Berlin:* Siemens AG Geschäftsstelle für Medizinische Technik Salzufer 6 – 8 Postfach 11 05 60 1000 Berlin 10 Tel.: (030) 39 39 – 1	Servoventilator 900 D	21	57	119/121
		Servoventilator 900 C	22	56 f.	119/121
Weinmann	Gottlieb Weinmann Geräte für Medizin und Arbeitsschutz GmbH & Co. Kronsaalsweg 40 Postfach 54 02 68 2000 Hamburg 54 Tel.: (040) 54 40 81	Chemomat WE	9	57 f.	91/ 93
		Medumat	12	58	98/100
		" Ambulanz Mark 1	12	58 f.	99/101
		" Ambulanz Mark 3	12	59	99/101
		" Ambulanz Mark 4	12	59	99/101
		" Control	12	60	99/101
		" Control 1	13	60	102/104
		" Control 3	13	60 f.	99/101
		" Control 4	13	61	99/101
Weyer	M. Weyer Medizinisch-technische Geräte Scheurener Straße 90 5068 Odenthal Tel.: (0 22 07) 60 48	Reanimat M	15	61 f.	107/109
Wisap	Wisap Gesellschaft für wissenschaftlichen Apparatebau mbH Rudolf-Diesel-Ring 20 Postfach 250 8029 Sauerlach Tel.: (0 81 04) 10 67	Reanimat	16	62	107/109
		Spontan	15	62 f.	107/109

FSC
www.fsc.org
MIX
Papier | Fördert
gute Waldnutzung
FSC® C083411

Kolibri 360 GmbH
Ferdinand-Jühlke-Straße 7
99095 Erfurt, Deutschland
produktsicherheit@kolibri360.de